소중한 사람에게 식이장애가 있나요?

소중한 사람에게 식이장애가 있나요?

회복과 성장을 위한 레시피 북

제 3 판

Michele Siegel, Ph.D.
Judith Brisman, Ph.D.
Margot Weinshel, M.S.W.

송윤주 옮김

圖書出版 하나醫學社

SURVIVING AN EATING DISORDER

그들의 싸움을 기꺼이 나누고자 했던,

질문을 하고 그 답을 가르쳐 준,

환자와 가족들에게

목차

역자 서문

전문의가 되어 식이장애 분야에서 일을 시작한 후 제가 스승님으로부터 배운 것은 환자를 치료하기 위해 반드시 가족을 만나라는 것이었습니다. 실제로 가족의 도움이 있을 때 환자의 회복이 훨씬 더 빠르고 수월하다는 사실을 경험하고, 어떻게 가족을 더 잘 도울 수 있을까 고민하게 되었습니다.

가족치료를 기초부터 배우기 위해 2014년 뉴욕의 애커만 가족치료 연구소를 찾았을 때, 식이장애 분야에서 일하고 있다면 이 책을 꼭 읽어보라는 권유를 받았습니다. 읽는 내내, 이 책이야말로 제가 만났던 많은 가족을 도울 수 있는 책이라는 확신이 들었습니다.

이 책은 가르치거나 비난하지 않습니다. 회복했거나 회복의 길을 가고 있는 수많은 환자와 가족, 함께 그 길을 걸은 치료자들이 그저 한 목소리로 응원할 뿐입니다. 식이 문제를 처음 접하는 가족의 마음을 읽기라도 한 것처럼, 환자를 돕기 위해 무엇을 할 수 있는지 부드럽게 풀어나갑니다. 알지 못하는 병에 대한 두려움, 영영 낫지 않을 것에 대한 두려움, 자녀를 잃을 것에 대한 두려움, 그리고 자녀의 병이 나 때문일지도 모른다는 두려움을 가진 가족들의 이야기를 책에서 만날 수 있습니다. 그리고 그 어려움을 어떻게 극복할 수 있었으며 유용하게 사용할 수 있는 전략이 무엇인지 읽기 쉽게 서술되어 있습니다.

책이 이야기하고 있는 것은 희망입니다. 저자들은 회복으로 가는 길은 길고 험난하지만, 그 길을 통해 환자는 성장하고 발전할 수 있으며, 가족은 더욱더 단단해질 수 있다는 것을 이야기합니다. 제가 이 책을 번역해서 전달할 결심을 한 이유는 바로 그 때문이었습니다. 낯설고 이해하기 힘든 병 앞에서 압도된 가족부터, 길고 지지부진한 경과에 지칠 대로 지친 가족에게 가장 필요한 것은 다른 무엇보다 희망이었습니다.

식이장애로 고통받는 사람들은 늘어나고 있지만, 국내에 식이장애 전문 치료 기관이나 관련 서적, 도움을 받을 수 있는 자원이 턱없이 부족한 것이 현실입니다. 이 책이 식이장애를 앓고 있는 누군가 또는 그 가족에게 조금이라도 도움이 된다면 좋겠습니다.

워낙 잘 써진 책이기에 잘 옮기는 것이 가장 큰 고민이었고, 한 문장 한 문장 다듬고 고쳤지만 여전히 아쉬움이 남습니다. 진료실에서 솔직하고 용기 있게 어려운 이야기를 나누어 준 모든 분께 감사드리며, 함께 고민하고 노력하는 연세엘 동료들과 스승이신 이정현 선생님께 감사를 전합니다. 오늘도 회복으로 향하는 길고 험난한 길을 치열하게 걸어가고 있을 모든 환자와 가족들을 진심으로 응원합니다.

2020년 2월 1일
연세엘 식이장애 클리닉(www.yonseil.co.kr)
정신과 전문의 **송 윤 주**

서론

어떻게 극복할 것인가

〈Surviving An Eating Disorder〉의 마지막 개정판이 출판된 지 10년이 흘렀습니다. 삶은 변화해 왔습니다. 아이들은 태어났고, 삶은 때로는 즐겁게, 때로는 무모하게, 앞으로 나아갑니다. 1993년 사망한 미셸 시겔의 기억은 우리의 영혼에 담겼습니다. 이 책이 첫 책으로 나올 수 있었던 것은 미셸의 생각, 아이디어, 그리고 유머 감각 덕분이었습니다. 그녀의 글들, 감성, 그리고 조언은 이 책의 중요한 일부로 남아 있습니다.

지금 우리의 삶에 담겨진 것들은 우리의 자녀들의 삶이기도 합니다. 부모로서 우리의 역할은 지난 몇 년간 성장하고 변화했습니다. 마르고트는 다 자란 자녀들을 세상에 내보냈습니다. 이전 판을 작업할 때 생각 속에서만 존재했던 주디스의 딸들은 이제 그녀의 매일매일을 채우고 있습니다. 끝없이 계속되는 도전이자 변화인 부모의 역할을 경험함으로써 우리는 부모들에게 경험에서 우러나오는 이야기를 할 수 있게 되었습니다. 우리는 부모 역할이 얼마나 충만한 것이면서 동시에 복잡한 것인지 알고 있습니다. 우리는 경험을 통해 문제에 대한 해답이란 결코 없으며, 어떻게 해야 하는지 알았다고 깨닫는 순간 무엇인가가 변화하여 결국 우리가 한 것은 모두 틀린 일이 되어버린다는 사실을 알고 있습니다. 우리는 단순히 정보를 알리기 위해서가 아니라, 어쩌면 더욱 중요한, 새로운 삶의 경험을 위하여 이 책을 쓰게 되었습니다.

사실, 우리만 변한 것이 아니라, 우리가 살고 있는 사회도 변화했습니다. 보험회사를 통해 얼마나 많은 치료법들이 진화하고 있는지 알 수 있습니다. 짧은 입원 기간이 일반화되었기에 더 강도 높은 치료가 필요한 환자는 어떻게 해야 하는지를 고민해야 합니다. 약이 필요한지 뿐 아니라, 어떤 약이 가장 도움이 될 지에 대한 질문을 받게 됩니다. 외래 집중 치료 프로그램들은 치료 과정의 일부가 되었습니다.

치료의 선택지가 변화함에 따라서, 부모의 역할 역시 변화하고 있습니다. 거식증을 앓고 있는 자녀의 재섭식에 부모가 집중적으로 참여하도록 하는 방식(모즐리 접근 방식)은 부모들을 치료의 중심에 놓았습니다. 부모들은 자녀의 식행동과 체중에 대해 책임을 지고 자녀를 돌보는 주된 역할을 하도록 권유 받았습니다.

그러나 어떤 부모들에게는 참여하는 것이 오히려 문제를 일으켰습니다. 개입할수록 사생활 침범과 통제권 싸움 문제가 악화될 뿐이었습니다. 다른 환자들의 경우, 어떤 때에는 도움이 되었지만 다른 때에는 오히려 상황을 악화시키기도 했습니다. 여전히 질문이 남아 있습니다: 어떻게 해야 식이장애 환자가 자신의 삶을 스스로 돌보는 것을 가장 잘 도와줄 수 있을까요? 어떻게 해야 그녀가 자기 자신의 감정 또는 다른 사람의 욕구와 바램의 희생자가 되지 않을 수 있을까요?

이번 〈소중한 사람에게 식이장애가 있나요?〉 최신판은 지난 1판과 2판 이후의 변화를 다루고자 씌여졌습니다. 우리는 우리 생각의 기반을 다시 살펴보았습니다. 우리는 어떻게 하면 그 사람이 자신의 삶을 책임지도록 할 수 있을까를 이해하고자 했습니다. 그리고 우리는 식이장애 환자뿐 아니라 관련된 사람들을 가장 잘 돕기 위해 새로운 정보와 연구 결과를 포함했습니다.

이 책은 식행동 문제를 가진 사람과 함께 살거나 관계를 맺고 있는 모든 사람들을 위해 씌여졌습니다. 아마도 당신은 환자의 부모, 배우자, 또는 형제 자매일 수 있습니다. 당신은 연인, 룸메이트, 동료, 또는 친구일 수도 있습니다. 당신은 이미 명백한 증상 또는 의사나 치료사의 진단을 통해 환자에게 병이 있다는 사실을 알고 있을 수도 있습니다. 또는 당신은 특이한 식행동이나 체중 문제에 대해 알고 있지만 심각한 질환이 있는지 여부는 모를 수도 있습니다. 당신이 걱정하는 사람은 이미 치료를 받고 있을 수도 있고, 그렇지 않을 수도 있습니다. 이 책을 읽는 독자들의 식이장애와 관련된 경험은 다양할 것입니다.

당신의 역할은 어렵습니다. 당신은 돕고 싶지만, 어떤 것이 최선인지 확신이 없을 것입니다. 당신은 파괴적이고 두려운, 가족 또는 관계를 깨뜨리는 많은 행동들을 목격했을 수 있습니다. 어떻게 해야 할지 모르는 것이 당신을 더욱 무력하고 혼란스럽게 만들 것입니다.

전문가들로부터 받는 조언들이 심지어 서로 반대 방향을 가리킬 때도 있으니 당신은 더욱 혼란스러울 것입니다. 어떤 전문가들은 뛰어들어서 식행동을 통제하라고 할 것입니다. 다른 전문가들은 식행동을 제지하려는 시도가 통제권 싸움으로 이어져 오히려 문제를 악화시킬 뿐이라고 이야기할 것입니다. 명료한 지침이 없는 상태에서, 당신은 그 어느 때보다 더 혼란스러울 수 있습니다.

그렇지만, 당신이 문제를 가진 당사자가 아니기 때문에, 당신이 가진 어려움이 오히려 간과될 수 있습니다. 어떻게 해야 할지에 대한 당신의 괴로움과 혼란스러움은 아무도 모르고 치료를 받지도 못할 것입니다. 당신과 같은 위치에 있는 사람들은 대부분 조용히 고통스러워합니다. 식이장애의 보이지 않는 피해자가 되는 것입니다.

이 책은 당신을 위해 씌여졌습니다. 우리는 집에 있는 것이 얼마나 힘든 일인지 알고 있습니다. 우리는 당신이 다음에 어떻게 해야 할지 모른다는 사실도 알고 있습니다. 우리는 당신의 상황에 맞춰서 어떻게 목표를 세울 것인지에 대해 이야기할 것입니다. 우리는 당신이 돕기 위해 무엇을 할 수 있는지, 그리고 당신이 식이장애 환자와 당신 자신으로부터 무엇을 기대할 수 있는지에 대해 이야기할 것입니다.

이 책은 회복에 대한 이야기입니다. 식이장애 환자 뿐 아니라, 당신의 회복, 그리고 관계의 회복에 대한 이야기입니다.

〈소중한 사람에게 식이장애가 있나요?〉는 당신이 "이제 어떻게 하지?"라는 질문이 떠올랐을 때 언제든 펴서 참고할 만한 책입니다. 그러나, 이것은 단순한 가이드북이 아닙니다. 이 책은 당신이 보고 있는 어려움들에 대한 시야를 넓히고, 거식증, 폭식증, 그리고 폭식장애라는 복잡한 증후군에 대한 이해를 더 발전시키려는 목적을 가지고 있습니다. 어떻게 바라볼 것인가와 어떤 전략을 사용할 것인가를 함께 서술함으로써, 당신이 식이장애와 당신과 환자와의 관계 모두에 대해 새롭고 풍성하게 알도록 도울 것입니다.

이 책에서 1인칭으로 서술된 이야기와 사례는 환자, 가족, 그리고 친구가 표현한 감정, 경험, 그리고 환경을 정확하게 반영하고 있습니다. 그러나 모든 이름, 주소, 그리고 개인 정보와 관련된 세부사항은 실제와 다르게 바꿔서 서술하였습니다.

PART 01

어떻게 바라볼 것인가

CHAPTER 1

당신이 보는 것들

식이장애의 행동적 관점

나는 내과 의사가 이야기하는 동안 14살 된 딸 라라를 훑어보았어요. "거식증입니다. 당신의 딸은 거식증이에요." 의사가 말했어요. 나는 라라가 그 말을 듣고 앙상한 팔을 움직여 팔짱을 끼는 모습을 쳐다보았어요. 갑자기 딸의 얼굴이 늙어 보였고, 뼈가 다 드러나서 불쾌할 만큼 뾰족해 보였어요. 나는 가슴이 철렁했지요. 어떻게 아이가 그렇게 체중이 줄어들도록 알아채지 못할 수 있을까요? 모든 것은 다 잘 되어가고 있었어요. 딸은 학교에서 A 만 받는 모범생이었지요. 아이가 힘들어한다고 생각한 적은 한 번도 없었어요. 내가 언제부터 알려고 하지 않았을까요?

– 바바라 L., 39세 어머니

나는 아내를 깜짝 놀라게 해주려고 꽃을 사서 일찍 퇴근했어요. 내가 열쇠를 꽂았을 때, 안에서 절박한 비명이 들렸어요. "기다려요! 누구세요? 혹시 벤? 아직

들어오지 말아요! 기다려요!" 나는 엄청나게 당황했고, 최악의 상황을 예상하고 문을 열고 집 안으로 돌진했어요. 니나는 부엌 한가운데 서 있었어요. 케이크와 쿠키, 파이 상자들이 뜯겨져 반쯤 빈 상태로 널려 있었죠. 캔디 포장지들이 마루에 흩어져 있었어요. 냉장고 문은 열린 채였죠. 우유가 쏟아져 식탁 한가운데 고여 있었고, 아이스크림은 그 옆의 상자 안에서 녹고 있었어요. 니나는 분노에 가득차서 나를 노려보았어요. "왜 전화를 안 했어?" 그녀는 소리쳤어요. "왜 이렇게 집에 일찍 왔냐고!" 바로 직전까지 나는 안에 다른 남자가 있을 것이라고 확신하고 있었어요. 그런데 이거라고요? 나는 상황이 전혀 이해가 가지 않았고, 어떤 면에서 더 최악이라는 생각이 들었어요. 내가 무엇을 알게 된 걸까요? 내 아내에게 대체 무슨 일이 일어나고 있는 걸까요? 나는 들고 있던 꽃을 어떻게 해야 할지 몰랐어요.

– 벤, 27세 남편

제니와 함께 사는 건 점점 힘들어지고 있어요. 전혀 다른 두 사람과 함께 사는 느낌이에요. 어떨 때 그녀는 다이어트 방법을 정한 다음 한 치의 오차도 허용하지 않고 열심히 지켜요. 다음 순간 갑자기 그녀는 미친 사람처럼 집에 있는 음식을 남김없이 먹어치워요. 이 시기 동안 그녀는 밖에 나가지도 않고, 약속도 취소하고 비참하고 우울해 보여요. 그녀는 하루 종일 뭘 먹었는지, 그녀가 얼마나 (다이어트를) 잘했는지, 체중이 줄어들면 삶이 얼마나 달라질지에 대한 이야기 밖에 하지 않아요. 지금은 80kg 정도지만 그녀는 체중을 줄일 수 있어요. 그러나 결국 모든 과정이 되풀이될 뿐이에요. 제니는 나의 가장 친한 친구지만, 더 이상은 견딜 수 없어요. 내가 할 수 있는 일이 있을까요?

– 파멜라, 24세 룸메이트

식사 습관이 식이장애가 될 때

위의 사례의 어머니, 남편, 그리고 친구는 모두 뭔가가 잘못되었다는 것을 알고 있습니다. 그들이 보는 것은 정상적이지 않은 행동입니다. 그들이 걱정하는 사람은 어려움에 처해 있습니다. 세 가지 사례 모두에서, 식이장애의 분명한 징후들을 볼 수 있습니다.

식이장애가 있다는 사실은 특정한 행동을 통해서 알 수 있으며, 가장 특징적인 것은 음식과 체중에 대한 집착입니다. 이러한 집착은 폭식, 굶기, 구토, 강박적인 운동, 또는 음식을 먹거나 제거하거나 피하기 위한 행동의 형태로 나타납니다.

그러나 식이장애는 단지 음식에 대한 문제만은 아닙니다. 이것은 심리적인 질환이며, 질환의 상당 부분이 외부의 관찰자 눈에는 보이지 않을 뿐입니다.

식이장애를 앓고 있는지 여부를 판가름하기 쉽지 않을 때도 있습니다. 다이어트, 운동, 절식, 그리고 음식과 체중에의 몰두는 우리 문화의 너무나 큰 부분을 차지하고 있기에, 체중에 대해 신경 쓰지 않거나 신경 쓴 적이 없는 십대 소녀나 여성을 만나기가 어렵습니다. 여성 잡지 표지를 대충 훑어보면 날씬한 몸매 유지에 얼마나 초점이 맞춰져 있는지 금방 알 수 있습니다. 패션, 광고, 그리고 엔터테인먼트 산업에서는 극소수의 여성만이 얻을 수 있는 몸매를 이상화합니다. 그러나 잡지에 담겨 있는 메시지는 날씬함의 가치만이 아닙니다. 다른 페이지를 차지하고 있는 것은 매혹적인 디저트의 광고와 조리법입니다. 우리 문화는 모두에게 두 마리 토끼를 동시에 잡으라고 부추기는 것 같습니다.

거의 모든 사람이 우리 문화가 보내는 메시지에 영향을 받습니다. "너 정말 예뻐졌다. 살이 좀 빠졌구나."와 같은 언급은 날씬함의 중요성을 계속해서 부각시킵니다. 이런 칭찬에 기뻐하지 않는 사람은 거의 없습니다. 대부분의 사람들이 날씬해지기를 원합니다. 하버드 대학교와 래드클리프에서 진행된 대규모 연구에 따르면, 젊은 여성의 70%가 체형에 대한 불만족감과 체중을 줄이고 싶은 욕구를 가지고 있는 것으로 보고 되었습니다.[1]

이러한 메시지의 영향을 받는 것은 여성뿐이 아닙니다. 점점 많은 남성들 또한 음식과 체중에 신경을 쓰고 있습니다. 멋진 외모와 날씬한 체격을 요구하는 사회 분위기 안에서 남성들도 더 이상 예외가 아니라는 것은, 남성들을 겨냥한 광고, 화장품, 그리고 피트니스 잡지만 봐도 쉽게 알 수 있습니다. 사실 남성들은, 체격을 크게 만들고 근육량을 늘리기 위해 극도로 많은 노력을 하는, "반대 형태" 거식증의 위험에 노출되어 있다고 할 수 있습니다.[2] 이처럼, 당신의 지금 모습 그대로는 충분하지 않다는 메시지에서 벗어날 수 있는 사람은 아무도 없습니다.

체형, 체중, 그리고 다이어트에 치중하는 것은 특히 십대들 사이에서 극심하게 나타납니다. 십대 소녀들은 끊임없이 가장 마르기 위해 경쟁하거나 체중을 줄이려고 끼니를 거릅니다. 먹는 것에 대해 이야기 하거나, 모여서 과식 파티를 벌이는 것은 흔한 경험입니다. 더욱 문제가 되는 것은 그 어느 때보다 체형에 대한 불만족감이 어린 나이에 시작된다는 사실입니다. 최근의 연구에서 182명의 소녀들을 대상으로 그들이 5살, 7살, 9살일 때 체중에 대한 염려와 신체 불만족감을 평가했습니다. 그 결과 5살 소녀들에게서도 심각한 체형에 대한 불만족감이 나타났습니다.[3] 다른 연구에서는 3살밖에 안 된 어린 소녀들도 이미 사회에서 요구되는 날씬한, 이상화된 체형을 선호하는 것을 볼 수 있었습니다.[4]

연령 불문하고, 음식과 체중은 모든 사람의 마음속에 자리잡고 있는 것으로 보입니다. 그렇다면 이것은 우리 사회의 모두가 식이장애를 가지고 있다는 뜻일까요? 그렇지 않습니다.

식이장애는 그 사람의 음식과 체중에 대한 태도가 잘못된 방향으로 흘러갈 때 존재한다고 할 수 있습니다. 일, 학교, 관계에 대한 감정, 일상의 활동들, 그리고 정서적 안정감의 경험이 무엇을 먹었고 먹지 않았는지, 또는 체중계의 숫자에 의해 좌우될 때 말입니다. 우리는 대부분 음식으로 우리 자신을 달래거나 보상하는 게 무엇인지 알고 있습니다. 특히 힘든 날 스스로에게 음식을 양껏 먹도록 허용하기도 하고, 실망했을 때 간식을 더 먹기도 하죠. 또한 우리는 대부분 수영복을 입었을 때 좀 더 날씬해 보이기를 바라는 것, 또는 중요한 자리에서 특히 멋지게 보이기를 원하는 것이 어떤 느낌인지 알고 있습니다. 그러나 이러한 바램이나 보상이 모든 결정을 내리는 근거가 된다면, 체중 때문에 해변에 가는 것을 포기한다면, 우리의 외모가 상황보다 더 중요해진다면, 이것은 문제가 있다는 의미입니다.

식이문제는 흔히 체중을 줄이고 싶거나 특정한 체형을 유지하고 싶다는 평범한 소망에서 시작합니다. 이것은 우리들 대부분이 경험하는 것입니다. 때로 사람들은 일정 기간 집중적인 다이어트를 하면서 체중에 몰두하거나 한동안 과식을 하기도 하며, 이것은 짧은 기간 동안 지속되고 특별한 개입 없이 끝납니다. 한동안의 음식 조절이 식이장애가 되는 것은 먹는 행위가 더 이상 체중을 유지하거나 줄이기 위한 목적을 위해 사용되지 않을 때입니다. 식습관은 그 목적이 신체적인 것이 아니라 심리적인 것이 될 때 식이장애가 됩니다. 이때 먹는 행위는 칼로리의 영역이 아닌 문제들을 표현하는 매개체가 됩니다.

식이장애 환자는 신체적인 배고픔 때문에 먹는 것이 아닙니다. 그녀는 신체적인 요구와 관계없는 이유 때문에 먹습니다. 즉, 먹는 것은 일시적으로 고통스러운 감정을 차단해주고, 불안을 완화시키며, 긴장을 가라앉혀 줍니다. 또는 그녀는 배가 부르기 때문이 아니라, 신체적 요구를 통제하고 싶기 때문에 굶을 수도 있습니다.

코리의 상황을 잠깐 들여다보겠습니다. 코리는 우리에게 도움을 받으러 온 28세 여성입니다. 십대였을 무렵 코리는 학교에서 일이 있거나 데이트가 취소되어 상심했을 때면 엄마가 잘 채워놓은 주방에서 찾아낸 초콜릿 케이크를 TV 앞에 앉아서 천천히 음미하는 것이 마음을 달래준다는 것을 발견했습니다. 이 시기에 그녀는 정상 체중이었습니다. 야식을 즐기긴 했지만, 그렇다고 해서 야식 생각이나 준비에 몰두한 적은 없었습니다.

그러나 집을 떠나 대학에 진학한 후, 코리는 더 많은 힘든 시간을 가지게 되었습니다. 새로운 환경에서 자신의 힘으로 살아가기 위해 필요한 것들이 그녀를 압도했습니다. 그녀는 자주 향수병에 시달렸습니다. 그녀는 점점 더 야식 시간을 고대하게 되었습니다(야식은 점점 더 이른 저녁에 시작되었죠). 그녀는 음식이 안정감을 준다는 사실을 깨달았고, 먹는 동안은 생각을 차단할 수 있었습니다. 학년이 올라갈수록, 코리는 아침에 눈을 뜨자마자 먹는 것만을 생각하고 고대하는 자신을 발견했습니다. 그녀의 하루는 식사 시간에 무엇을 먹을지 그리고 어떤 간식을 살지를 중심으로 돌아가고 있었습니다.

곧 삶의 다른 부분들은 먹는 일 다음으로 밀려났습니다. 결과적으로 체중이 증가하자 그녀는 사람 만나는 것을 그만두고 더욱 음식의 세계에 틀어박히게 되었습니다. 이제 코리는 이제 더 이상 "음식을 좋아하는" 정상적인 십대가 아닙니다. 그녀의 음식에 대한 집착, 사회적 고립, 그리고 폭식은 모두 그녀의 식습관이 이제는 식이장애의 일부가 되었음을 보여주는 징후입니다.

한편, 칼라의 경우는 13살 때부터 식이장애가 시작되었다고 볼 수 있습니다. 그녀의 몸이 성장하기 시작하자, 통통한 체형을 타고난 그녀는 과체중이 될까봐 음식 섭취와 체중을 조절하기 시작했습니다. 그녀는 155cm의 키에 도달하자, 43kg 정도가 적당하며 절대로 그 이상은 안 된다고 결심했습니다. (그 이하가 되는 것은 너무 어렵다는 사실을 깨닫기도 했습니다.) 13살 무렵부터 쭉 칼라는 43kg을 유지했습니다. 그녀는 이제 30살입니다. 그녀는 하루에 여섯 번에서 열 번 체중을 측정합니다. 체중이 43kg가 넘으면, 그녀는 체중을 다시 43kg로 되돌리기 위해 무슨 일이든지 합니다. 그녀가 하는 노력에는 아침부터 밤까지(때로는 새벽 3-4시까지) 강박적으로 운동을 하는 것(결국 그녀의 체중이 43kg로 돌아올 때까지), 비닐 랩을 몸에 감고 사우나에 앉아 있는 것(몸의 수분을 빼내기 위해서), 그리고 체중이 마법의 숫자 43을 다시 가리키는 그 순간까지 아무 것도 먹지도 마시지도 않는 것(물 포함) 등이 있습니다. 만일 칼라가 그 날 약속이 있는데 43kg을 넘었다면, 그녀는 약속을 취소하거나 취소할 수 없다면 최악의 시간을 보낼 것입니다. 만일 누군가가 "아직 파티에 가지도 않았는데 최악의 시간이 될 거란 사실을 어떻게 아니?"라고 묻는다면, 칼라는 간단하게 대답할 것입니다. "왜냐하면 나는 43kg를 넘었고 뚱뚱하다고 느낄 테니까요." 칼라의 완고한 태도는 식이장애의 임상적인 모습을 분명하게 보여줍니다. 즉 그 사람의 일상은 체중과 음식 섭취에 의해 좌지우지된다는 것입니다.

식이장애

사람들이 "식이장애"에 대해서 이야기할 때, 그것은 신경성 식욕부진증, 신경성 폭식증, 또는 폭식장애 세 가지 중 하나 또는 둘 이상의 조합을 의미합니다. 이어지는 부분에서는 각 질환의 증상과 징후의 특징에 대해 다룰 것입니다.

이 장의 마지막에 첨부된 체크리스트는 당신이 문제의 징후를 인식하고 확인하는 것을 도와줄 것입니다. 질환을 이해하는 것은 당신이 문제를 직면하고 필요한 전문가의 도움을 받도록 도와줄 것입니다. (4장과 6장에 자세한 내용이 있습니다.) 당신이 보는 것에 대해 더 잘 알수록, 당신이 걱정하는 것에 대해 더 열어놓고, 명료하게, 도움이 되는 방향으로 이야기할 수 있을 것입니다.

신경성 식욕부진증

신경성 식욕부진증(간단하게 거식증)은 먹지 않으려는 의도적인 노력에 의한 심각한 체중 감소가 특징입니다. 비만에 대한 극도의 공포에 사로잡혀 있는 거식증 환자는 체중이 얼마든 간에 스스로 뚱뚱하다고 생각합니다. 거식증 환자는 생명이 위험할 정도의 저체중 인 29kg일 때에도 자신의 몸에서 살을 빼고 싶은 부분을 당신에게 보여줄 것입니다. 거식증 환자들은 더 마르기 위해서 무슨 대가를 치르더라도, 심지어 그 대가가 자신의 생명이라 할지라도, 칼로리 섭취를 피하고자 합니다.

신경성 식욕부진증의 기본적인 특징들

- 지속되는 체중 감소에도 줄어들지 않는 체중 증가에 대한 극도의 공포
- 왜곡된 신체상(예: 앙상하게 마른 상태에도 뚱뚱하게 느껴진다고 주장함)
- 심각한 체중 감소(정상 체중의 15% 이상)
- 정상 체중의 최소한도 유지하기를 거부함
- 체중 감소를 설명할 수 있는 다른 내과적인 질환이 없음
- 적어도 3개월 이상 지속되는 무월경(어떤 사례에서는 무월경이 나타나지 않음; 생리가 지속된다고 해서 거식증을 배제할 수는 없음)

마리엘의 일기는 그녀의 다이어트가 얼마나 극단적인지 보여줍니다. 거식증을 앓고 있던 16살 때, 그녀는 일기 첫머리에 그녀가 매일

먹은 음식 목록을 적곤 했습니다. 기록은 보통 이런 내용이었습니다:

오전 10시	커피 한 잔, 0 칼로리 감미료
정오	커피 한 잔, 0 칼로리 감미료
오후 2시	비타민 A 한 알, 종합 비타민 한 알, 비타민 B 한 알
오후 7시	치킨 스프 큐브 1개, 뜨거운 물, 다이어트용 젤로 1컵

마리엘의 키는 165cm, 체중은 32.5kg이었습니다. 이 내용을 쓸 무렵 그녀가 이미 두 번이나 기절한 적이 있다는 사실은 그녀의 가혹한 다이어트에 장애물이 되지 않았습니다.

체중을 줄이고자 하는 시도는 보통 억지로 굶는 형태로 나타나지만, 거식증 환자들은 체중 감소 속도를 높이기 위해서 또는 간헐적인 폭식으로 인한 영향을 없애기 위해서 구토나 하제, 이뇨제, 강박적인 운동과 같은 방법을 사용하기도 합니다. 심각한 다이어트나 운동은 몸의 지방과 근육의 비율을 변화시킬 수 있습니다. 이는 호르몬 분비에 영향을 미치며, 그 결과 생리 주기가 변화되기도 합니다. 생리 주기의 변화는 체중이 심각하게 줄어들기 전에도 나타날 수 있습니다. 그러나 항상 무월경이 생기는 것은 아닙니다. 사실, 최근 거식증의 진단 기준은 예전과 달라졌습니다. 무월경은 더 이상 진단의 전제 조건이 아닙니다.

케이티는 160cm인 16살 소녀로, 남자친구와 헤어진 뒤 6개월간 체중이 11kg 늘어났습니다. 그녀는 친구와 사회 생활을 모두 피한 채 매일 과식을 했습니다. 그러나 체중이 65kg이 되자 그녀는 체중 증가에 공포를 느끼고 먹는 것을 중단했습니다. 집에서 그녀는 깨작거리면서 먹었고, 한 입 먹을 때마다 칼로리를 계산했습니다. 그녀가 실제로 입에 넣는 양은 아주 적었습니다. 그녀는 샐러드만을 먹겠다고 했고, 식사가 끝나면 지방을 연소시키기 위해서 그 날 밤에 몇 시간 운동할지 계산하곤 했습니다. 때로 그녀는 칼로리가 모두 연소되었다는 확신이 들 때까지 몇 시간이고 자지 않고 깨어 있었습니다. 6주 만에, 케이티는 늘었던 체중을 모두 줄였을 뿐 아니라 심지어 원래보다 4.5kg 낮은 체중에 도달했습니다. 그녀는 이제 50kg 이지만, 체중을 더 줄이기를 원합니다. 그녀는 어떤 음식이든 입에 넣는 것을 두려워합니다.

아직 정상 체중의 15% 이상 줄어들지는 않았지만, 케이티의 행동은 문제를 암시합니다. 먹기를 거부하는 것과 그에 따른 빠른 체중 감소, 낮은 체중에도 불구하고 자신이 과체중이라고 생각하는 것, 그리고 음식과 운동에 대한 몰두는 신경성 식욕부진증의 심각하고 중요한 징후입니다. 그녀의 체중이 35-40kg으로 줄어야만 식이장애를 고려하거나 도움을 찾을 수 있는 것은 아닙니다.

어떻게 시작되는가

처음부터 거식증 환자가 되려는 의도로 다이어트를 시작하는 사람은 없습니다. 죽음의 문턱에 이를 정도로 수척해진 자신을 발견하는 젊은 여성도 처음에는 체중을 줄이려는 보통 사람들처럼 다이어트를 시작합니다. 그러나 거식증 환자가 되는 사람들의 경우, 다이어트와 체중 감소는 금세 예상치 못했고 계획하지 않았던 역할을 하기 시작합니다. 체중을 줄이기 시작하면서, 이전에 영향력이 있거나 강하다고 느끼지 못했던 삶에서 처음으로 조절감을 느끼기 시작합니다. 갑자기 스스로가 강하게 느껴집니다. 자신으로 하여금 체중을 줄여서 더 나은 외모를 가지게 만들었으니까요. 그녀는 배고픔에 굴복할 필요가 없습니다. 그녀는 다른 사람들처럼 먹을 필요가 없는 특별한 사람이 되었습니다.

"친구들과 저녁 식사를 할 때면요." 수개월간 거식증을 겪었던 17살 마지가 말했습니다. "먹고 있는 모든 친구들보다 내가 우월하다고 느꼈어요. 절제력을 가진 사람은 나 혼자뿐인 것처럼 느껴졌죠. 다른 사람들은 배고픔의 노예였어요. 그것은 내가 그들보다 낫다고 느끼게 만들었어요."

다이어트와 체중 감소는 거식증 환자의 삶에 의미를 부여합니다. 매일 매일은 도전이고, 매일 아침 체중계의 숫자는 전날의 시합에서 그녀가 이겼는지 졌는지를 알려줍니다. 이 도전, 이 힘은 그녀가 계획하고 의도한 것은 아니지만, 한 번 시작하면 멈추기 어렵습니다. 거식증 환자들은 다른 사람이 원하는 것에 맞추며 살아왔던 "착한 소녀"였던 경우가 많습니다. 이제 그녀는 처음으로 "너는 네가 원하는 것을 내게 하도록 할 수 없어. 나는 너 - 배고픔 또는 감정 - 에게 굴복하지 않아. 나는 내가 원하는 것을 먹을 거야."라고 말하기 시작했습니다.

평소 겸손하고 수줍음을 많이 타는 거식증 환자로서, 이것은 포기하기 쉽지 않은 것입니다.

누가 병에 취약한가

거식증 환자의 압도적인 다수 - 90% - 는 여성들입니다. 발병 시기는 보통 12세에서 18세 사이지만, 40대나 50대 여성에게도 발생하며, 요즘에는 안타깝게도 거식증 행동을 보이는 9세나 10세 여아들도 보게 됩니다. 젊은 성인 여성의 0.5-1%에게서 거식증이 발생합니다.[5]

왜 누구는 식이장애에 걸리고 누구는 걸리지 않는지에 대한 명료한 이유는 밝혀진 바가 없습니다. 현재 식이장애는 생물학적, 문화적, 그리고 심리적 요인들이 복합되어 발생하는 것으로 생각됩니다.

신경성 식욕부진증에 대한 민감성은 다른 모든 것에 대한 민감성과 마찬가지로 부분적으로는 유전적인 영향으로 나타납니다. 그러나 현재 시점에는 어떤 유전적 소인이 거식증 행동을 유발하는지에 대해 알려진 바가 거의 없습니다. 거식증과 연관된 기질적 특성 중 하나는 수줍음입니다. 수줍은 소녀들이 모두 거식증에 걸리는 것은 분명히 아닙니다. 그러나 어떤 소녀들은 무능감과 무가치감을 극복하고 자신의 삶에 대한 통제감을 얻기 위해 신체 사이즈에 집착하게 되는 것이 사실입니다.

우리는 거식증이 강박장애와 연관이 있다는 사실을 알고 있습니다. 따라서 거식증 환자에게 흔한 완벽주의적 성향은 질환의 생물학적 요소일 수도 있습니다. 병이 생기기 전 거식증 환자들은 모범생이며, 불평이 없고, 남에게 기꺼이 도움을 주며, 순응적이고, 남들을 기쁘게 하기 위해 노력합니다. 학업 성적은 보통 평균 이상이며, 스스로에게 엄격하고 비판적인 성향을 가지고 있습니다. 물론 이러한 성향이 항상 문제를 의미하는 것은 아닙니다. 그러나 거식증 환자에게 있어서는 완벽주의가 내면의 불안정함을 숨기고 있는, 더 큰 그림의 일부입니다.

거식증 환자는 자신의 능력에 대해 편안한 느낌을 갖지 못하고, 자신의 유능함을 끊임없이 증명하려고 합니다. 이것이 심리적인 원인 때문인지 아니면 유전적인 강박적 성향의 영향인지는 모릅니다. 그러나, 완벽주의는 그 사람의 대인 관계에도 영향을 미치며, 거식증 환자는 사람들에게 사랑받기 위해서는 항상 옳은 일을 해야 한다고 믿습니다. 그것이 자신의 감정을 차단하는 것이거나 스스로에게 불편하게 느껴지는 방식으로 행동하는 것일 지라도요. 거식증 환자는 보통 자신을 잘 드러내지 않으며 자신의 감정을 속으로 간직하기 때문에, 다른 사람들은 그 사람이 잘 지내고 있다고 오해하기 쉽습니다. 그러나 가면 아래에는, 깊은 고민이 자리 잡고 있습니다.

"나는 우리가 한 번도 조이에 대해 자세히 알려고 하지 않았던 것 같아요." 그녀의 어머니, 티나 캄든이 우리에게 말했습니다. "그럴 필요가 없었죠. 그녀는 항상 밝고 유쾌하고, 아주 책임감이 강한 아이였어요. 만일 조이가 집안에서 맡은 일이 있다면, 그것은 반드시 되어 있으리라고 확신할 수 있었어요. 믿을 수 있는 아이였죠. 그녀는 한 번도 오빠나 여동생처럼 불평한 적이 없었어요. 나는 문제가 있다는 생각을 한 번도 해 본 적이 없었어요. 조이의 거식증은 모두에게 충격이었지요." 어머니가 우리를 찾아왔을 때, 15살 조이는 거식증으로 인해 이차적으로 발생한 신부전 때문에 중환자실에 있었습니다.

병은 어떻게 진행되는가

다이어트가 처음에는 정상적인 것처럼 보일지 모르지만, 빠른 속도로 그것은 자신만의 경과를 밟아가기 시작합니다. 음식, 다이어트, 그리고 체중 감소에 대한 집착이 있을 것입니다. 때로 거식증이 아닌 사람들도 우울증이나 위장 문제와 같은 내과적 질환 때문에 상당한 체중 감소를 경험한다는 사실을 기억하세요. 진단받지 않은 상태에서 문제가 지속되면 이러한 문제들 역시 거식증에서 볼 수 있는 것과 마찬가지로 심각한 체중 감소를 초래할 것입니다. 차이점은 이런 사례에서는 환자가 더 마르기 위한 적극적인 노력을 하지 않는다는 것입니다. 심각한 체중 감소가 있을 경우, 우울증이나 내과적 질환을 배제하기 위해 반드시 의사에게 진료를 받아야 합니다. 식이장애의 경우에서만 당신은 체중 감소를 위한 적극적인 노력을 볼 수 있습니다.

거식증 환자는 당신에게 자신이 뚱뚱해 보이는지 물을 것입니다. 그녀는 사람들 앞에 나서는 것을 부끄러워 하는데, 그 이유는 체중이 40kg 일 때에도 자신이 "역겨울 정도로 뚱뚱하다."고 생각하기 때문입니다. 그녀는 하루에 열 번도 더 체중계에 올라갑니다.

그녀의 다이어트는 시간이 흐를수록 점점 더 극단적인 형태가 되어 갑니다. 때로 거식증 환자는 정상 식사로 시작한 후, 매일 한 두가지의 음식을 식단에서 제외합니다. 지속할 수 있을 때는 만족감을 느끼고, 때로는 목표를 달성했다는 생각에 들뜨지만, 만일 그렇지 않다면 엄청나게 충격을 받고, 희망을 잃은 듯이 느끼며, "돼지 같이 먹는" 자신을 혐오합니다.

21살 수잔은 처음 치료를 받기 시작했을 때, 자신의 경험에 대해 이렇게 이야기했습니다:

예를 들면, 어제 나는 아침으로 자몽 한 개와 블랙 커피, 저녁으로는 내가 매일 저녁 먹는 샐러드를 먹었어요. 나는 언

제나 점심을 먹지 않아요. 최근에 샐러드를 먹고 나면 배부른 느낌이 들어서 샐러드의 3/4만 먹기로 결심했어요. 그런데 3/4 이상을 먹었다는 생각이 들었어요. 양상추와 브로콜리 뿐인 샐러드지만, 나는 내가 더 먹었다는 게 믿어지지 않았어요. 나는 뚱뚱해질까봐 걱정이 되어 밤새도록 깨어 있었어요.

거식증 환자의 대화는 대부분 음식이나 외모에 초점이 맞춰져 있습니다. 사실, 굶주리고 있으면서도, 거식증 환자는 요리를 즐기고, 다른 사람들을 위해 음식을 준비하며, 조리법을 모으기도 합니다. 절식하는 동안, 영양 결핍은 그녀로 하여금 끊임없이 음식에 대해 생각하게 만듭니다. 많은 거식증 환자들은 자신이 먹지 않는 음식을 모으고 숨겨둡니다.

마리아 젠슨은 그녀의 딸 제니가 거식증으로 입원한 후 가져다 줄 옷가지를 챙기기 위해 제니의 서랍을 열었습니다. 그녀는 서랍 중 하나가 고칼로리 간식으로 가득 채워져 있는 것을 보고 깜짝 놀랐습니다. 제니가 바로 손 닿는 곳에 그 많은 음식을 두고도 거의 죽을 만큼 굶을 수 있었다는 사실은 그녀에게 충격이었습니다.

신경성 식욕부진증의 치료를 특히 어렵게 하는 또다른 특징은 문제에 대한 끊임없는 부정입니다. 환자는 배고픔과 쇠약감을 강하게 부정합니다. 사실 어느 시점에 거식증 환자들은 실제로 배고픔을 느끼는 감각을 잃어버리는 것으로 보입니다. 이 단계까지 진행되면, 외부적 개입 없이 다시 먹기 시작하는 것은 대단히 어렵습니다. 환자는 거식증으로 인해 나타나는 신체적인 합병증을 무시합니다. 흔한 내과적 문제에는 어지럼증, 손발 저림, 탈수, 그리고 저혈압 등이 있습니다. 부정맥 또는 심부전, 신부전은 칼륨 부족과 심각한 영향 불균형으로 인해 생길 수 있습니다. 집중력 저하도 흔하게 나타납니다. 그럼에도 불구하고, 거식증 환자들은 돕거나 개입하려는 모든 시도가 먹게 하려는 것처럼 느껴지기 때문에 치료에 완강히 저항합니다.

거식증 환자는 문제를 맹렬하게 부정하고 병을 완강하게 놓지 않음으로써 비극적인 결과를 초래할 수 있습니다. 어떤 여성들은 사망합니다. 연구에 따르면 장기적인 사망률은 10%가 넘습니다.[6]

어떤 사람들에게, 신경성 식욕부진증은 하나의 삶의 방식이 될 정도로 만성적인 문제가 되기도 하며, 평생 건강한 체중으로 돌아가지 못하고 비만에 대한 두려움 속에서 강박적인 운동이나 제한적인 식사를 지속하기도 합니다. 그러나 대부분의 사람들에게 있어서 거식증은 수개월에서 수년 정도 지속되며, 심리 치료와 내과적 치료를 병행함으로써 효율적으로 치료할 수 있습니다.

신경성 폭식증

신경성 폭식증, 흔히 폭식증이라고도 하는 이 질환에서는 폭식 – 즉, 짧은 시간 동안 많은 양의 음식을 먹어치우는 것 – 이 특징적으로 나타납니다. 폭식이 나타난 후에는, 먹은 음식과 그에 따른 열량을 없애고자 하는 "제거 행동"이 뒤따르게 됩니다. 일부 환자들은 그 자체로는 폭식이 아니었다 해도 허용하지 않는 음식을 먹었을 경우 제거해야 한다고 느끼기도 합니다.

"내가 다이어트를 했을 때, 빵은 절대 먹어서는 안 되는 음식이었어요." 폭식증을 앓았던청소년기를 회상하면서 24세 루시가 말했습니다.

> *만일 내가 빵을 한 입이라도 먹으면, 나는 망쳤다고 생각했어요. 누구와 식사를 하고 있든 그 순간부터는 아무 이야기도 귀에 들어오지 않았어요. 이걸 어떻게 제거해야 하지? 라는 생각밖에 없었어요. 내가 얼마나 뚱뚱해 보일지, 옷이 얼마나 꼭 낄지에 대해 걱정했어요. 머릿속이 이제 어떻게 할지에 대한 생각으로 꽉 차 있었지요. 어차피 망했으니 아예 폭식을 할까? 내가 한 행동을 되돌려야만 했어요. 저녁 식사는 이미 날아간 뒤였죠. 나는 엉망이었어요.*

체중만으로는 그 사람이 폭식증을 앓고 있는지 알 수 없습니다. 폭식증 환자들은 약간 저체중이거나 과체중일 수 있지만, 대체로 정상 범위 안에 있습니다. 그러나 정상 범위 안에서 5-7kg의 기복이 있는 것을 관찰할 수 있을 것입니다.

폭식이나 제거 행동이 없을 때, 환자들이 먹는 방식은 다양합니다. 정상적으로 식사하는 경우도 있고, 항상 강박적으로 다이어트를 하는 경우도 있습니다. 어떤 음식을 먹든지 간에, 모든 폭식증 여성들은 음식 주위에서 편안할 수 없습니다. 음식은 적이며, 그들은 끝없는 전쟁 속에 있습니다.

신경성 폭식증의 기본적인 특징들

- 폭식, 그리고 동반된 식행동 패턴이 비정상이라는 인식
- 과도하게 제한적인 다이어트, 유발 구토, 변비약, 하제, 관장, 장세척, 이뇨제, 약물의 사용 또는 과도한 운동과 같은 체중을 줄이려는 반복적인 시도들
- 폭식과 제거 행동이 평균적으로 3개월 동안 최소 주 2회씩 나타남
- 먹는 것을 스스로 멈출 수 없을 것에 대한 공포
- 우울감
- 폭식 후 스스로를 비난하는 생각들
- 자기 평가가 체형이나 체중에 의해 과도하게 영향을 받음

폭식

폭식은 비교적 짧은 시간에 많은 양의 고열량 음식을 빠른 속도로 먹는 것을 의미합니다. 폭식으로 섭취하는 열량은 1,000 kcal부터 60,000 kcal 혹은 그 이상까지 다양합니다. 그러나 어떤 경우 폭식증 환자는 케이크 한 조각과 같이 적은 양의 음식조차도 "폭식"으로 여기기도 합니다. 폭식하게 되는 음식은 무척 다양하며, 주로 접근하기 쉽거나 또는 가진 돈으로 살 수 있는 음식들로 구성되어 있습니다. 어떤 사람들은 이따금씩 폭식을 하고, 어떤 사람들은 매일 대부분의 시간을 폭식을 하면서 보내기도 합니다.

일부 폭식증 환자는 레스토랑에 가서 풀코스 정식을 먹고 구토하고, 또 다른 식당에 가서 다시 먹기 시작합니다. 지쳐서 집에 돌아갈 때까

지, 이 과정을 서너번 반복하기도 합니다. 그렇습니다. 이것은 엄청난 비용이 드는 과정입니다. 우리가 치료했던 한 여성은 중독적일 정도로 음식에 집착해서 폭식하는 데에만 하루에 10-20만원 이상을 지출하고 있었습니다. 폭식하는 데 드는 비용이 아주 많거나 소아나 십대 청소년처럼 돈이 충분하지 않을 경우, 폭식증 환자는 음식을 구하기 위해 훔치기도 합니다. 극단적인 사례에서, 폭식에 드는 비용을 벌기 위해 매춘을 한 여성도 있었습니다.

폭식은 보통 비밀스럽게 일어납니다. 계획적으로 하는 경우도 있지만, 미리 계획하지 않은 음식을 한 입이라도 먹었을 경우 다 망쳤다는 생각에 폭식으로 이어지기도 합니다. 폭식증 환자는 언제나 먹고 싶은 충동을 억제하려고 합니다. 그로 인한 결핍감이나 통제력을 잃었을 때 드는 실망감이 폭식을 불러오기도 합니다.

폭식이 시작되면, 폭식증 환자는 부엌에 있는 음식을 모두 먹어치우거나, 식료품 상점에 가거나, 아니면 근처 식당에서 음식을 배달시키기도 합니다. 또는 그들은 어떤 식으로든 음식을 찾아냅니다. 한 수줍은 18세 소녀는 부모님과 여행을 떠났을 때 호텔 복도에 있는 룸 서비스 카트에서 음식을 훔쳤던 일을 우리에게 털어놓았습니다. 다른 사례에서, 세련된 옷차림을 하고 품위있게 행동하는 월가의 경영간부인 여성은 밤마다 아파트 뒤편의 쓰레기통을 뒤져서 음식을 찾아냈던 악몽 같은 경험을 이야기했습니다. 그녀는 한밤중에 음식을 주문할 때마다 경비원의 당황스러운 시선에서 느껴지는 치욕감을 더 이상 견딜 수 없어 이러한 방법을 택하게 되었습니다.

어떤 환자들에게는 폭식이 밤에 자다 깼을 때만 나타나기도 하는데,

때로는 의식이 있는 상태에서, 때로는 기면 상태에서 먹게 됩니다. 환자는 아침에야 사라진 음식을 통해서 자신이 밤에 음식과 힘든 시간을 보냈다는 사실을 알게 됩니다.

폭식을 할 때 모든 감각은 차단됩니다. 음식은 마취제와 같은 역할을 합니다. 어떤 폭식증에 걸린 여성은 다음과 같이 말했습니다:

> *나는 꿈의 나라로 가는 거예요. 내가 폭식을 할 때, 나는 술에 취한 상태처럼 인사불성이 돼요. 거기서는 아무 것도 문제가 안 돼요. 나를 멈추려 해 봤자 소용이 없죠. 나는 완전히 다른 사람이 되거든요. 그것은 무척 수치스러운 일이지만, 그 때 만큼은 아니에요. 내가 먹는 동안은요. 내가 먹는 동안엔, 아무 것도 문제가 안 돼요.*

폭식 후: 수치심과 극심한 두려움

폭식 후 폭식증 환자는 신체적으로만이 아니라, 정서적으로도 지치고 불편한 상태가 됩니다. 그녀는 수치심과 죄책감에 에워싸이게 됩니다. 그녀는 폭식하는 자신이 이해되지 않고, 스스로를 경멸하게 됩니다. 그녀는 이 통제 불능의, 애정 결핍인 사람을 혐오합니다. 한 내담자는 다음과 같이 표현했습니다. "나는 내가 그렇게 짐승 같이 행동하는 존재로 변했었다는 게 믿어지지가 않아요."

폭식증 환자들은 그들의 폭식을 역겹게 느끼고 엄청나게 수치스러워합니다. 그것은 그들이 생각했던, 그들이 되고자 노력했던 모습에 반하는 것이기 때문입니다.

수치스러움 뿐 아니라, 그들은 먹은 양이 많든 적든 간에 먹은 것 때문에 체중 증가에 대한 공포를 느낍니다. 폭식증 환자들은 스스로에 대해서 너무나 완벽주의적이기 때문에 폭식으로 인한 체중 증가를 결코 용납할 수 없습니다. 그들은 늘어난 몇 kg이 그들의 다른 면, 폭식하고 무절제한 면을 드러낼까봐 두려워합니다. 그것은 무척 공포스러운 일입니다.

28세의 메리 안나는 다음과 같이 말했습니다:

> *나는 사람들이 알게 된다면 죽어버릴 거예요. 모든 사람이 내가 잘 지내고 있다고 생각해요. 아무도 내가 매일 밤 케이크와 쿠키 몇 박스를 먹어치운다는 사실을 믿지 않을 거예요. 만일 나의 체중이 늘어난다면, 그들은 뭔가 잘못되었다는 걸 눈치 챌 거예요. 나는 누구에게도 내가 얼마나 애정이 굶주려 있고 절망적인지를 보여줄 수 없어요.*

이렇게 수치심 같은 괴로운 감정, 체중 증가에 대한 극심한 공포, 그리고 신체적 불편감때문에, 폭식증 환자는 폭식으로 인한 손실을 되돌리기 위해 제거 행동을 합니다.

제거 행동

제거 행동은 여러 형태로 나타날 수 있습니다. 주로 나타나는 것은 구토 또는 하제 남용입니다. 다른 형태의 제거 행동은 이뇨제, 관장, 장 청소; 굶기, 엄격한 다이어트와 격렬한 운동; 다이어트 약의 사용;

그리고 암페타민이나 코카인 남용(폭식 이후 수일 간 배고픔을 억제하기 위해)입니다.

제거 행동의 빈도는 사람마다 다릅니다. 어떤 사람은 폭식과 구토를 한 달에 몇 번 정도 하는 반면, 어떤 사람은 하루에 20번씩 하기도 합니다. 어떤 사람은 폭식 도중에 구토를 하고 계속해서 음식을 먹습니다. 한편, 모든 음식을 다 먹기 전에는 구토를 하지 않는 사람도 있습니다. 구토는 대부분 우연히, 의도치 않게 시작되지만, 점진적으로 폭식증 사이클의 빼놓을 수 없는 의식이 됩니다.

줄리아나에게 있어서, 구토는 그녀의 체중을 낮게 유지하는 "해법"이었습니다. 그녀는 어렸을 때 마른 체형이었지만, 청소년기에 살이 쪘고, 자신의 사이즈에 대해 의식하게 되었습니다. 대학 진학을 위해 떠날 무렵 그녀는 7kg 정도 과체중이었고, 그것은 그녀의 자신감을 떨어뜨리는 주 원인이었습니다. 집과 어머니의 부엌의 유혹에서 벗어나면서, 줄리아나는 다이어트를 하겠다는 결심을 했습니다. 그녀는 3개월간 철저히 다이어트 식단을 지켰고, 그 결과 목표하던 50kg에 도달했습니다.

1학년 2학기 무렵, 줄리아나는 자신이 "새 사람"이 되었다고 느꼈습니다. 그녀에게는 새로운 체형, 새로운 옷장, 그리고 새로운 체중 증가에 대한 두려움이 있었습니다. 그녀는 영원히 다이어트 식단을 유지할 수는 없었습니다.

> *나는 파티에서 집에 돌아오던 기억이 나요. 나는 거기서 많은 양을 먹었고, 스스로 뚱뚱하고 역겹다고 느꼈어요. 그 때 왜 그 생각이 떠올랐는지 모르지만, 친구들이 체중을 줄이*

기 위해 어떻게 구토했는지 이야기하던 게 생각났어요. 나는 시도해 보기로 결심했죠. 내가 뭘 하려는 건지, 그게 너무나 역겨운 행동이라는 것에 대해서는 생각하지 않았어요. 그러나 나는 손가락을 사용했고, 그것은 금방 끝났어요. 나는 너무나 안도감을 느꼈고, 날씬해진 기분이 들었죠. 그렇게 쉽게 해결된다는 것을 믿을 수 없었어요. 마술과도 같았죠.

폭식증 환자들에게 있어서, 음식에 대한 통제력을 잃었을 때 제거 행동은 해독제와 같은 역할을 합니다. 한 환자가 이렇게 말했습니다. "내가 폭식할 때는 내가 지는 거예요. 그렇지만 내가 구토할 때에는 음식이 지는 거죠."

구토는 "그냥 일어나는" 것이 아니라 유발됩니다. 처음에, 구토는 손가락이나 숟가락, 토근 시럽(아이들이 실수로 독성 물질을 먹었을 때 구토를 일으키기 위해 부모들이 사용하는 일반 의약품)에 의해 유발됩니다. 그러나 구토가 반복되면, 식도 근육이 너무 이완되어 많은 여성들은 특별한 노력 없이 단지 배에 힘을 주는 것만으로 쉽게 음식물을 올릴 수 있습니다.

제거 행동으로써의 하제 사용은 배가 꽉 찬 느낌을 없애기 위해 한두 알의 변비약을 복용하는 데서 시작됩니다. 하제를 남용하는 사람들 대부분은 구토를 하는 데 어려움을 느끼고 이 방법을 대신 사용합니다. 하제 남용의 아이러니한 부분은 하제가 작용할 때쯤 되면 이미 음식이 다 소화되어 열량이 흡수된 이후라는 점입니다. 그러므로 하제 사용 후 체중이 줄었다는 것은 착시 현상에 불과하며(수분이 손실되었을 뿐이므로), 실제로 칼로리는 그대로 남아 있으므로 체중은 그에 따라 증가하게 됩니다.

그러나 이 사실을 알고 난 후에도 환자들은 수분을 빼냄으로써 몸이 가벼워졌거나 배가 납작해진 것을 "느끼기" 위해서 하제를 지속적으로 남용하기도 합니다. 그들은 하제가 체중 조절에 도움이 되지 않는다는 사실을 믿지 않으려고 합니다. 하제 사용은 금세 남용이 될 수 있습니다. 몸에는 내성이 생기고, 하루에 한두 알은 효과를 잃어버립니다. 폭식증 환자가 병원을 찾을 때쯤 그녀는 이미 하루에 20알에서 200알씩을 복용하고 있습니다.

관장, 이뇨제, 그리고 장 청소는 하제처럼, 몸이 원래 하는 기능을 더 빠르게 일어나도록 함으로써 배부른 느낌을 없애고자 사용하게 됩니다. 잠깐은 몸이 가볍고 안정된 느낌이 들지 모르지만, 사실 칼로리 흡수를 줄이는 데에는 효과가 없습니다.

어떤 환자들에서 체중 증가에 대한 두려움은 음식을 씹고 뱉는 행동으로 나타나기도 합니다. 한 입이라도 삼키게 되면, 엄청난 불안감이 뒤따릅니다. 많은 양의 음식을 이런 식으로 맛보지만, 실제로 먹은 것은 없습니다. 그 외 얼마나 음식을 먹는지에 따라 달라지겠지만, 이 고문과 같은 행동은 거식증 환자 수준의 체중 감소로 이어지기도 합니다.

다른 형태의 제거 행동들 – 다이어트 약, 약물 남용, 굶기, 그리고 극단적인 운동 – 은 식욕을 억제하거나 폭식 후 칼로리를 태우기 위해서 사용됩니다.

24세 남자 폭식증 환자인 존은 삶에서 실망이나 좌절을 겪을 때마다 한두 주 계속해서 폭식을 하는 패턴을 가지고 있었습니다. 이 시기 동안, 그는 하루 종일 먹고, 직장에 결근하고, 면도를 포함한 자기 관리를 다 멈췄으며, 금세 10kg 정도의 체중이 늘어나곤 했습니다. 어느 시점에 지치고 자기혐오에 가득 차면(그게 언제가 될지는 결코 알 수 없었지만), 그는 폭식을 멈추고 건강하게 먹기 시작했으며, 거의 미친 사람처럼 운동을 시작했습니다. 한 시간 수영을 한 후 16km를 전속력을 달리는 식이었죠. 힘들게 일하고 퇴근하면 그를 기다리는 것은 격렬한 운동이라는 숙제였습니다. 만일 이 중 한 가지라도 느슨하게 하면, 그는 극도로 자기 비판적이 되었고 불안해졌으며, 체중 증가에 대한 생각으로 괴로워했습니다. 존의 운동은 앞서 언급한 여성의 구토만큼이나 극단적인 제거 행동이었습니다.

어떻게 시작될까—"그 일은 나에게는 일어나지 않을 꺼야."

구토, 하제 사용, 그리고 기타 여러 제거 행동으로 체중을 조절하는 사람 중 어느 누구도 이것이 폭식과 구토를 반복하는 조절 불가능한 악순환이 될 거라는 생각을 하지는 않습니다. 사실, 폭식증 환자는 항상 조절을 목적으로 시작합니다. 음식, 체중, 사이즈, 그리고 체형의 조절을요.

"나는 그게 그렇게 나쁘다고 생각하지 않았어요." 20년간 폭식증을 앓았던 38세 레이첼이 말했습니다. "내가 처음 구토를 시작했을 때, 나는 보통 한달에 한 두 번 정도 토하곤 했어요. 내가 먹은 것을 소화시키고 싶지 않을 때만이었죠. 나는 다른 사람들이 담배를 피거나, 술을 마시거나, 약을 한다는 사실을 알았어요. 나는 그 중 아무 것도 하지 않았어요. 사람들 모두 한 가지씩 문제가 있으니, 이거 하나 있는 건 별 문제 아니라고 생각했죠."

그러나 레이첼에게 벌어진 일은 전형적이었습니다. 토할 수 있다는 생각은 먹고 싶은 충동에 더 자주 굴복하게 만들었고, 그녀는 결국 폭식 구토의 악순환에 빠져 하루에 두 번씩 구토를 하게 되었습니다.

방법이 무엇이든 간에, 제거 행동은 폭식증 환자에게 완벽한 해결책처럼 보입니다. 그것은 그녀에게 신체적 배고픔 뿐 아니라, 더 중요한 정서적 욕구를 만족시키기 위해서 먹는 것을 계속하도록 도와줍니다. 그녀가 일상생활의 일부로서의 폭식 구토에 의지할수록, 중독적인 악순환이 시작됩니다. 이러한 악순환은 쉽게 멈출 수 없습니다. 한 번 시작되면, 완벽한 해결책처럼 시작하지만, 폭식과 제거 행동은 점점 무섭고 두려운 상대가 됩니다. 어떤 환자의 표현에 따르면, 당신이 떠날 수 없는 가학적인 연인처럼요.

누가 병에 취약한가

폭식증은 주로 청소년기나 초기 성인기에 시작되지만, 최근에는 11-12세의 어린 소녀들이나 40-50대 여성에게서 발병하는 경우도 있습니다. 폭식-제거 행동의 악순환은 때로 데이트를 시작하거나, 대학 진학을 위해 집을 떠나거나, 결혼을 하는 등 독립을 위한 전환기에 시작됩니다. 이 시기에 스트레스는 많지만 정서적 갈등이나 긴장을 완화할 수 있는 출구가 딱히 없기 때문입니다. 폭식-제거 행동의 악순환을 촉진하는 다른 흔한 요인은 남자친구 또는 배우자와의 결별입니다.

다른 식이장애와 마찬가지로, 폭식증은 복합적인 생물학적, 심리적, 사회적 요인으로 인해 발생합니다. 연구에 따르면 생리적인 요인이 갈망감이나 제거 행동에 대한 욕구에 영향을 미치는 것으로 알려져 있습니다. 게다가, 우리 사회의 문화는 체중과 체형에 대한 왜곡된 믿음을 키웁니다. 거식증 환자와 마찬가지로, 폭식증 환자들 역시 자기 가치감에 대해 안정적으로 느끼지 못하는 경향이 있습니다. 그들은 다른 사람에게 인정과 감사를 받기 위해 의존하며 자신의 가치를 다른 사람들의 판단에 따라 결정합니다. 다른 사람이 그들에 대해 어떻게 생각하는지에 너무나 쉽게 영향을 받기 때문에, 이 여성들은 어떻게 보여야 하는지에 대한 사회의 메시지에 민감하게 반응합니다.

폭식증을 가진 여성은 관습을 따르고 남들을 기쁘게 해 주고자 하며, 분노, 서운함 또는 다른 부정적인 감정들을 자신과 남들에게서 숨기는 경향이 있습니다. 자신의 집처럼 안전한 장소에 있을 때를 제외하고요. 집에 있을 때 그들은 사실은 화가 나 있거나, 때로는 폭군처럼 행동하기도 합니다. 그러나 그들의 진짜 걱정거리가 무엇인지는 여전히 분명하지 않습니다. 예를 들면, 숙제 때문에 방문을 쾅 닫아버리는 행동 이면에는 사실 축구팀에 발탁되지 못한 것으로 인한 여러 감정들이 있을지도 모릅니다. 그런 경우 음식은 참을 수 없거나, 드러낼 수 없거나, 또는 아예 알지 못하는 모든 감정과 갈등에 대한 출구가 될 수 있습니다.

미국의 여성 청소년과 젊은 여성 중 약 1-3%에서 폭식증이 나타납니다.[7] 폭식증 환자의 90% 이상은 여성입니다. 그러나 폭식증을 가진 남성 상당수가 치료를 받지 않고 있을 가능성이 있으며, 따라서 남성에 대한 신뢰할 만한 통계는 아직 없습니다. 그 이유 중 하나는 폭식과 구토를 하는 남성들은 "여자들의 병"에 걸렸다는 수치심을 갖기 때문입니다. 폭식을 상쇄하기 위해 운동을 하는 사람들은 문제가 있다는 사실을 부인할 수 있습니다. 체중 조절을 목적으로 마라톤과 같은 격렬한 운동을 하는 남성들은 식이장애를 가지고 있을 수도 있습니다. 운동이 폭식으로 인한 체중 증가를 보상하기 위한 수단이 되고 과식과 운동의 악순환이 스트레스에 대처하는 방식이 되면, 식이장애가 생긴 것입니다. 과도한 보디빌딩, 특히 스테로이드를 사용한 경우, 그것은 심리적 문제의 징후일 수 있습니다. 이런 경우, 몸에 초점을 맞추는 것은 건강 증진의 목적이 아닐 수 있습니다. 대신, 몸의 사이즈를 키우는 것은 낮은 자존감이나 다른 정서적 문제를 보상하기 위한 수단일 수 있습니다. 그러나 운동은 구토와는 달리 그 자체로 걱정할 만한 것은 아니기 때문에, 남성보다는 여성들이 진료실에 가득한 것입니다.

병은 어떻게 진행되는가

체형과 체중을 조절하기 위한 시도로 시작된 행동은 금세 조절할 수 없는 것이 되어 버립니다. 처음에 폭식증 환자들에게 음식은 마음이 상했을 때 실제로 마음을 편하게 해 주고 스트레스를 줄여줍니다. 효과가 있기 때문에 폭식증은 불편한 감정들을 다루기 위한 수단으로 견고하게 자리를 잡아갑니다.

폭식증 환자는 폭식과 구토에 대해 점점 더 많이 생각하게 됩니다. 그녀의 하루는 언제 먹을 것이고, 무엇을 먹을 것이며, 어떻게 칼로리를 제거할 지를 중심으로 돌아갑니다. 폭식증은 필연적으로 스스로 생명력을 가지게 되고, 더 이상 환자가 폭식이나 구토를 선택하는 것이 아니라 폭식 구토의 사이클이 환자의 삶을 결정하게 됩니다.

폭식증과 싸우면서 대학 생활을 보내고 있는 18살 루이자는 눈물이 고인 채로 다음과 같이 말했습니다:

> *매일 나는 일어나서 오늘은 "잘 지낼" 거라고 말해요. 보통 저녁식사 전까지는 폭식 없이 잘 지내지만, 밤이 항상 최악이에요. 침대에 누울 때까지 잘 지낼 때도 있어요. 그러나 침대에 눕고 나면 잠들 수 없어요. 조금만 먹으면 잠이 올텐데라는 생각이 떠나질 않아요. 때로 새벽 3-4시까지 뒤척이면서 버티지만, 결국엔 포기하고 룸메이트의 음식을 먹거나 학교의 자동판매기를 찾으러 나가죠. 머핀 한 개나 캔디 바 한 개만 먹었다고 하더라도, 나는 반드시 구토해야 해요. 그렇지 않으면 그게 내 위장 안에 버티고 있어서 잠들 수 없을 테니까요. 나를 미치게 하는 건 내가 3년 동안이나 매일 이러고 있다는 사실이에요. 하루 종일 잘 지낸 뒤 밤에 다 망쳐버리는 거죠. 그게 어떤 기분인지 아세요? 내게 끔찍한 일이 일어나는 것처럼 느껴져요. 내가 죽을 때까지 계속 이것과 싸우면서 살게 될까요?*

30대 여성인 애니는 폭식증을 그녀의 삶 밖으로 밀어내기 위한 괴로운 투쟁에 대해 이야기했습니다:

> *나는 내 삶에 갇혀 있는 죄수처럼 느껴져요. 냉장고에 음식*

이 하나라도 있으면 퇴근해서 돌아왔을 때 그걸 먹을 거라는 사실을 알고 있죠. 어느 날 밤, 냉장고에 있는 것은 양파 한 개 뿐이었어요. 냉장고는 그 망할 양파 빼고는 완전히 비어 있었어요. 이미 저녁을 먹었고 더 이상 아무 것도 먹지 않으리라 맹세했지만, 그 양파가 머릿속을 떠나지 않았어요. 결국 자정 쯤에 포기하고 양파를 기름에 튀겼어요. 그게 시작이었어요. 완전히 망쳐버린 거예요. 그리고 나서 30달러어치의 중국 음식을 배달시켰어요. 그 끔찍한 양파가 3시간 폭식의 시작이었지요.

한 여성은 음식을 먹지 않기 위해 세제를 뿌려 두거나, 쓰레기통에 버리거나, 부모님이나 룸메이트에게 부탁해서 숨겨 달라고 했던 것에 대해 이야기했습니다. 그것은 모두 아무 소용이 없었습니다. 다시 씻어서 먹든, 쓰레기 속에서 꺼내서 먹든, 결국엔 찾아내서 먹게 되었던 것입니다. 이처럼 폭식을 하지 않으려는 갈등은 중독자가 중독에서 벗어나려는 것만큼 극심합니다.

폭식증 환자가 "오늘은 아니야. 오늘은 폭식을 하지 않을 거야."라는 맹세로 하루를 시작하는 것은 흔한 일입니다. 의도는 좋지만 그런 맹세는 폭식증 환자와 음식 간의 관계가 얼마나 복잡한지, 정서적 욕구가 얼마나 강렬한지를 간과하고 있습니다. 약속을 하는 순간부터 그녀가 생각할 수 있는 것은 오로지 음식 밖에 없으며, 폭식에 대한 욕구는 더욱 고조됩니다.

음식과의 갈등 안에 갇힌 폭식증 환자는 그것이 치료 가능한 질환이라는 사실을 깨닫지 못합니다. 개인적인 실패로 여기고 자기 경멸에 가득 차기도 합니다. 거식증 환자와는 달리, 폭식증 환자는 스스로를 해치고 있다는 사실을 인정합니다. 심리적인 스트레스와 행동이 가져올 신체적인 결과에 대해 알고 있는 경우도 있습니다. 내과적인 합병증으로 피로감, 인후통, 식도 궤양, 충치, 그리고 최악의 경우 칼륨 부족으로 인한 심장 문제가 생길 수 있습니다. 특히 하제 남용은 변비, 위장관 출혈, 직장 탈출증, 그리고 하제에 대한 신체적 의존증을 초래할 수 있습니다. 그러나 이러한 합병증에 대해 알고 있다 하더라도, 그것이 변화를 위한 동기가 되지는 않습니다. 대신, 이러한 문제들은 그녀 자신이 얼마나 끔찍한 사람인지를 알려주는 증거로 간주됩니다. "내가 스스로에게 어떻게 하고 있는지를 보세요." 우리가 흔히 듣는 말입니다. "나는 서서히 나를 죽이고 있고, 심지어 멈추려는 노력도 안 하고 있어요."

폭식증에서는 거식증에 비해 사망으로 이어지는 합병증이 적은 편이지만, 치료 받지 않을 경우 평생 지속되는 문제가 될 수 있으며, 그 사람의 일상 생활과 생각은 점점 더 음식을 중심으로 돌아가게 됩니다. 그러나 폭식증 환자는 뭔가가 잘못되었다는 것을 알고 있기 때문에, 거식증 환자에 비해서 행동을 바꾸기 위해 치료를 찾아 나설 확률이 높습니다.

폭식장애

폭식장애에서는 조절되지 않는 폭식에 이어 수치심과 죄책감이 특징적으로 나타납니다.

제거 행동 없는 폭식은 체중 증가를 유발합니다. 그러나 과체중인 사람 모두가 식이장애를 가지고 있는 것은 아닙니다. 우리는 아이들의 체중 증가를 걱정하는 부모님으로부터 그들의 자녀가 식이장애를 가지고 있는지에 대해 자주 질문을 받습니다. 답은 꼭 그렇지는 않다 입니다.

실제로, 많은 사람들이 폭식장애와 비만을 혼동합니다. 비만은 체중이 정상 체중보다 25% 이상 높거나, 체질량 지수가 30 이상인 상태를 의미합니다. 미국인의 반이 과체중이며, 1/4이 비만이라는 통계도 있습니다. 체중 증가는 불균형한 식사, 활동 부족, 또는 유전적 요인으로 인해 나타납니다. 그러나 연구에 따르면, 폭식장애의 증상을 보고하는 경우는 전체의 1-4%에 불과합니다.[8]

폭식은 스트레스나 정서적 어려움, 매일 부딪치는 문제에 대처하기 위해 음식을 사용하는 것을 특징으로 하는 심리적 장애입니다. 처음에는 즐겁게 먹기 시작하지만, 금세 통제력을 잃어버리고 비정상이라는 느낌을 경험하게 됩니다. 과자를 좋아하고, 탄수화물과 탄산 음료를 즐겨 마시며, 디저트를 챙겨 먹는 사람이 모두 폭식장애 환자는 아닙니다. 그러나 만약 그 사람이 음식을 방이나 차에 숨겨두고, 아무도 보지 않을 때 음식을 입에 우겨 넣으며, 더 이상 음식을 즐기는 것이 아니라 강박적으로 갈망한다면, 실제로 문제가 있다고 볼 수 있습니다. 신경성 폭식증 환자처럼, 폭식장애 환자는 뭔가가 잘못되었다는 것을 알고 있습니다.

폭식이 있을 때, 많은 사람들이 다이어트를 해결 방법이라고 착각하고 힘들게 다이어트를 시작합니다. 대부분 다이어트는 혹독한 방식으로 진행되므로 결핍감을 가지게 됩니다. 결핍감은 곧 다이어트를 포기하게 만들고, 뒤따르는 "망쳤다"는 좌절감은 또 다시 폭식이라는 결과를 가져옵니다. 때로 문제는 계속해서 반복되며 다이어트가 해결 방법이 아니기 때문에 영원히 끝나지 않습니다. 강박적인 행동에 대한 심리적 이유가 다뤄지지 않는 한, 건강한 식습관이 자리잡을 가능성은 매우 적습니다.

폭식장애의 기본적인 특징들

- 폭식과 함께 식행동 패턴이 비정상이라는 인식
- 먹는 것을 스스로 멈출 수 없음에 대한 공포
- 폭식이 평균적으로 3개월간 적어도 주 2회씩 나타남
- 우울감
- 폭식 후 스스로를 비난하는 생각들

어떻게 시작될까

거식증과 폭식증과는 다르게, 폭식장애는 일반적으로 더 서서히 시작됩니다. 식행동 패턴이 형성되는 아주 어린 시절에 시작되기도 합니다. 음식은 일찍부터 감정을 다스리는 수단으로, 기분을 좋게 하는 방법으로, 또는 빈 시간을 채우는 활동의 하나로 사용됩니다. 성장기의 아이에게는 체중 증가를 일으키지 않았던 식행동 패턴이 성장이 멈췄을 때 체중 문제를 일으킬 수 있습니다. 폭식이 성인기 초기에 시작되는 경우, 주로 어른이 되면서 겪게 되는 좌절과 정서적인 문제에 대처할 준비가 되지 않았다고 느낄 때 나타납니다.

누가 병에 취약한가

폭식장애는, 폭식증과 거식증처럼, 병의 진행에 기여하는 심리적, 생물학적, 문화적 요인들이 복합되어 발생하는 질환입니다.

우리는 풍부한 대용량의 음식을 쉽게 그리고 지속적으로 접할 수 있는 사회에서 살고 있습니다. 그럼에도 불구하고, 사회는 동시에 결핍을 요구합니다. 그 모든 음식을 마주하면서, 여성들(최근에는 남성들도)은 모델과 같은 몸매를 가져야 합니다. 사회의 기준을 맞추려는 노력은 절제된 다이어트라는 형태로 나타납니다. 목표를 이루는 것이 불가능하니, 결국 이내 포기하고 폭식을 하게 됩니다.

모든 사람이 "너무 많이" 먹는다는 것이 무엇을 의미하는 것인지 알고 있습니다. 그러나 때로는 더 먹고 싶은 갈망이 아주 강력하게 느껴질 때가 있습니다. 이제는 갈망감이 세로토닌 결핍과 같은 생리적 요인에 의해 유발될 수 있다는 사실이 알려졌습니다. 이런 경우, 갈망감은 다른 사람들이 느끼는 것에 비해 극도로 심할 수 있습니다. 이때 음식은 통제를 잃어버린 급박한 욕구를 안정시키는 약의 역할을 합니다.

거식증과 폭식증에서와 마찬가지로, 폭식은 갈망감, 실망, 스트레스, 또는 사회가 생산하는 복잡한 메시지에 대처할 다른 방법이 없는 사람들에게 심각한 문제가 됩니다.

다른 두 질환과는 다르게, 폭식장애의 경우 남성 환자의 비율이 높습니다. 그러나 치료를 찾는 비율은 여성이 남성보다 1.5배 가량 높습니다.[9] 임상적으로 보았을 때, 폭식은 유전되는 경향이 있습니다. 음식, 그리고 얼마나 먹는지에 과도하게 의미를 부여하는 가족 안에서 성장한 사람들이 더 취약할 수 있습니다.

"우리 가족은 저녁 식사에 대해 우리가 얼마나 감사하게 느끼는지를 얼마나 많이 먹는지로 평가했어요. 실제로 배가 고픈지는 아무 상관 없었죠." 폭식장애 환자 한 명이 말했습니다. 다른 여성은 우리에게 이렇게 말했습니다. "밖에서 굶어 죽어가는 불쌍한 아이들이나 열심히 준비한 엄마의 감정이 먹어야 하는 이유였어요. 식욕 따위는 중요하지 않았죠."

병은 어떻게 진행되는가

폭식장애는 평생 지속되는 만성적인 병이 되기도 합니다. 폭식장애는 어린이가 속상할 때마다 음식을 찾을 때 조용히 시작됩니다. 시간이 흐르면서, 그녀는 음식이 실제로 마음을 달래준다는 것을 배웁니다. 음식은 고통스러운 감정을 떨쳐내거나 마음을 진정시키는데 도움이 되지만, 엄청난 대가를 요구합니다. 좋지 않은 식습관과 그에 따른 체중 증가로 인한 신체적 합병증과 함께, 심리적 문제가 나타날 수 있습니다. 신체적 문제에는 심장 질환, 활동의 어려움, 그리고 당뇨병이 포함됩니다. 그러나 약물 중독에서 볼 수 있듯이, 대가를 치르면서도 폭식을 지속하게 됩니다. 환자가 갈망에 대처할 수 있는 다른 방법을 찾지 못하거나, 감정은 지나가는 것이며 음식 없이도 스스로를 달랠 수 있다는 사실을 믿지 못한다면, 이러한 파괴적인 행동은 지속될 수밖에 없습니다.

폭식증에서와 마찬가지로, 폭식장애 환자는 멈추기 위해 가능한 모든 노력을 합니다. 때로 통제하기 위한 시도로 엄격한 다이어트와 완벽한 계획에 따라 살고자 합니다. 유연하지 못한 생활 계획은 벗어날 틈을 주지 않습니다. 다이어트 식단을 포기한 순간, 계획은 무너지고 그녀는 모든 걸 잃었다고 생각합니다. 폭식증 환자와 마찬가지로 죄책감, 수치심, 그리고 실패했다는 느낌이 그녀를 엄습합니다.

다이어트와 체중 감량 프로그램은 일시적으로 도움을 줄지 모르지만, 폭식을 하는 정서적인 이유를 다루지 못한다면 장기적으로는 아무런 도움이 되지 않을 것입니다. 사실 어떤 폭식장애 환자들의 경우, 엄격한 다이어트가 폭식으로 향하는 첫 걸음이 되기도 합니다. 결핍을 경험하는 것이 음식을 원하도록 만들기 때문입니다. 갈망감을 유발하는데 있어서 결핍보다 더 좋은 방법은 없습니다. 다이어트와 폭식을 반복하는 패턴은 다이어트를 유일한 문제 해결 방법이라고 오해하는 한 무기한 지속될 수 있습니다.

폭식은 최근에서야 우리 사회에서 심각한 문제로 받아들여지고 있습니다. 그러나 폭식에 대한 편견은 여전히 심합니다. 의지가 약하다거나 통제력이 부족하다는 평가는 그나마 나은 편입니다. 폭식증 환자들은 게으르고 탐욕스럽게 여겨집니다. 한 사람의 삶에 미치는 영향을 생각하면 폭식장애는 거식증이나 폭식증 못지 않게 심각한 문제이며, 마찬가지로 치료가 필요합니다.

24세 폭식장애 환자인 샤론은 우리에게 괴로운 감정을 토로했습니다:

나는 여러 식이장애 치료 집단과 시설들을 가 봤지만, 어디에도 맞지 않았어요. 나는 토하지도 않고, 나는 마르지도 않았고, 나는 나의 사이즈나 외모에 대해 완벽주의적이지도 않아요. 그렇다고 웨이트 워처스(Weigth Watchers)와 같은 다이어트 집단에 간다 해서 거기에 맞는 것도 아니에요. 나의 문제는 단순히 다이어트를 해서 될 문제가 아니에요. 나는 어떻게 다이어트를 해야 하는지 알아요. 내가 모르는 건 어떻게 해야 폭식을 멈출 수 있는지예요. 내가 어디를 가든, 나는 뭔가 맞지 않는 문제를 가지고 있는 것처럼 느껴져요. 나는 심지어 제대로 된 도움조차도 못 찾는 거죠.

구토처럼 명백히 이상하고 해로운 행동이 나타나지 않으니, 폭식장애 환자와 주변 사람들은 그녀의 문제가 심각하다는 것을 잘 모릅니다. 그녀와 주변 사람들 모두 너무 식욕이 왕성하거나 통제력이 부족한 게 문제라고 생각하기 쉽습니다. 문제를 잘못 이해하는 것은 악순환이 몇 년간 지속되도록 합니다. 건강한 식습관과 함께 심리적인 요인들이 다뤄져야 행동 변화가 유지될 수 있습니다.

당신이 관찰할 수 있는 것, 그리고 관찰할 수 없는 것

이 장은 식이장애의 관찰 가능한 측면에 대한 이해를 돕는 데 초점을 맞추고 있습니다. 많은 사람들이 하나의 진단명에 딱 들어맞지 않습니다. 어떤 사람들은 여러 진단명에 해당하는 특징을 동시에 보이기도 합니다. 또 어떤 사람들은 시간이 흐름에 따라 행동의 변화를 보이기도 합니다. 예를 들면, 전형적인 거식증 증상에서 시작하지만 시간이 흐를수록 폭식증 진단에 맞는 행동을 보이기도 합니다.

많은 경우 심각한 식행동 문제가 모르는 사이 장기간 지속되기도 합니다. 다음의 체크리스트는 당신이 걱정하는 상황을 식별하는 데 도움을 줄 것입니다. 지식을 얻고 보고 있는 것에 대해 명료한 그림을 갖는 것은 진단을 분류하기 위해서가 아니라 상황에 효율적으로 대처하기 위한 정보를 얻기 위함입니다.

체크리스트들은 주변 사람이 관찰할 수 있는 식이장애 증상을 나열하고 있습니다. 이 목록 들어있는 것은 식이장애의 모든 증상이 아니라 당신이 관찰할 수 있는 증상들입니다. 각 카테고리에서 당신이 본 증상을 체크해 보세요. 당신의 친구나 당신이 사랑하는 사람이 가진 식이장애가 정확히 무엇인지 진단을 내리는 것은 중요하지 않습니다. 중요한 건 당신이 본 것이 무엇인지 아는 것입니다. 어떤 경우, 문제는 아주 명확할 것입니다. 또 다른 경우, 이 정보는 전문가가 진단을 내리는 데에 도움을 줄 수도 있을 것입니다. 우리는 이 체크리스트에서 얻을 수 있는 정보에 대해 뒷장에서 다시 언급할 것입니다. 그러나 기억하세요. 식이장애의 가장 핵심적인 증상의 일부는 당신이 볼 수 없는 것들입니다. 바로 말해지지 않은 슬픔, 혼란, 그리고 두려움과 같은 것들입니다. 좀 더 복잡한 이러한 증상들에 대해서는 다음 장에서 다루게 될 것입니다.

거식증의 드러나는 특징 체크리스트

행동 증상

___ 엄격한 다이어트나 굶기와 같은 절식(과도하게 음식 섭취량이 적음)
___ 특이한 음식에 대한 강박: 몇 입 먹었는지 세기, 음식을 아주 작게 자르기, 먹지 않으면서 다른 사람들을 위한 음식 준비하기
___ 저체중에도 불구하고 체중 증가에 대한 극도의 두려움
___ 음식이 있을지도 모르는 상황과 음식에 대한 공포
___ 엄격한 운동 규칙
___ 체중 감소를 숨기기 위해 몇 겹의 옷을 입음
___ 폭식
___ 음식을 제거하기 위한 목적의 변비약, 관장, 이뇨제의 사용
___ 자주 체중을 측정함

신체 증상

___ 체중 감소(때로 짧은 기간 동안)
___ 신체적 원인 없이 월경 중단
___ 창백함
___ 추위나 피곤함에 대해 자주 불평함
___ 어지러움과 실신

태도 변화

___ 감정 기복
___ 완벽주의적인 태도
___ 실제 수행과 관계없이 하지 못할 것에 대해 불안해함
___ 음식 섭취 여부에 따라 자기 가치가 결정됨
___ 사회적으로 위축됨

폭식증의 드러나는 특징 체크리스트

행동 증상

___ 폭식
___ 몰래 먹기, 자주 음식이 사라짐
___ 음식 또는 체중에 대한 집착, 지속적인 이야기
___ 레스토랑, 식사 약속, 음식이 있는 사회적인 모임을 피함
___ 너무 많이 먹었을 경우 자기-혐오
___ 식사 후 매번 화장실에 감
___ 구토, 변비약 사용, 또는 굶기
___ 다이어트 약 복용
___ 엄격하고 가혹한 운동 규칙
___ 체중과 관계없이 살찌는 것에 대한 극도의 두려움

신체 증상

___ 침샘 부종, 부어 있는 볼, 또는 눈 주변 점상 출혈
___ 인후통을 호소함
___ 피로감과 근육통을 호소함
___ 설명되지 않는 충치
___ 5-7kg에 달하는 잦은 체중 변화

태도 변화

___ 우울, 슬픔, 죄책감, 자기 혐오를 포함한 감정 기복
___ 극심한 자기 비난
___ 자신에 대해 긍정적인 느낌을 갖기 위해(당신을 포함한) 다른 사람들의 인정이 필요함
___ 체중에 의해 결정되는 자기 가치

폭식장애의 드러나는 특징 체크 리스트

행동 증상

___ 폭식 또는 자주 음식을 먹음
___ 체중 때문에 놀림 받을 것이 두려워 활동을 제한함
___ 계속해서 여러 다이어트를 함
___ 과체중에도 불구하고 사람들 앞에서는 거의 먹지 않음

신체 증상

___ 체중 증가
___ 체중으로 인한 고혈압 또는 피로감

태도 변화

___ 자신에 대한 느낌이 체중과 음식 조절에 의해 결정됨
___ 날씬해지면 더 나은 사람이 될 것이라는 환상
___ 식습관으로 인해 고통스러워함
___ 체중 때문에 사회적, 직업적으로 실패했다고 믿음
___ 체중이 삶의 중심임

CHAPTER 2

숨겨진 감정들

식이장애의 심리적 관점

23세 폭식증 환자인 조이스가 치료를 위해 우리 센터를 찾아왔을 때, 그녀는 상황을 이렇게 설명했습니다: "저는 멋진 아파트, 좋은 직업, 그리고 훌륭한 남자친구를 가지고 있어요. 폭식과 구토만 아니면 모든 것이 잘 되어가고 있어요. 멈추려고 애써봤지만, 멈출 수가 없어요. 선생님께서 폭식증을 없애는 것을 도와주신다면 저는 괜찮아질 거예요. 저는 폭식증 때문에 건강을 잃을까봐 걱정돼요."

조이스는 식이장애 때문에 괴롭고 혼란스럽습니다. 왜 그녀는 힘들어하면서도 계속 폭식을 하는 걸까요? 그녀는 의지가 부족한 것일까요? 조이스의 식이장애에 대해 알게 된 후, 부모님 역시 혼란스러워했습니다. 조이스는 모든 면에서 잘 지내고 있었습니다. 뭐가 잘못된 걸까요? 조이스 자신도 몰랐습니다. 폭식을 멈출 수 없으며 뚱뚱해지기를 원치 않는다는 것이 그녀가 아는 전부였습니다. 그녀는 불쾌한 포만감을 줄이기 위해 구토를 했습니다. 조이스가 폭식 구토를 하게 되는 이유는, 조이스를 지켜보는 사람들 뿐 아니라 그녀 자신도 알 수 없었습니다.

마음 속에서는 무슨 일이 일어나고 있을까?

식이장애는 단순히 음식이나 체중만의 문제가 아닙니다. 그것은 보이지 않는 정서적 갈등이나 어려움을 음식을 먹거나 체중을 조절함으로써 해결하려는 시도입니다. 해결하려는 문제는 사실 음식이나 체중과 관련이 없는 것들입니다. 식이장애는 결코 단순한 자기 조절의 문제가 아닙니다. 더 건강한 식습관이나 강한 의지력이 없어서 문제가 생기는 것이 아닙니다.

거식증, 폭식증, 그리고 폭식장애는 별도로 존재하는 것이 아닙니다. 이 질환들은 만족스럽고, 생산적이며, 정서적으로 건강한 삶을 살아가는 사람에게는 생기지 않습니다. 처음에는 받아들이기 어려운 개념일 수도 있습니다. 가끔 사람들은 외과의사가 병든 조직이나 장기를 잘라내는 것처럼 문제가 되는 행위를 "잘라내는" 수술과 같은 치료 방법을 희망합니다. 그러나 식행동이 유일한 문제라고 생각하는 것은 도움이 되지 않는 신화에 불과합니다.

폭식과 구토를 멈추기 위한 수년간의 노력들이 모두 실패한 끝에, 조이스는 강한 폭식 욕구에 저항할 수 있도록 돕는 지원 모임(support group)에 참여하기 시작했습니다. 지원 모임에서 몇 달간 시간을 보낸 후 그녀는 덜 외롭고 두렵게 느끼기 시작했고, 그녀의 식행동과 분노,

불편과 같은 감정이 관련이 있다는 사실에 집중할 수 있게 되었습니다:

저는 언제나 폭식이 갑자기 터진다고 생각해 왔어요. 그런데 어느 날 저는 직전에 한 대화 때문에 엄마에게 정말로 화가 난 채로 침대에 누워 있었어요. 너무 화가 나서 견딜 수가 없을 정도였어요. 그런데 갑자기 먹고 싶은 것들에 대해 생각하고 있는 나를 발견했어요. 그것은 놀라운 경험이었어요. 나는 더 이상 화가 나 있지 않았고, 평온해졌다는 사실을 깨달았죠. 내가 원하는 건 오로지 폭식이었어요.

17세 거식증 환자인 질은 자신의 경험을 이렇게 묘사했습니다:

저는 굶을 때, 늘 그래야만 한다고 생각했어요. 이유는 없었어요. 그것이 정서적인 것이나 심리적인 것과 관련이 있다는 이야기를 들었지만 믿을 수가 없었어요. 내가 얼마나 겁에 질려 있었고 얼마나 완전히 나를 통제해야 했는지를 알기까지 시간이 걸렸어요. 지금 생각하면 이상해 보이고, 심지어 가엾게 느껴지기도 하지만, 유일하게 제가 통제할 수 있는 건 먹는 것뿐이었어요. 먹지 않을 때, 나는 그 누구보다 내가 강하다고 느꼈어요. 유능하다는 느낌을 갖기 위해서 말도 안 되는 방법을 택한 거죠.

그녀는 자신을 해치려는 걸까?

"하지만 그건 너무 파괴적인 방법이에요. 그녀는 자신을 해치려는 걸까요?" 조이스의 어머니는 알고 싶어 했습니다. 흔히 받게 되는 질문입니다. 식이장애는 파괴적입니다. 정서적으로, 신체적으로, 커다란 대가를 치르게 되죠. 하지만 그것은 고의가 아닙니다. 식이장애가 감정에 대처하거나 자신에 대해 더 나은 느낌을 갖기 위한 시도라는 것을 이해할 때, 당신은 비로소 식이장애의 파괴적인 면은 부작용일 뿐 의도한 게 아니라는 사실을 알 수 있습니다. 사실, 폭식의 자기 파괴성은 환자에게 커다란 고통을 가져오고, 폭식을 멈추려는 동기가 되기도 합니다.

"부작용과 사망 위험에 대해 다시 말씀해 주세요." 폭식증 환자가 요청했습니다. "내가 얼마나 나를 해치고 있는지에 집중하면, 나는 멈출 수도 있을 것 같아요."

어떤 환자의 경우, 체중이 정서적 문제에 대처하기 위한 방법의 일부였다는 사실을 알고 받아들이기까지 수년간의 집중적인 치료가 필요했습니다. "나는 항상 체중이 걸림돌이라고 생각했어요. 그것은 행복한 삶으로 가는 것을 방해하고 있었죠. 사실, 127kg 일 때, 나를 포함한 모두는 내가 스스로를 죽이고 있다고 생각했어요. 천천히 자살하는 것처럼요. 최근에서야 내 안의 깊은 두려움은 사람들과 가까워지는 것이라는 사실을 깨달았어요. 나는 천연 장벽을 만들고 있었던 거예요. 그러니 매번 체중이 줄어들 때마다 곧바로 음식을 향해 달려가곤 했었죠."

거식증 환자들은 파괴적인 면을 철저히 부정합니다. 죽음 직전에도, 거식증 환자는 굶는 것이 그녀의 유능감과 자존감을 유지하기 위해 필수적이라고 생각합니다. 죽는다 하더라도, 살기 위해 꼭 필요한 것이죠.

모든 식이장애에서, 환자가 아이러니하면서 비극적이게도 심한 정서적, 신체적 손상을 초래하는 식이장애를 포기하는 것은, 자신을 돌보는 건강한 방법과 자존감의 내적 자원을 찾을 수 있을 때 비로소 가능합니다. 증상이 환자를 보호하고 적응을 돕는 기능을 해 왔다는 사실을 이해해야만 당신은 그만두는 것이 왜 그토록 어려운지를 받아들일 수 있습니다.

내적 갈등에 대한 외적 해결책으로서의 식이장애

신체 사이즈에 초점을 맞추는 것은 안에 있는 무엇인가에 대한 걱정을 밖에 있는 것에 대한 걱정으로 돌리는 방법입니다. 예를 들어, "나는 충분히 괜찮은 사람인가?"라는 질문을 "나는 충분히 말랐나?"라는 고민으로 바꿈으로써, 소녀는 자기 가치감을 측정할 수 있는 외부의 저울을 창조하게 됩니다. 그것은 그녀로 하여금 덜 고통스럽고 더 이해하기 쉬운 방식으로 두려움에 대처하게 해 줍니다.

이제는 상당히 유명해진 연구에서, 캐서린 스테이너 아데어(Catherine Steiner-Adair)는 식이장애의 발병에 어떤 소녀들이 가장 취약한지 알기 위해 10-12세 소녀들을 평가했습니다. 소녀들은 먼저 우리 문화 속에서 여성은 어때야 하는지에 대한 질문을 받았습니다. "우리는 결혼해야 하고, 아이를 가져야 하고, 직업을 가져야 하고, 예뻐야 하고…" 그들은 대답했습니다. 그 다음 그들은 각자의 목표에 대한 질문을 받았습니다. 소녀들은 두 그룹으로 나뉘어졌습니다. 어떤 소녀들은, 달성하기 거의 불가능함에도 불구하고, 모든 목표를 다 이루기를 바란다고 했습니다. 예쁘고, 어머니이며, 성공적인 슈퍼 우먼이 되어야 한다고요. 다른 소녀들은 좀 더 통찰력 있는 답변을 했습니다. 그들은 직업을 먼저 갖고, 아이는 나중에 가지고 싶다고요. 또는 그들은 반드시 엄마가 되고 싶다기보다 가족을 가지고 싶다고 했습니다. 그 다음에 소녀들에게 식이장애 질문지가 주어졌습니다. 흥미롭게도, 슈퍼우먼이 되고 싶다고 한 소녀들에게서 식이장애의 증상이 유의미하게 더 많이 나타났습니다. 자신에 대해 좀 더 이해하고 있고, 사회가 아니라 자신이 원하는 게 무엇인지 생각할 줄 아는 소녀들은 분명히 체형이나 음식의 영향을 덜 받았습니다.[10]

이 연구가 암시하는 것은 식이장애에 걸리는 소녀들은 자신의 감정이나 가치에 대한 자신감이 부족하다는 사실입니다. 그래서 그들은 외부로 눈을 돌립니다. 사회적인 시선, 남자친구의 이상형, 저울, 부모가 그들이 어떤 사람이 되어야 할지를 결정합니다.

일반적으로 소녀들은 또래의 소년들에 비해서 자신보다 다른 사람이 원하는 것을 중시하도록 권유받는 경향이 있습니다. 그 결과, 그들은 자신의 감정, 소망, 욕구의 상당 부분을 비밀로 간직합니다. 때로는 자기 자신도 모를 정도로요. 분노나 공격적인 감정은 건강한 자기주장이 아니라 나쁘고 허용할 수 없는 것으로 여겨집니다. 이때문에, 많은 어린 소녀들은 이런 감정을 가지고 있으면 마치 자신이 나쁜 사람이 된 것처럼 느낍니다.

식이장애에 걸린 소녀들은 이러한 메시지를 극단적으로 받아들입니다. 착한 소녀는 조용하고 눈에 띄지 않으며, 힘들어도 내색하지 않습니다. 그녀는 식이장애가 진행되고 있음에도 자신의 감정을 숨깁니다. 그녀는 자신의 욕구를 억누르고 다른 사람을 기쁘게 함으로써 자신이 좋은 사람이라고 느낍니다. 다른 사람이 무엇을 원하는 것은 당연한 일이지만, 그녀가 무엇을 원하는 것은 이기적인 것이라고 생각합니다.

30세 폭식증 환자인 베티는 식이장애가 음식이 아니라 안정감과 관련이 있다는 것을 깨닫기 시작했습니다.

> *폭식과 구토가 체중과 관련된 문제만은 아니라는 사실을 이해하기 시작했어요. 그리고 나는 어떤 패턴을 발견했어요. 남자와 있을 때, 나는 폭식을 하지 않았어요. 만일 누군가가 오늘 밤에 내 침대에서 자고 있다면, 폭식 욕구가 들지 않았어요. 누가 옆에 있어서 내가 폭식을 할 수 없었던 게 아니라, 욕구 자체가 없었던 거예요. 나는 감정과 경험에 대한 일기를 쓰기 시작하면서 그것을 깨달았고, 당황스러웠어요. 남자가 나를 좋아하면, 나는 예쁘다고 느끼고 자신감이 생겨요. 만약 내 옆에 아무도 없으면, 나는 스스로가 혐오스럽게 느껴져요. 마치 전혀 다른 두 명의 사람인 것처럼요. 모르는 사람이 내가 나에 대해 느끼는 방식을 180도 변화시킬 수 있다는 게 이상하죠.*

불안

식이장애 환자들은 불안을 닥칠 일에 대비하기 위한 신호로 사용하는 것을 어려워합니다. 이상하게 들릴지 모르지만, 불안은 매우 유용한 도구가 될 수 있습니다. 우리가 취약해질 수 있는 상황이나 사건을 미리 알려주기 때문입니다. 또한 그것을 미리 알아야 우리는 필요한 대처 전략을 세울 수 있습니다.

예를 들어, 다가올 시험에 대한 생각이 우리를 불안하게 하면, 긴장감과 불편감은 공부 하기 위한 엄청난 원동력이 될 수 있습니다. 불안은 다가올 상황에서 마주칠 장애물을 예상하게 해주고, 가능한 위험으로부터 우리를 보호하기 위해 행동할 기회를 제공합니다.

그러나 식이장애 환자들은 불안을 임박한 파멸의 신호이며, 무엇이 닥치든 감정적으로 압도될 것임을 예고하는 깃발로 여깁니다. 그들은 불안을 귀 기울일 것이 아니라, 없애버려야 하는 것으로 느낍니다. 이것이 가족이나 가까운 사람들이 주로 빠지게 되는 함정입니다. 사랑하는 가족이 불안해 한다고 느끼는 순간, 가족 구성원들은 불안과 스트레스를 없애기 위해 뛰어듭니다. 의존하는 관계가 점차 자리 잡는 것입니다. 물론 모든 사람은 때로 도움이 필요하지만, 이러한 종류의 관계는 환자로 하여금 결코 내면의 목소리를 듣거나 자신의 욕구를 알지 못하도록 만들어 버립니다. 속상하거나 힘든 일이 생기면, 환자는 자신을 달래줄 누군가를 먼저 찾습니다. 도와줄 사람이 없다면, 음식이 그 다음이 됩니다. 그렇게 불안은 폭식을 유발하는 원인이 되거나, 거식증 환자에게서는 굶는 이유가 됩니다. 이런 행동들은 불안을 마비시킬지 모르지만, 불안의 진짜 원인으로부터 스스로를 보호하거나 대비하는 데에는 전혀 도움이 되지 않습니다.

식이장애는 물질 남용의 한 형태

앞서 베티의 사례에서, 그녀는 자신이 어떤 사람인지 정의하고 스스로를 진정시키기 위해서 음식을 먹는 대신 남자로 대체했습니다. 남자는 그녀가 얼마나 괜찮은 사람인지를 알려주는 일종의 저울이었습니다. 그는 상호작용 해야 하는 복잡한 인간이라기보다는, 따스하고 안정감을 주는 육체였습니다. 이런 방식으로, 남자는 사람이라기보다 물질과 같은 역할을 했습니다. 남자든 폭식이든, 베티는 내적 고통을 완화시키기 위해서 외부적인 물질에 의존하고 있었습니다. 정서적 목적으로 사용되었을 때, 음식은 약물이나 술과 같은 역할을 합니다. 탈출할 수 있게 해 주는 것입니다.

시간이 흐를수록 음식은 사람을 대체하게 되며, 고립감은 점점 커집니다. 저녁마다 폭식과 구토를 하는 19세 대학생이 이렇게 말했습니다:

> *점점 나는 토요일 저녁에 친구들과 시간을 보내느니 먹는 것을 택하게 되었어요. 집에 가서 먹기 전까지의 시간은 그저 때우기 위한 것에 불과했어요. 나는 아주 정상적인 대화를 주고받았지만, 머릿속은 자리를 뜨고 나면 뭘 먹을지에 대한 생각으로 가득 차 있었어요. 음식이 그토록 중요하다는 사실을 혐오하면서도 나는 덫에 걸려 있었어요. 음식에 대*

한 생각을 머릿속에서 밀어낼 수 없었고, 어떻게 멈춰야 할 지 몰랐어요.

외로움

자신이 어떤 사람이고 어떻게 행동해야 하는지를 외부의 기준에 줄곧 의존해온 사람에게 있어서 혼자 있는 것은 공허하고 두려운 일입니다. 먹는 것(때로는 굶는 것)은 이런 고통스러운 경험을 일시적으로 완화시켜 줍니다.

폭식장애 환자인 짐은 외로울 때마다 비난을 받는다고 느낍니다. 그는 체중을 의식했기 때문에 활동이나 행사에 참가하지 못했습니다. 그는 자신의 모습을 보았을 때 그가 그랬던 것처럼 다른 사람들도 혐오스러워할 것이라고 생각했습니다.

"제가 집에 혼자 있을 때요." 짐은 말했습니다. "저는 너무 외로워지고, 몸속까지 텅빈 느낌이 들어요. 무엇을 먹을지 계획하는 것은 하나의 활동이 돼요. 그것은 마치 누구와 시간을 보낼지 계획하는 것과 같죠."

어떤 사람들에게 외로움은 지루함처럼 느껴지기도 합니다. 이런 감정은 다른 사람들과 함께 있을 때도 생길 수 있습니다. "나는 어찌할 바를 모르겠어요." 21세 폭식증 환자인 매디는 그녀의 저녁 시간에 대해 이야기했습니다:

나는 바쁜 낮 동안에는 잘 지내지만, 저녁이 되어 집에 돌아

오는 순간 아무 것도 날 채워주지 못하는 것처럼 느껴요. 나는 공허하고, 혼란스럽고, 뭔지 모를 불안감을 느껴요. 읽거나 일을 하려고 하지만, 집중할 수가 없어요. 나는 "채워지고" 싶어요. 가족들이 있고 그들과 시간을 보낼 수 있다는 것을 알지만, 소용이 없어요. 때로는 약물이나 술이 그런 감정들을 없애줘요. 또 어떤 남자와 같이 자는 것도 도움이 되죠. 그러나 음식이든 약이든 남자든 술이든, 늘 일시적일 뿐이고, 그 뒤에는 나에 대한 혐오감만 남아요. 그리고 나는 여전히 텅 비어 있어요.

이런 감정들은 환자가 실제로 혼자 있을 때 더 극대화되기도 합니다. 어떤 사람들은 혼자 있으면 마치 그들이 버림받고 남겨진 것처럼 느낍니다. 음식이나 운동 계획에 대해 생각하는 것, 또 거식증 환자의 경우 안 먹기 위해 전쟁을 벌이는 것은, 이런 공허한 시간을 함께 할 수 있는 이상하게 만족스러운 벗입니다.

그녀는 우울한 것일 수도 있다

많은 식이장애 환자들은 우울감, 무기력감, 그리고 낙담, 슬픔과 같은 감정들을 겪습니다.

우울감을 심하게 겪고 있고 동반된 증상(심각한 불면, 삶에 대한 흥미 상실, 지속적인 자기 비난 등)이 심각한 정도라면, 이는 동반된 우울증을 암시하는 것일 수도 있습니다.

우울감은 보통 무력감, 무능감, 통제력 상실, 그리고 표현되지 않은 분노와 관련이 있습니다. 우울감과 식이장애의 관계는 복잡합니다. 폭식증 또는 폭식장애 환자들은 때로 통제력을 상실한 느낌을 받기 때문에, 흔히 우울해합니다. 만일 당신이 어떤 파괴적인 행동을 멈추리라 몇 번이나 약속을 하고 번번이 좌절한다면, 어떤 감정을 느낄까요?

많은 환자들에게 있어서 우울감과 감정 기복은 식행동 문제 자체의 결과입니다. 불규칙하고 제한적인 음식 섭취는 호르몬 불균형을 유발하여 기분에 파괴적인 영향을 미칩니다. 이런 경우, 우울감과 감정 기복은 정상적인 식사를 하면서 호전됩니다. 그러나 일부 환자들의 경우, 식이장애보다 우울증이 먼저 발생했으며 우울증이 식이장애 발생에 영향을 미친 근본적인 문제일 수도 있습니다. 이런 경우, 식이장애는 우울감을 견디기 위해 이를 완화하거나 마비시키려는 시도일 수 있습니다. 사실 폭식은 뇌 안에서 세로토닌의 농도를 실제로 상승시킵니다. 세로토닌은 안정감과 행복감에 관여하는 신경 전달물질입니다. 따라서 어떤 환자들에게 폭식은 우울감을 일시적으로 완화시켜주는 자가 치료와 같은 역할을 하는 것입니다.[11]

사라는 그녀의 극단적인 우울 삽화에 대해 이야기했습니다:

> *무기력감과 기진맥진한 느낌이 파도처럼 몰려와요. 그 전날은 멀쩡했는데, 다음 날 아침에 무력감과 절망감 속에서 잠을 깨고, 출근하거나 친구들을 만나는 일 모두 의미없게 느껴져요. 전날 내게 즐거움을 주었던 것들이 모두 암울하고 내키지 않죠. 나는 움직일 수도 없고, 나에 대해 혐오스럽게 느껴요. 나는 무엇이 나를 이렇게 만드는지 모르겠어요.*

그렇지만 내가 한 번 이렇게 느끼기 시작하면, 그것은 몇 주씩 지속이 되고, 그동안 내가 하고 싶은 것은 먹는 것뿐이에요. 그리고 나서 그 느낌은 왔을 때처럼 이유 없이 사라져요. 5-10kg 늘어 있는 나를 남겨두고요.

사라의 우울 삽화는 폭식이 그녀의 삶의 일부가 되기 몇 년 전부터 시작되었습니다. 그녀는 이전에도 우울 삽화를 겪었지만, 어린 아이였을 때는 수면 장애와 그치지 않는 울음의 형태로 나타났습니다. 사라가 11-12살이 되었을 때, 그녀는 방에서 혼자 먹는 것이 그녀에게 안정감을 준다는 사실을 깨달았습니다. 그녀는 몰랐지만, 사라는 아무도 몰랐던 우울증을 치료하기 위한 방편으로 음식을 사용했던 것입니다. 우울감에 대처하기 위한 단순한 시도는 곧 폭식증으로 발전했습니다.

우울증이 폭식증과 연관이 있을 경우, 항우울제는 치료에 있어 매우 중요한 부분입니다. 6장에서 우리는 약이 치료에서 하는 역할에 대해 다룰 것입니다.

다른 사람에 대한 두려움

아이러니하게도, 얼마나 그들이 외롭거나 우울하든지 간에, 식이장애 환자들은 의미 있는 관계를 발전시키는 것보다 음식과 함께 있는 것을 더 편안해합니다. 그들은 사람과의 관계를 신뢰하는 데 어려움을 겪습니다.

어떤 사람들은 다른 사람을 기쁘게 하려는 과정에서 자신의 정체성을 잃어버릴까봐 두려워합니다. 어떤 사람들은 상대방이 그들을 지배하고 그들에게는 결정권을 조금밖에 주지 않을까봐 두려워합니다. 이러한 딜레마 때문에 식이장애 환자와의 관계는 끝도 없이 짜증스러운 일의 연속일 수 있습니다.

27세 폭식장애 환자인 조디는 엄마가 그랬던 것처럼 다른 사람들이 자신을 통제하려 할까봐 가까워지는 데 어려움을 겪고 있습니다:

> *엄마는 늘 나를 위해 뭔가를 하고 있었어요. 그것은 내 라디오의 배터리를 교체하는 것부터 내 방을 청소하는 것까지 다양한 것이었어요. 엄마는 그저 나를 돌보고 있었을지 모르지만, 나는 엄마가 모든 일에 있어서 나를 통제하는 것처럼 느껴졌고, 나 스스로는 나를 돌볼 수 없다고 믿게 되었어요. 지금 나는 어떤 사람하고든 가까워지기만 하면 같은 걱정을 하게 돼요. 나는 돌봄을 받는 것을 좋아하지만, 곧 통제당하는 것처럼 느껴요. 너무 혼란스러워서, 누군가와 계획을 세우는 순간 나는 바로 덫에 걸린 것 같은 느낌이 들어요.*

많은 폭식장애 환자들은 회복되고 체중이 줄어들고 나면 사람들과 가까워지는 것에 대한 두려움과 싸우게 됩니다. 폭식과 체중 증가가 있는 동안 피할 수 있는 정서적 유대의 하나는 성적 친밀감입니다.

34세 폭식장애 환자인 신디는 말했습니다:

> *나는 남자와 가까워지는 것을 몹시 두려워하고 있었어요. 내가 90kg일 때에는 그렇게 걱정할 일이 아니었죠. 체중을 줄*

이고 남자들이 내게 다가오기 전까지는 심지어 나의 두려움에 대해 모르고 있었어요. 이제 나는 몇 년간 피하고 있었던 것을 알게 되었어요. 이제 깨달은 거죠. 54kg의 체중으로도 나는 부적절하고 무가치하다고 느껴요. 결국 그건 체중의 문제가 아니었어요. 나의 문제였죠.

분노와 공격성

그리 놀라운 일은 아니지만, 다른 사람과 친하기를 원하면서도 밀어낼 수밖에 없어 관계에 어려움을 겪는 사람들은 종종 혼란스럽고 분노에 가득 차 있습니다. 여기에 감정 표현의 어려움까지 더해진다면, 식이장애에 걸린 여성의 모습을 떠올릴 수 있습니다.

15세인 수잔은 이렇게 말했습니다:

오빠들에게는 반박하거나, 싸우거나, 공격적이 되는 것이 허용된다는 것이 분명했어요. 저요? 저는 예의 바르고, 다른 사람의 감정을 배려해야 하죠. 저는 계속해서 그렇게 배워왔어요. 제가 뭔가를 요구하거나 화가 났다고 느끼면, 곧바로 제 자신이 형편없고 이기적으로 느껴져요. 그러나 음식과 함께 있으면 표현할 수 있어요. 음식을 마구 다루고, 손으로 먹기도 하죠. 만일 누군가가 한 번이라도 저를 본다면, 그들은 제가 같은 사람이라는 것을 믿지 못할 거예요. 저는 저만의 세상 속에 있고, 다른 사람들을 신경 쓸 필요가 없어요. 그들

이 그런 저를 본다면, 그들은 제가 얼마나 이기적이고, 화가 나 있고, 얼마나 남에 대해 신경 쓰지 않는 사람인지를 알게 될 거고, 엄청나게 실망하겠죠. 그렇지만 저 혼자 폭식하는 동안에는 아무도 상처 받지 않아요. 저 자신을 제외하면요.

분노나 공격성을 다루는 데 어려움을 겪는 어린이나 청소년은 어른이 되어서도 동일한 어려움을 겪습니다. 갈등을 일으킬 수 있는 맥락이 넓어질 뿐입니다.

30세 회사 중역인 제니퍼는 업무에서 요구되는 면들이 그녀가 가진 자기주장에 대한 불편감과 어떻게 충돌하는지에 대해 이렇게 말했습니다:

정말 이상해요. 여기서 나는 전체 부서를 총괄하는데, 누군가에게 맞서거나 누군가를 나에 대해 화나게 한다는 생각만으로 불편해져요. 자주 벌어지는 일이지만, 내가 강하게 자기주장을 해야 할 때마다 나는 뭔가 잘못하고 있는 듯한 느낌이 들어요. 그러면 나는 곧장 음식을 찾아요. 이유는 모르지만 먹고 있을 때에는 내가 느낀 부정적인 감정들을 모두 잊을 수 있어요.

다른 사람들이 자신에 대해 어떻게 생각하는지 걱정하는 식이장애 환자들에게 있어서, 분노와 그에 따르는 공격성은 갈등을 일으킵니다. 어떤 사람들은 분노를 자신으로부터 분리시킵니다. 화가 났거나 폭식을 통해서 분노를 표현할 때, 다른 사람이 된 것처럼 느낀다는 뜻입니다.

폭식증 환자인 19세 레티는 이렇게 말했습니다:

> *내가 통제할 수 없는 끔찍한 괴물이 내 안에 있는 것만 같아요. 내가 폭식하는 동안에 나는 다른 사람이 되어요. 나는 못됐고 다른 사람을 전혀 신경쓰지 않죠. 보통 나는 매우 친절한 사람이에요. 과할 정도로요. 보통 나는 먼저 다른 사람들을 챙기고, 내 자신의 욕구나 감정은 뒤로 미루거든요.*

다른 사람들은 이런 면을 "괴물"이나 "낙오자", "나의 어두운 면"이라고 묘사했습니다. 한 환자는 그녀에게는 치료자보다 퇴마사가 필요하다고 했습니다.

폭식을 통해 부정적이거나, 통제되지 않는, 끔찍하고 혐오스러운 감정을 표현하는 존재는 "괴물"입니다. 폭식증에서 이 괴물은 구토를 통해서 무력화되고, 거식증에서는 절식을 통해 지배됩니다. 어느 쪽이든 매일 매일이 나 자신과의 전쟁입니다.

식이장애 환자들은 분노와 같은 부정적인 감정을 인정하고, 받아들이고, 견디는 데에 있어 엄청난 어려움을 겪습니다. 그러나 때로 애정, 그리움, 기대고 싶은 마음과 같은 부드러운 감정 역시 문제를 일으킵니다. 빨리 어른이 되고 싶은 한편 어린 아이로 남아있고 싶은 마음처럼, 상반된 두 감정이 갈등을 일으키기도 합니다. 감정에 압도되거나 다른 사람을 압도할까봐 두려워하는 식이장애 환자들은 감정을 더 강렬하게 경험하기도 합니다. 자신의 감정에 대한 두려움은 문제를 더 악화시켜서, 그 사람이 공황 상태로 음식에 돌진하게 만듭니다.

인정과 양육에 대한 욕구

식이장애 환자들은 다른 사람들보다 더 의존적인 경향이 있습니다. 그렇게 보이지 않지만 사실입니다. 식이장애에 걸린 여성은 자기 스스로에 대해 어떻게 느끼는지를 결정하는 데 있어서 대부분의 사람들보다 다른 사람의 의견과 시선에 더 많이 의존합니다. 이것이 식이장애 환자들이 비판을 무서워하는 이유입니다. 비판은 그들의 행동이나 말이 다른 사람들에게 인정받지 못했다는 뜻을 넘어서, 그들이 좋은 사람이거나 나쁜 사람이라는 뜻으로 받아들여집니다.

식이장애로부터 회복하고 있는 25세 릴리는 말했습니다. "만일 누군가가 내가 입고 있는 드레스를 좋아하지 않는다면, 그건 그들이 드레스를 좋아하지 않는다는 것만이 아니에요. 그들이 나를 좋아하지 않는다는 의미죠." 그녀는 아직 자신에게 필요한 지지와 확신을 주는 방법을 모릅니다. 그래서 그녀는 스스로에게 줄 수 없는 인정을 받기 위해 다른 사람들에게 의존할 수밖에 없습니다.

식이장애 환자는 인정을 원할 뿐 아니라, 내면적으로 돌봄과 애정에 굶주려 있습니다. 때로 그녀는 다른 사람들의 요구에 맞추느라 자신의 요구는 간과하기도 합니다.

의존을 갈망함에도 불구하고 식이장애에 걸린 여성들은 다른 사람에게 기대거나 다른 사람을 필요로 하고 싶어하지 않습니다. 누군가에게 의존하거나 누군가를 필요로 하는 것은 그들이 약해졌거나 실패자라고 느끼도록 만들고, 그것은 무슨 수를 써서라도 버리고 피해야 하는 감정이기 때문입니다.

어떤 여성들에게는 다른 사람이 그녀의 요구로 인해 압도되어 떠나거나 더 이상 그녀를 사랑하지 않을 것이라는 강력한 두려움이 있습니다. 이것을 피하기 위해서 그녀는 내면적, 외면적으로 모두 완벽해지려고 합니다. 이것은 실로 엄청난 부담입니다.

폭식증이 있는 17살 에이미는 최근에 이러한 두려움이 그녀의 삶에 어떤 영향을 미치는지 알게 되었습니다.

> *내 말이 논리적이지도 않고 정신 나간 것처럼 들릴 거라는 걸 알아요. 그렇지만 나는 정말로 내가 사랑 받기 위해서는 완벽해야 한다고 느껴요. 만일 남자가 나를 좋아하지 않으면, 나는 그것이 내가 충분히 날씬하지 않거나, 내 헤어 스타일이 충분히 예쁘지 않거나, 내가 충분히 똑똑하지 않기 때문이라고 확신해요. 그러면 나는 더 열심히 공부하고, 더 열심히 운동하고, 더 예쁘게 보이려고 해요. 결코 나한테 내가 그 사람을 좋아하나?라는 생각은 떠오르지 않아요. 내가 생각할 수 있는 건 오로지 내가 충분하지 않다는 것뿐이에요.*

식이장애 환자들이 경험하는 완벽해야 한다는 스스로에게 부과한 임무와 거절에 대한 두려움은 부드럽고 친밀한 관계 형성을 방해합니다. 이것은 무척 어려운 딜레마입니다. 만일 누군가가 다른 사람에게 다가갈 수 없고 자신에게 다른 사람이 필요하다는 사실을 받아들일 수 없다면, 다른 사람에게 약한 모습을 보여줄 수 없다면, 어떻게 그녀가 다른 사람을 알아가거나 다른 사람이 자신을 알도록 할 수 있을까요?

완전한 그림은

폭식, 구토, 과도한 운동 또는 절식과 같은 증상이 너무나 두렵고 삶에 많은 지장을 주기 때문에 그 증상에만 초점을 맞추기 쉽습니다. 그러나 그렇게 하면 핵심을 놓치게 됩니다. 드러난 증상은 빙산의 일각에 불과합니다. 수면 아래에는 그림의 훨씬 커다란 부분이 숨겨져 있습니다. 식이장애의 상당 부분을 차지하는, 감정과 경험이 복잡하고 혼란스럽게 뒤섞여 있는 세계가요. 폭식증, 거식증, 그리고 폭식장애를 이해하기 위해서는 보이는 부분과 보이지 않는 부분을 모두 다룰 필요가 있습니다.

CHAPTER 3

규칙과 관계

식이장애의 가족적 관점

가족 중의 누군가가 식이장애에 걸렸다면, 이것은 관심을 가질 기회입니다. 모든 가족은 각자의 어려움을 가지고 있습니다. 때로 우리는 뭔가가 잘못된 후에야 잠시 멈추고 모든 가족 구성원의 요구를 더 잘 맞추기 위해 무엇을 변화시킬 필요가 있는지 생각하게 됩니다.

가족의 어떤 측면이 아이가 식이장애에 걸리는 데 기여하는지는 아직 불확실합니다. 그러나 분명한 것은, 가족 구성원 중 하나가 식이장애에 걸리면, 그것은 그 자체로 모든 가족에게 스트레스가 되며, 가족 내에 어떤 어려움이 있었든지 간에 그것을 더욱 악화시키게 됩니다. 그리고 이것은 또다시 식행동 문제가 지속되거나 더 심해지는 결과를 초래하게 됩니다.

어떤 종류의 식이장애를 앓고 있든, 목적은 환자 스스로 자신의 삶을 꾸려나가도록 하는 것이며, 환자가 자신의 몸과 감정을 돌보는 데 있어 책임감 있는 선택을 하도록 돕는 것입니다. 어떤 사람이 스스로를 돌보는 것을 어떻게 도울지는 항상 명확한 것은 아닙니다. 어떤 경우, 그것은 더 적극적인 도움, 한계 설정, 그리고 체계일 것입니다. 다른 경우, 그것은 한 발 물러나서 내버려 두는 것입니다. 각 가족에게 필요한 것은 모두 다르며, 각 가족의 상황은 시간이 흐르면서 계속해서 변화할 것입니다.

식이장애에 걸린 아이를 가진 가족들은 굉장히 다양합니다. 어떤 가족의 경우, 겉으로는 모든 것이 괜찮아 보입니다. 한편, 알코올 문제, 약물 중독, 도박, 또는 가정 폭력처럼 누가 봐도 명백하게 문제로 가득한 가족도 있습니다.

그러나 식이장애에 걸린 아이를 가진 가족들에게 공통점이 하나 있습니다: 현재 가족을 하나로 묶는 규칙과 행동은 각 구성원의 변화하는 요구를 수용하지 못하고 있다는 점입니다. 가족에게 필요한 작업은 가족 간의 유대는 유지하되 각 구성원이 자라고 변화하는 것을 돕기 위해 무엇이 필요한지 평가하는 것입니다.

가족 규칙이란 무엇인가?

모든 가족 안에서, 규칙은 가족의 기능을 돕기 위해 진화합니다. 이러한 규칙들은 어떻게 같이 살 것인가, 어떻게 친밀함을 표현할 것인가, 어떻게 의견 불일치를 표현할 것인가, 그리고 어떻게 요구를 표현할 것인가와 관련이 있습니다. 어떤 감정과 행동을 격려하고 무엇을 못 하게 할 것인가 역시 가족 규칙에 의해 결정됩니다. 이러한 규칙은 모두가 소속감을 느끼고, 소통하며, 일상생활을 함께 하도록 돕기 위한 시도입니다.

가족 규칙의 많은 예가 있습니다. 다음은 당신이 들어보았을 법한 규칙들입니다: "우리 집에서 싸움은 허용되지 않아." "밥을 같이 먹어야 가족이지." "우리 집에서 문 잠그는 건 안 돼."

이러한 규칙은 의견 불일치를 다루고, 친밀감을 키우며, 함께 있다는 것을 표현하기 위한 시도입니다. 아이들이 성장함에 따라, 유연한 규칙들은 그들에게 더 많은 자유 뿐 아니라 더 많은 책임감을 갖도록 합니다. 예를 들면, 통금이 늦어지고 사생활을 보호받는 대신 더 많은 집안일을 하는 것입니다. 규칙은 부모를 위해서도 존재합니다. 어떤 가족에서, 규칙은 부모에게 자신만의 시간을 가질 기회를 제공합니다. 예를 들어 밤에는 침실 문을 잠근다거나, 아이들을 두고 외출을 하는 것입니다. 다른 가족에서는 규칙이 부모의 자유를 제한하기도 합니다. 예를 들어 침실 문은 항상 열어두어야 한다거나, 결코 돌보미를 고용해서는 안 된다는 것처럼요. 규칙은 항상 말로 표현되는 것은 아닙니다. 때로 규칙은 마치 돌에 새겨진 것처럼, 미묘한 메시지를 통해 전달되기도 합니다. 특정한 표정이나 몸짓은 무엇이 가족 안에서 허용되고 허용되지 않는지에 대해 많은 것을 전달할 수 있습니다.

규칙이 통하지 않을 때

식이장애에 걸린 자녀가 있는 많은 가족 안에서, 원래 가족이 함께하기 위해 만들어진 규칙이 본의 아니게 부모와 자녀를 포함한 가족 구성원의 성장과 발달을 방해하는 결과를 초래하는 것을 볼 수 있습니다. 이것이 반드시 식이장애의 원인은 아니지만, 식이장애 환자가 음식과 자기 자신에 대해 건강한 태도를 발달시키는 데에 방해가 될 가능성이 높습니다.

가족 규칙을 전달하는 부모의 의도는 나쁜 게 아닙니다. 규칙은 가족들이 대처하는 것을 돕고 서로 어울리도록 하기 위해 생겨납니다. 부모는 자신이 성장할 때 배운 규칙을 새로운 가족 안으로 그대로 가져오는 경향이 있습니다. 따라서 대처하고 관계를 맺는 방식들 역시 세대를 거쳐 영속화됩니다. 그러나 때로는 세대 간 전달을 통해 반드시 이상적이지만은 않은 패턴의 규칙과 행동이 굳어지기도 합니다.

회복된 거식증 환자인 18살 제니는 어머니가 자신을 대하는 방식과 똑같이 어머니를 대하는 외할머니를 보고 놀랐던 것에 대해 이야기했습니다:

> *크리스마스에 우리 가족 모두 외할머니를 만나러 갔을 때, 엄마를 향한 외할머니의 첫마디는 "너 화장이 좀 진하지 않니?"였어요. 항상 그래왔겠지만, 한 번도 눈치채지 못했었죠. 엄마의 얼굴은 분노와 실망으로 붉어졌어요. 저는 엄마가 그게 엄마가 제게 늘 말하는 방식이라는 것을 깨달았는지 궁금했어요.*

제니의 가족과 어머니의 원가족 안에서, 분명한 규칙 하나는 '외모가 중요하다'입니다. 또 다른 규칙 또는 관계 맺는 방식은 '사람은 (비판 받는 사람의) 나이와 상관없이 다른 사람의 외모나 행동에 대해 비판할 권리가 있다'는 것입니다. 두 가족 모두에서 규칙은 외모를 강조하고, 비판 받는 느낌을 가지게 하며, 어떻게 보이거나 입을지 스스로 결정하는 능력을 약화시키는 결과를 초래했습니다.

규칙에 대해 부모 사이에 의견이 맞지 않을 때, 규칙은 통하지 않습니다. 아이는 어떤 행동을 해야 할지 명확한 지침을 얻지 못하는 것입니다.

앞 장에서 언급된 것처럼 안정감을 얻기 위해 남자나 음식에 의존하는 베티라는 젊은 여성은 부모의 의견이 서로 다를 때 어떤 모습이었는지에 대해 이야기했습니다:

> *우리 부모님은 그 어떤 것에 대해서도 의견이 맞지 않았어요. 엄마 말로는 내가 아기 때부터 시작되었다고 하더군요. 엄마는 내게 정해진 스케쥴이 있는 것이 중요하다고 생각했어요. 저녁 7시에 자고, 아침 7시에 일어나고, 매일 같은 시간에 밥을 먹어야 했어요. 엄마는 3개월 때부터 나를 훈련시키려고 했지만, 아빠는 생각이 달랐어요. 아빠는 나를 몇 분만 안아주면 쉽게 잠이 들 거라고 생각했어요. 아빠는 어떻게 엄마가 나를 그렇게 오랫동안 울도록 내버려 둘 수 있는지 이해하지 못했어요. 엄마는 내가 엄마를 조종한다고 느꼈고, 아빠가 엄마에게 맞설 때면 더 그런 느낌을 받았대요. 아빠는 엄마가 차갑고 감정이 없는 사람이라고 생각했어요. 두 분은 계속해서 그런 식으로 싸웠어요.*
>
> *그들이 각기 다른 방식으로 행동하는 것을 바라보면서, 내게 긍정적인 감정을 주는 것은 딱 두 가지 뿐이라는 것을 깨달*

았어요. 하나는 음식이었고, 다른 하나는 남자였어요. 아빠는 친절했고 나를 안심시켜 주었지만, 엄청난 대가가 따르곤 했죠. 아빠가 내 편을 들 때면, 엄마는 한동안 나와 말도 하지 않았어요. 어렸던 난, 그저 먹었어요. 지금 나는 나이가 들었지만 똑같은 행동을 하고 있어요. 남자와 함께 있을 때만 폭식을 멈출 수가 있죠.

규칙이 통하지 않는 흔한 경우 중 하나는 식이장애에 대한 부모의 접근 방식입니다. 각 부모는 각자 식이장애를 멈출 수 있을 것이라고 믿는 규칙을 가지고 옵니다. 규칙이 서로 다를 때, 문제가 생길 수 있습니다. 식이장애를 다루는 데 있어서 가장 중요한 것은 부모가 자녀를 대할 때 함께 행동하며 서로 다투지 않는 것입니다.

거식증에서 회복된 25세 아일린은 그녀의 상황에 대해 다음과 같이 말했습니다:

내가 거식증에 걸렸을 때, 아빠는 입버릇처럼 "나는 대체 네가 왜 그러는지 모르겠다. 파스트라미 샌드위치 하나만 먹어. 그럼 다 괜찮아질 거야. 네 모습은 정말 형편 없구나. 네 팔과 다리는 꼬챙이 같고, 옷들은 펄럭 거리고 있어."
엄마는 의견이 달랐어요. 엄마는 이렇게 말했죠. "아일린은 뭔가 힘든 것 같아요. 당신은 억지로 먹게 할 수 없어요. 애 안에서 무슨 일이 일어나고 있는지 알아야 해요. 억지로 먹게 하는 건 아무 것도 해결하지 못할 거예요."
그런 말은 아빠에게 전혀 통하지 않았어요. 아빤 내가 억지

로 먹기만 하면 된다고 생각했어요. 그래서 그들은 싸웠고, 나는 굶었어요.

누군가에게 식이장애 증상이 생겼다면, 그것은 변화를 이끌어내기 위한 그 사람만의 싸우는 방식일 수 있습니다. 그러나 그 사람은 반항아가 아니며, 대놓고 싸울 수 없는 사람입니다. 그러므로 그 사람의 싸움은 미묘하고 가려져 있습니다. 식이장애가 가족의 규칙과 패턴, 부모의 소통 방식에 대해 묻는 신호라는 것을 가족이 이해할 때, 다른 문제들은 해결될 희망이 있습니다. 규칙을 재평가함으로써 가족 구성원들의 변화된 요구에 적응할 수 있는 가족 안에서는(또는 부부의 규칙에 대해 새로운 합의에 도달할 수 있는 부부 안에서는) 식이장애가 환자와 가족의 삶 안에 깊숙이 자리잡는 대신, 일시적이고 짧은 경과를 가질 확률이 더 높습니다.

규칙이 감정에 영향을 미칠 때

거식증에 걸린 딸의 어머니인 펄 그린은 그녀의 어머니가 암에 걸렸을 때 8살이었습니다. 어머니는 수년간을 몸져 누워 있었고, 외동딸이었던 펄은 엄마를 간호했습니다. 어머니의 병으로 인해 펄은 어린 시절을 잃어버렸습니다. 펄은 데이트를 하거나 다른 친구들처럼 방과 후 활동을 할 자유가 없이 10대가 되었고, 당연히 그녀의 마음속에는 분노와 억울함이 쌓였습니다. 펄은 밤이면 혼자 침대에서 눈물이 고인 채로 평범한 삶을 살 수 있도록 어머니가 죽기를 바라곤 했습니다. 15살이 되었을 때 펄의 바램은 이루어졌지만, 안도가 아니라 공포가 뒤따랐습니다. 아마도 어머니는 펄의 분노를 알았을지도 모릅니다. 그게 어머니를 죽였을지도 모릅니다. 어머니의 죽음은 펄을 해방시키는 대신, 그녀의 결혼과 새로운 가족의 삶까지 지배했습니다. 새로운 가족 안에서, 펄은 무슨 일이 있더라도 분노를 피해야 한다는 것을 분명히 했습니다.

죽음에 대한 경험과 분노가 가져오는 결과에 대한 두려움은 펄이 다른 사람과 맺는 관계에 스며들었습니다. 펄의 경험은 지금 거식증에서 회복하고 있는 그녀의 딸, 16살 에밀리에게 영향을 미쳤습니다. 에밀리는 그것을 이렇게 묘사했습니다:

> *내가 아버지에게 화가 나서 뭔가를 말하려고 하면, 엄마는 마치 경고하는 것처럼 가슴에 손을 얹곤 했어요. 그러면 나는 멈춰야 했어요. 나는 하던 말을 멈추고 그 자리를 떠났어요. 하지만 나는 항상 화가 났고 좌절감을 느꼈죠. 엄마가 처음으로 그렇게 하지 않았던 건 병원에 있을 때였어요. 부모님은 내가 너무 말랐기 때문에 죽을지도 모른다고 생각했거든요. 그 때 엄마는 내가 화를 내는 것보다 내가 죽는 것을 더 두려워했어요.*

가족의 규칙이 감정을 경험하거나 표현하는 것을 방해할 때, 감정을 수용하고 해소할 수 있는 기회는 사라집니다. 억눌린 감정은 폭발적인 삽화로 나타나며, 이때 분출되는 감정은 조절되지 않으며 생산적이지 못한 경우가 대부분입니다. 이런 감정은 소화기 문제, 허리 통증, 장염, 그리고 천식과 같은 신체적 질환을 유발하거나 식이장애와 같은 정신 질환을 초래할 수 있습니다. 감정이 표현되지 못하고 증상으로 나타날 때, 환자는 감정을 수용하고 건설적으로 사용하는 방법을 배울 기회를 놓칠 뿐 아니라, 감정을 표현하면 다른 사람들도 가족처럼 반응할 것이라고 계속해서 믿게 됩니다. 감정에 대한 규칙은 어떤 가족에서도 문제를 일으킬 수 있습니다. 식이장애가 있을 때, 감정에 대한 규칙은 직접적으로 식행동에 영향을 미칠 수 있습니다. 감정을 억누르거나 표현하려고 시도할 때, 먹는 것이나 굶는 것은 쉬운 대체 수단이 됩니다. 겉으로 아무 문제도 없는 것처럼 보이더라도, 폭식하거나 절식하고 있는 환자에게 만약 식행동 문제가 없다면 그 사람이 무엇을 생각하거나 느끼고 있을지 물어볼 필요가 있습니다.

흔히 문제가 나타나는 영역은 다음과 같습니다:

감정의 표현: "만약 네가 그 말을 하면 아버지는 돌아가실 거야."

가족 안에서, 펄은 분노는 피해야 할 감정이라는 것을 분명히 했습니다. 그것은 임의로 만든 규칙이 아니라 가족을 지키기 위한 것이었습니다. 경험을 통해 그녀는 분노가 강력하고 위험한 감정이라고 배웠습니다. 화를 내면 안 된다는 "규칙"은 원가족 내에서 벌어졌다고 믿는 일이 현재의 가족 안에서 반복되는 것을 피하기 위한 그녀의 방식이었습니다. 좋은 의도에서 비롯되었지만, 문제는 가족 구성원 모두에게 다양한 감정 표현을 제한했다는 것입니다.

분노, 적개심, 실망, 질투, 슬픔, 그리고 상실감과 같은 강렬한 감정을 경험하고 표현하는 것은 건강하게 살아가기 위해 반드시 필요한 과정입니다. 많은 식이장애 환자의 가족 안에서 이러한 불쾌한 감정을 피해야 한다는 규칙이 때로는 미묘하게, 때로는 그렇지 않은 형태로 존재합니다. 펄은 분노가 위험하다고 생각했습니다. 감정이 제어할 수 없는 상태까지 가서 실제로 폭력적인 상황이 벌어졌던 가족 내에서 성장한 경우도 있습니다. 이런 경우, 감정 표현을 제한하는 것은 실제로 삶을 보호하는 수단이었을 것입니다. 고통스러운 감정을 표현하는 것을 나약함의 표시라고 여기는 사람들도 있습니다. 어떤 상황이든, 규칙이 감정 표현을 제한할 때, 감정을 표현할 수 있는 효과적인 방식을 찾는 것은 불가능해집니다.

42세 케빈 드와이어는 엄격한 아일랜드 카톨릭 가족 안에서 성장했습니다. 그의 가족 안에서는 무조건 연장자를 존중해야 했습니다. 대부분의 감정 표현은 강하게 억제되었습니다. 그가 자란 환경은 그가 딸 머린을 어떻게 키우는지에 영향을 미쳤습니다. 머린은 다음과 같이 묘사했습니다:

> *엄마는 내가 6살 때 돌아가셨어요. 10살 때 아빠는 재혼을 했어요. 아빠가 새어머니와 결혼을 하자마자, 두 분 모두 내가 새어머니를 엄마라고 불러야 한다고 주장했어요. 나는 그러고 싶지 않았지만, 아빠와 새어머니가 강요했어요. 거실 벽의 모든 엄마의 사진은 사라졌어요. 나는 별로 신경 쓰지 않았지만, 그 다음에 아빠는 내 방에 있던 엄마의 사진들도 모두 치우도록 했어요. 나는 엄마의 사진을 보기 위해 몰래 집 밖으로 나가야 했어요. 때로 내가 엄마에 대한 질문을 하면 아빠는 찡그린 표정으로 나를 쳐다본 후 이렇게 말했어*

요. "네게 어머니는 하나 밖에 없다. 엄마께 여쭤보렴." 나이가 들면서, 나는 정말로 엄마에 대해 알고 싶었고, 특히 내가 엄마의 어떤 부분을 닮았는지 궁금했어요. 그러나 아빠는 결코 내게 말해 주지 않았어요. 그 무렵 나만의 의식이 생겼지요. 단 것들을 잔뜩 사서 내가 가지고 있는 엄마의 사진을 모두 모은 후, 침실 문을 닫고 먹으면서 사진을 들여다 보곤 했어요.

케빈 드와이어는 딸을 힘들게 하려던 것이 아니었습니다. 그 자신이 아이로서 슬픔이나 상실감을 표현해 본 적이 없었던 것뿐이었습니다. 이제 어른이 되어 아내를 잃은 슬픔과 마주했을 때, 그는 익숙한 원가족의 규칙을 적용했습니다. "정신 똑바로 차려." "그것에 대해 생각하지 마." 그리고 "감정을 드러내지 마."였습니다.

머린은 자연스럽게 이런 무언의 규칙을 따랐고, 음식은 어머니에 대한 표현하지 못한 감정을 안전하게 표현할 수 있는 유일한 분출구가 되었습니다. 먹는 것은 그녀가 외로움과 슬픔을 수월하게 견디도록 도와주었습니다.

갈등의 표현: "우리 가족은 결코 싸우지 않아."

가족들이 강렬한 감정을 직접적으로 표현하지 않는 이유 중 하나는 가족 구성원 간의 갈등을 두려워하기 때문입니다. 만약 사람들이 그들이 느끼는 것을 그대로 말하면, 그들은 서로 동의하지 않을 수 있고, 긴장감, 논쟁, 그리고 갈등이 생겨날 것입니다. 어떤 사람들에게 있어서, 갈등은 가족의 친밀함에 의문을 품게 합니다. 갈등이 서로 사랑하지 않는다는 의미로 해석되기 때문입니다. 불평이나 의견 차이는 가족의 유대감을 위협합니다. 그러므로 서로 사이 좋게 지내는 것이 가장 중요한 가치가 됩니다. 그에 따라 규칙은, 갈등을 일으킬만한 행동을 하지 않는 것입니다.

이런 규칙은 가족 사이를 가깝게 유지하기 위해 만들어졌지만, 아이들에게 의도치 않은 결과를 가져올 수 있습니다. 의견 차이를 표현하는 것이 허용되지 않는다면, 아이들은 자신의 경험을 믿고 확인할 방법이 없습니다.

한 때 37.2kg이었던 18살 캐서린은 3년간 치료를 받아 현재 정상 체중 범위 내에 있습니다. 그녀는 많은 거식증 환자에게서 전형적으로 나타나는 어린 시절에 대해 이야기했습니다:

> *저는 집에서 항상 착한 아이였어요. 제 방은 한 번도 어질러진 적이 없었어요. 저는 학교에서도 모범생이었어요. 언제나 어머니를 도왔어요. 저는 부모님이 싸움을 싫어한다는 사실을 알고 있었어요. 오빠나 제가 한 번이라도 언성을 높이면, 엄마는 우리에게 이렇게 말했어요. "쉿. 자, 이제 부드러운 말투로 이야기하렴." 어떻게 부드러운 말투로 화를 낼 수 있겠어요?*
>
> *저는 계속해서 착한 아이이자 모범생으로 살았어요. 한 번도 반항한 적 없었죠.*
>
> *제가 여름 동안 늘어난 체중 때문에 다이어트를 시작했던 건 고등학교 2학년 때였어요. 다이어트와 체중 감소는 진정*

한 짜릿함을 느끼게 해 주었어요. 체중이 많이 줄어든 후, 어머니는 속상해했고 더 먹게 하려고 애썼어요. 하지만 그럴 수 없었죠.
그 때는 몰랐지만, 지금 생각하면 그 때 안 먹는다는 것이 제게 힘이 생긴 것처럼 느껴졌어요. 그것은 모두를 즐겁게 하는 대신 진정 내가 원하는 일을 하는 거였죠.

조안과 짐 로스가 싸움을 피하는 이유는 달랐습니다. 짐은 그의 아버지와 형이 싸우는 모습을 보면서 자랐습니다. 때로 싸움은 통제할 수 없는 상황으로 치달았고, 한 번은 아버지가 형을 때려 형이 정신을 잃은 적도 있었습니다. 다른 때에는 형이 극도로 화가 나서 집의 모두를 죽여버리겠다고 협박하기도 했습니다. 당시 10살이었던 짐은 형이 그럴지도 모른다고 생각했습니다. 짐은 공포에 가득 찬 채로 성장했고 분노는 위험하다고 믿었습니다. 그가 조안과 결혼해서 아이를 갖게 되었을 때, 갈등에 대한 그의 감정은 바뀌지 않았습니다.

조안에게는 가정의 평화를 유지하고자 하는 그녀만의 이유가 있었습니다. 조안의 부모님은 결코 싸우지 않았습니다. 그들은 그런 면에 있어서 스스로 자랑스러워 했고 조안에게 좋은 결혼 생활을 하는 부부에게는 의견 충돌이 없다고 가르쳤습니다. 그렇게 로스 가족 안에서 엄격하게 지켜지는 규칙은 "가족 안에서 의견 차이는 없다"는 것이었습니다.

로스 부부의 딸인 17살 팸은 폭식증 환자였는데, 이 규칙은 그녀에게 고통스러운 딜레마를 가져왔습니다. 식이장애 집단 치료에서 그녀는 물었습니다:

내가 뭘 할 수 있을까요? 이건 질 수밖에 없는 전쟁이에요. 모든 내 친구들은 외출해서 파티에 가요. 나도 걔들과 어울리고 싶지만, 그러면 부모님이 실망하겠죠. 부모님은 내가 집에 일찍 돌아오고, 그들이 가족의 날이라고 부르는 일요일에는 항상 집에 있길 바래요. 부모님은 우리가 무척 가까워야 한다고 생각해요. 나도 부모님을 사랑하지만, 때로 부모님이 원하는 게 벅차게 느껴져요. 내가 부모님이나 그들의 괴상한 생각에 대해 조금이라도 화를 내면, 부모님은 믿을 수 없을 만큼 속상해 해요. 엄마는 울고 아빠는 상처 입은 표정으로 이렇게 말하죠. "이 모든 걸 잊고, 즐거운 저녁 시간을 보내자." 나는 소리 지르고 싶은 기분을 느끼지만, 그 대신 먹어요. 먹는 건 유일하게 내가 부모님과 싸우는 대신 할 수 있는 일이고, 싸움은 너무 힘드니까요. 나는 이 모든 상황이 너무 비참하게 느껴져요.

팸의 식이장애가 심해질수록, 가족은 그녀의 문제에 더 많이 관여하게 되었습니다. 그러나 문제의 초점이 음식으로 옮겨가면서, 다른 문제에 대한 팸과 부모님의 갈등은 줄어들었습니다. 조금씩 팸은 외출에 대해 부모님과 덜 싸우기 시작했습니다. 갈등이 식행동의 영역에 머무르는 한, 성장과 관련된 문제들이 해결될 희망은 점점 줄어들었습니다.

감정을 추측하고 다른 문제의 탓으로 돌리기: "너는 배고픈 게 분명해"

열린 소통이 어려울 때, 가족 구성원들은 서로의 감정에 대해 추측하거나 가정할 수밖에 없습니다. 감정에 대해 추측하는 분위기 속에서 아이들은 자신의 감정에 대해 배우고 신뢰하고 소통할 기회 없이 성장하게 됩니다.

이제 42세인 일레인 피터스는 모든 생일과 명절을 축하하는 가족 안에서 자랐습니다. 가족 구성원의 생일을 잊어버리는 것은 화가 났거나 그들이 소중하지 않다는 의미로 해석되었습니다. 만일 누군가가 일레인의 생일을 잊으면, 그녀는 상처를 받았고, 가족들은 그것이 당연하다고 생각했습니다.

한편, 그녀의 남편인 44세 리처드는 생일이나 기념일을 거의 챙기지 않는 가족 안에서 자랐습니다. 그의 가족 안에서, "규칙"은 뭔가를 사고 싶은 마음이 들거나 누군가가 꼭 좋아할 만한 물건을 발견했을 때만 선물을 사는 것이었습니다. 그의 가족은 생일은 인위적으로 만들어진 날이기 때문에 특별히 축하하거나 선물을 살 필요가 없다고 생각했습니다.

그들이 결혼한 첫 해에, 리처드는 일레인의 생일이 지날 때까지 말 한마디 하지 않았습니다. 일레인은 상처를 받았고 상심했습니다. 리처드의 행동은 일레인에게 그녀가 잊혀졌고 더 이상 그녀를 사랑하지 않는다는 의미였습니다. 그녀는 분노에 가득 찬 침묵으로 반응했습니다. 한편 리처드는 왜 일레인이 그를 이런 식으로 대하는지를 모르는 채 냉담하게 반응했습니다. 그의 냉담함은 일레인에게 있어 그가 그녀를 충분히 신경쓰지 않는다는 확실한 증거였고, 그들의 좌절스러운 상호작용은 계속되었습니다.

일레인도 리처드도 서로가 어떤 감정을 느끼는지 묻지 않았습니다.

일레인은 그녀의 원가족 내에서의 경험을 바탕으로 리처드의 행동이 어떤 의미인지 안다고 가정했습니다. 리처드는 그의 원가족 안에서 다른 사람들에게 감정을 묻는 것은 지나치게 밀어붙이는 것으로 여겨졌기에 묻지 않았습니다. 만일 리처드가 알아야 할 게 있다면, 사람들이 말을 할 테니까요. 각자 원가족의 규칙에 따라 행동하면서, 일레인과 리처드는 상황을 그들의 원가족의 시각으로만 볼 수 있었습니다. 각자 자신의 관점에 갇혀서, 두 사람 모두 만족할 수 있는 새로운 규칙을 발전시키는 쪽으로 움직일 수 없었던 것이었습니다. 생일에 있었던 일은 결국 분노로 가득 찬 싸움으로 이어졌습니다. 싸움은 리처드가 앞으로 모든 명절과 생일을 기억하기로 약속한 후에야 끝났습니다. 그러나 선물을 주고받는 부분은 해결되었지만, 리처드와 일레인 모두 서로 어떤 감정을 느끼는지 묻는 것을 계속 피했습니다. 다른 사람의 감정에 대해 묻는 대신 추측하거나 가정하는 패턴은 가족의 일상이었고, 때로 그 가정은 틀린 것이었습니다.

감정을 직접 표현하는 대신 추측하는 분위기의 가족 안에서 태어나는 아이들의 운명 역시 마찬가지입니다. 아이들은 경험하지도 않은 감정을 책임지게 됩니다.

22세 폭식증 환자인 케리는 지원 모임에서 이 주제를 꺼냈습니다.

> *제 부모님은 어린 시절 내내 제 감정에 대해 묻는 대신 그들이 제가 어떻게 느낀다고 생각하는지 이야기했어요. 부모님은 제게 나쁘게 하려는 게 아니었어요. 그저 이렇게 말할 뿐이었어요. "기온이 6도로구나. 넌 분명히 추울 거야." "우리가 남동생 돌봐 달라고 한다고 해서 기분이 나쁘지는 않지?"*

또는 "네가 배고프다는 걸 알아." 같은 것들이요. 부모님의 질문을 들으면 제가 무슨 대답을 하기 바라는지 항상 알 수 있었고, 저는 그렇게 대답하곤 했어요. 부모님을 실망시키는 게 싫었어요. 또 제가 무엇을 원하는지 저 자신보다 부모님이 정말로 더 잘 알 거라고 믿었어요. 오늘도 저는 사람들이 말하지 않아도 무엇을 원하는지 알 것이라고 기대해요. 아이러니한 건, 사람들이 제게 무엇을 느끼는지 또는 원하는지 물으면, 저는 그들이 모른다는 사실에 화가 나요.

케리의 말이 끝나자마자 모임의 많은 사람들이 고개를 끄덕였습니다. "저는 이것에 대해 상담을 받을 때 많이 이야기했었어요." 폭식증을 앓고 있는 24세 여성이 말했습니다:

저 역시 제가 무엇을 생각하는지 항상 알고 있다고 생각하는 부모님 밑에서 자랐어요. 저는 조용한 아이였고, 제가 명랑하지 않거나 남자애들이나 학교에 대해 수다스럽게 떠들지 않으면(제 여동생 크리시처럼요), 엄마는 제가 엄마한테 화가 났다고 생각했어요. "너는 왜 그렇게 화가 나 있니?" 엄마는 묻곤 했어요. "엄마가 대체 뭘 잘못했니?" 그러면 저는 엄마의 질문들이 너무 짜증나서 화가 나곤 했어요. 엄마는 제가 조용할 때 엄마에게 화가 난 건지 헷갈리게 만들었어요. 그러다 보니 저는 때로 제가 어떤 감정을 느끼는지 알 수가 없었어요. 지금도 제 내면은 퍼즐 같아요. 가끔 제가 느끼는 감정이 무엇인지 알 수가 없어요. 엄마가 내게 간섭하려고

했던 게 아니라는 걸 알고 있지만, 그 영향은 잔인했어요. 저는 제 자신에 대해 확신이 없는 사람이 되었어요.

감정이 표현되는 대신 억제되는 가족 안에서 성장하면 이후의 관계에서도 감정에 대해 추측하거나 다른 문제의 탓으로 돌리는 모습을 보일 수 있습니다. 하제 남용 문제를 가진 24세 라일라는 29세 찰스와의 결혼 생활에서 이 문제가 어떻게 나타났는지 이야기했습니다:

제가 자랄 때, 우리 가족 중 누구도 결코 화가 났다는 말을 하지 않았어요. 제가 뭔가에 대해 조금이라도 화를 내면, 부모님은 무척 속상해했어요. 부모님은 제가 화를 내는 것은 충분히 좋은 부모가 되지 못했다는 뜻이라고 생각했어요. 저는 화가 날 때마다 죄책감을 느꼈어요. 저는 제 안에서 어떤 일이 벌어지고 있든 간에 괜찮은 것처럼 행동하는 법을 배웠어요.

이제 어른이 되었지만 저는 화가 났을 때 반 정도는 제가 화났다는 사실을 몰라요. 안다고 해도 표현하지 못하죠.

식이장애 치료를 시작했을 때, 치료자는 제가 때로 찰스에 대해 화가 나 있다는 사실을 알게 해주었어요. 하지만 그에게 화가 났다고 말을 하는 대신, 그가 화가 났다고 생각했고, "무슨 일 있어요?"라고 묻곤 했어요. 그는 아무 말도 하지 않았어요. 그러면 저는 그가 왜 기분이 상했는지 계속해서 묻고 또 물었어요. 그러다 보면 곧 그는 제가 너무 귀찮게 했기 때문에 화가 났죠.

치료자는 사실은 제가 느끼는 감정들을 찰스의 감정이라고 생각하면서 해소하고 있다는 것을 알게 해 줬어요. 이제는 그가 화가 났다는 생각이 들면, 그게 제가 느끼는 감정은 아닌지 저 자신에게 묻곤 해요.

모든 가족은 공통적으로 어느 정도 의사 소통 오류와 오해를 가지고 있습니다. 감정과 관련된 문제들이 실제로 식이장애를 일으키는지는 불분명합니다. 그러나 일단 식이장애가 생긴 후, 감정과 관련된 문제가 환자로 하여금 먹거나 굶는 대신 할 수 있는 것을 찾기 어렵게 한다는 것은 분명합니다. 내면에 어떤 일이 벌어지고 있는지 파악하는 것은 회복으로 향하는 작업의 중요한 부분입니다.

규칙이 바뀌지 않을 때: 자라나는 문제들

또 다른 흔한 가족 문제는 가족 구성원의 연령대, 요구 사항, 그리고 능력의 변화에 맞게 규칙이 유연하게 변화하지 않는 것입니다. 특히 어린아이의 경우, 유연한 규칙은 자연스러운 의존을 허용하면서 동시에 자율성을 발달시키는 데 있어서 필수적인 부분입니다. 이것은 아이들로 하여금 부모의 도움을 받을 수 있고 실패가 허용되는 안전한 환경 안에서 자신의 능력을 시험해 볼 수 있도록 해줍니다.

많은 가족들에게 어린아이를 주의 깊게 살피고 보호해야 하는 역할에서 덜 살펴야 하는 청소년의 부모 역할로 변화하는 과정은 어려운 과제입니다. 부모는 더 나은 방법을 알고 있지만 청소년인 자녀가 자신의 방법대로 시도해 보는 것을 허락해야 합니다. 부모가 변화할 수 있을 때, 자녀는 유능감을 느끼고 외부 세계의 요구에 맞추고 조율하는 능력을 키울 수 있습니다. 부모가 규칙을 변화시키지 못하거나, 규칙에 대해 의견이 맞지 않거나, 또는 엄하고 경직된 규칙 때문에 독립적인 행동을 허락하지 않을 때, 자녀는 간접적인 방식으로 그것과 싸우게 됩니다. 가족과 멀어지거나, 약물이나 알코올을 사용하거나, 먹기를 거부하거나 몰래 먹는 방식이 아이들이 무력감을 느끼거나 통제 당한다고 느낄 때 도피하는 방식입니다.

이러한 행동은 약간의 해방감을 줄지 모르지만, 그 대가는 만만치 않습니다. 그것은 자녀가 성장하고 부모로부터 독립된 삶을 성취할 수 있는 건강한 능력을 키우는 것을 제한하고, 대신 파괴적인 방법으로 자신을 주장하도록 합니다.

규칙이 자유를 방해할 때

지네트 쿠소는 폭식증 치료를 위해 어머니와 내원했을 때 16살이었습니다. "애는 밤새도록 폭식만 해요." 어머니가 말했습니다. "나는 가족들을 위해 음식을 사는데, 아침이 되면 모두 사라져요. 그리고 애는 화장실에서 토하고 있죠."

지네트는 문제를 다르게 보았습니다. "그게 엄마를 속상하게 하는 거겠죠." 그녀가 어머니에게 말했습니다. "하지만 나는 질식할 것 같아요. 엄마는 내가 결코 친구들과 슬립 오버도 못하게 하잖아요. 나는 주말에도 밤 10시면 돌아와야 해요. 다른 친구들은 더 늦게까지 논단 말이에요. 나는 항상 일찍 파티에서 일어나야 해요. 엄마는 나를 믿지 않지만, 사실 기회를 준 적도 없었죠."

규칙은 지네트에게나 두 살 어린 동생에게나 다르지 않았습니다. 나이가 든다고 해서 달라지는 건 없었습니다.

미국으로 이민 온 1세대 이탈리아계 미국인인 쿠소 씨 부부는 10대들에게 자유가 가져올 수 있는 문제를 두려워하고 있었습니다. 약물은 지네트의 학교에 흔하게 퍼져 있었고, 지네트의 친구 중 하나는 이미 낙태 수술을 했습니다. 쿠소 씨 부부는 지네트에게도 그런 일이 생기도록 두고 싶지 않았습니다. 그러나 지네트는 부모님의 규칙에 의해 보호받는다고 느끼지 않았습니다. 그녀가 유일하게 느낀 건 아무 이유 없이 벌을 받고 있다는 느낌이었습니다. 외롭고 분노한 채로 집에 앉아 있는 동안, 좌절감이 그녀를 압도했습니다. 먹는 것과 토하는 것은 그녀에게 안정감을 가져다 주었지만, 그 대가로 독립을 얻고 자신의 삶을 책임지는 보다 적절한 방법을 찾을 기회를 빼앗아 갔습니다.

경계와 사생활이 희생되었을 때

모든 가족들은 사생활, 독립성, 조절감, 그리고 분리된 느낌을 가지기 위해 경계를 설정합니다. 아무도 무단 침입하지 않도록 땅에 울타리를 세우는 것처럼, 사람 간의 경계도 마찬가지입니다. 여기에는 구성원 각자를 위한 경계와 부부나 형제자매처럼 소집단을 위한 경계가 있습니다.

가족이 경계를 만들고 유지하고 존중하는 데 어려움을 겪으면, 문제가 생깁니다. 사람들은 침입 받는 느낌을 가지게 됩니다. 가장 극단적인 형태의 경계 침범은 아이의 몸에 침입하는 근친 성폭력입니다. 덜 극단적인 형태는 부모가 10대 청소년의 방에 허락 없이 들어가 물건을 뒤지거나 일기를 읽는 것입니다. 특히 사생활과 관련된 경계는 자녀가 성장함에 따라 변화할 필요가 있습니다.

식이장애 환자가 있는 가족의 경계는 모호한 경우가 많습니다. 충분한 사생활이 없거나, 문을 닫는 것이 존중되지 않거나, 심지어 아예 허락되지 않기도 합니다. 지원 모임에서 만났던 한 가족은 아이들 방의 문을 모두 없앴다고 했습니다.

정서적인 영역의 침입은 꼭 집어서 말하기 어려운 경우도 있습니다. 감정을 돌려서 말하거나 아예 표현하지 않는 가족에게서 우리가 볼 수 있었던 것처럼, 아이는 부모와 다른 의견, 생각, 감정을 가진 독립된 개인으로 편안하게 느끼는 법을 배우기 어렵습니다.

신경성 식욕부진증을 앓았던 24세 마르시아는 가족과 함께 사는 것에 대해 이렇게 말했습니다:

> *나는 자라면서 항상 혼란스러웠어요. 엄마는 나나 엄마 자신에 대해 이야기할 때 항상 우리라는 단어를 사용했어요. 누가 내 기분이 어떤지 물으면 엄마는 이렇게 말하곤 했어요. "우린 괜찮아요." 나는 엄마의 기분과 내 기분을 구별하기가 어려웠어요.*

부모가 자신과 자녀 사이에 경계를 설정하는 방법 중 하나는 규칙을 만드는 것입니다. 부모가 규칙을 만들 때, 그들은 부모의 권위를 설정하고 가족 안에서 자녀가 보호 받으면서도 독립성을 가질 수 있는 구조를 만드는 것입니다.

어떤 부모는 권위를 가지는 것을 어려워합니다. 그들은 자녀와 가깝게 느끼기를 원하고, 한계를 설정했을 때 자녀가 화를 내고 그들을 사랑하지 않을까봐 두려워합니다. 이런 친밀함은 자녀가 독립적이 되는 것을 더욱 어렵게 만들 수 있습니다. 자녀가 자녀가 아니라 부모의 친구인 것처럼 느끼게 되면, 가족으로부터 분리되어 진정한 친구 관계를 발전시킬 기회를 가질 수 없습니다.

24세 레이첼과 어머니 엘리스는 가장 친한 친구였습니다. 그들은 많은 시간을 함께 보냈고 서로에게 모든 것을 이야기했습니다. 레이첼은 이렇게 재미있는 어머니를 가진 것이 행운이라고 생각했습니다. 과체중이 그녀를 불편하게 만들지 않는 것은 오직 어머니와 함께 있을 때만이었습니다.

레이첼이 좋아하는 남자를 만나면서 문제가 시작되었습니다. 대학 때는 거의 데이트를 하지 않았지만, 이제 리차드라는 남자가 그녀에게 관심을 가지고 있었습니다. 레이첼과 리차드는 시간을 함께 보내기 시작했고, 레이첼은 전처럼 어머니에게 매일 전화하고 싶지 않다는 사실을 깨달았습니다.

레이첼이 전화를 하지 않으면, 엘리스는 레이첼에게 전화해서 자신이 얼마나 외로운지 그리고 혹시 어머니가 있다는 사실을 잊어버렸는지 묻곤 했습니다. 그러면 레이첼은 리차드에게 주말 데이트 때 어머니와 함께 가자고 제안했습니다. 리차드는 이에 대해 분개했고, 그들은 많은 논쟁을 했습니다.

몇 달이 지난 후, 리차드는 헤어지자고 했습니다. 그는 그들의 관계에서 레이첼의 어머니가 너무 많은 부분을 차지하는 것에 지쳤습니다. 레이첼은 속상하고 어머니와 리차드 사이에서 괴로운 상태로 우리를 찾아왔습니다.

레이첼은 그녀와 어머니가 지나치게 가까웠다는 사실을 깨달았습니다. 모녀 사이에 충분한 경계가 없었던 것이었습니다. 레이첼이 사생활을 가지고 독립적인 삶을 향해 갈수록 마치 어머니를 저버리는 듯한 느낌을 받았습니다. 그녀는 그녀의 살이 집에 머무르게 만드는 역할을 한 것은 아닌지 의심하기 시작했습니다.

경계 위반은 여러 가지 형태로 나타날 수 있습니다. 말을 대신 해주는 것처럼 미묘할 수도 있고, 몰래 메일을 읽는 것처럼 심각할 수도 있습니다. 피해자에게 최악의 결과를 가져오는 가장 나쁜 형태의 경계 위반은 근친 성폭력입니다. 식이장애 환자들에게서 성추행과 근친 성폭력이 다양하게 보고되었습니다. 연구에 따르면 4%에서 65%의 환자들이 성폭력을 경험했다고 합니다.[12]

치료 받은 지 2년이 지났을 때, 26세 폭식장애 환자인 데니스는 그녀가 어린 시절에 당했던 성폭력에 대해 다음과 같이 이야기했습니다:

> *밤마다 저는 그의 발소리가 들리는지 귀 기울였어요. 집은 조용했어요. 냉장고가 돌아가는 소리가 들리고, 스팀이 쉭쉭 대는 소리가 들리고 나면, 그 다음 그의 발소리가 들렸어요. 그는 옆으로 조금만 가라고, 저를 안아주고 싶다고 했어요. 그러나 결코 거기서 멈추지 않았죠. 그는 제 피부가 부드럽고, 제가 예쁘다고 말했어요. 그는 제게 그의 몸을 만지게*

했어요. 다른 모든 것은 없었던 일로 하고 넘어갈 수 있었어요. 하지만 그의 침에서 느껴졌던 맛, 그의 숨결의 냄새, 그건 결코 잊을 수가 없어요.

데니스의 아버지가 그녀의 방을 떠난 후, 데니스는 안전한 느낌을 줄 것을 찾아 부엌으로 향했습니다. 거기서 그녀는 남아 있는 맛을 없애기 위해 음식을 입에 밀어 넣었습니다.

그러고 나면 저는 안전하다고 느꼈어요. 음식은 모든 것을 마비시켰어요. 그것은 제가 아무 것도 느끼지 않게 만드는 벽이었고, 아무도 그 안에 들어올 수 없었어요. 체중도 벽이 되어줬어요. 3kg의 지방은 뚫기 어려우니까요. 때로 저는 몸이라는 커다란 껍질 안에 있는 아주 작은 사람이라는 상상을 해요.

자녀를 보호하기 위해 정상적으로 존재하는 신체적, 심리적 경계 없이, 그리고 이러한 경계를 강화하기 위한 어머니의 도움 없이, 데니스는 아버지가 그녀에게 행했던 끔찍한 경험들을 없애기 위해 음식과 체중의 도움을 받아야 했습니다. 데니스가 겪은 것과 같은 트라우마가 밖으로 드러나지 않는 경우도 있습니다. 근친 성폭력과 같은 신체적 경계 위반은 피해자로 하여금 남은 생애 내내 관계 전반에 걸쳐 무력감을 가진 채로 살도록 합니다. 또한 그들은 트라우마의 영향을 부정하고 잊기 위해 음식을 포함한 각종 물질을 남용하기도 합니다.

규칙이 예측이 되지 않을 때: 혼란스러운 가족들

어떤 가족에서는, 규칙이 쉽게 바뀌고 혼란스럽고 예측할 수 없기 때문에 어려움이 생깁니다. 그 결과, 아이는 가족의 안정성이 아니라 자기 자신에게 의존해야 하고, 너무 이른 독립으로 인해 두렵고 불안해집니다. 아이는 불안을 다스리기 위해 음식에 의지하거나 더 강한 것처럼 느끼기 위해 음식을 거부할 수 있습니다.

규칙이 혼란스럽거나 불안정한 가족 안에서는, 종종 약물이나 알코올 남용을 볼 수 있습니다. 부모가 알코올이나 약물을 남용하고 있을 때, 그들은 자녀에게 안정된 가족 구조를 제공하거나 일관된 규칙을 적용할 수 없습니다. 이런 가족은 때로 위기의 연속이기도 합니다. 가사는 엉망이고, 많은 경우 자녀는 원래 부모의 책임인 일들을 맡게 됩니다. 아직 어린이 또는 청소년인 자녀는 늘 불충분한 느낌을 갖게 됩니다. 아이는 틈새를 메우기 위해 벌어지는 많은 문제들을 해결할 만한 자원이나 능력이 없습니다. 아이가 어른의 역할까지 잘 해내고 있는 것처럼 보일지 모르지만, 그것은 때로 과도하게 빠른 독립이거나 모래 위에 세워진 자율성이나 마찬가지입니다.

그레이스가 이혼한 어머니의 알코올 문제를 지원 모임에서 이야기하기까지 몇 달이 걸렸습니다:

> *저는 제가 학교에서 돌아왔을 때 어떤 일이 벌어질지 알 수 없어요. 좋은 하루를 보냈을 때, 엄마는 재미있는 사람이에요. 엄마는 제게 하루가 어땠는지 묻고, 우리가 같이 저녁 식사를 만들거나 쇼핑을 갈 거라고 말해요. 그러나 엄마가 술*

을 마셨을 때에는, 최근에는 그런 날이 안 그런 날보다 많았지만, 엄마는 켜져있는 TV 앞 소파에 기절해 있어요. 그러면 저는 저녁거리를 사와서 요리하지 않으면 저와 남동생 두 명이 굶을 거란 사실을 알아요. 엄마가 깨어난다 해도, 몸을 가눌 수가 없기 때문에 남동생 두 명의 숙제를 시키고 침대에 보내는 것은 제 일이에요. 11시쯤 되면, 집은 조용하고, 저는 드디어 제 숙제를 할 수 있어요. 저는 계속 이렇게 못할까 봐 걱정될 뿐이에요. 지난 주에 저는 태어나서 처음으로 C를 받았거든요. 이제 제 문제가 되어가는 거죠.

그레이스가 이후 두 달이 될 때까지 말하지 않은 것은 어떻게 음식이 문제의 일부가 되었는지였습니다.

밤에 조용해지고, 숙제를 하고 있을 때, 저는 먹어요. 때로는 밤새도록요. 그렇지만 저는 살이 찔까봐 두렵고, 그래서 변비약을 먹기 시작했어요. 처음에는 한두알로 시작했는데, 이제 효과가 나타날 때까지 한 번에 50알도 먹을 수 있어요.

부모에게 물질 남용 문제가 있을 때, 감정에 대한 강력한 메시지가 자녀에게 전해집니다. 그 안에는 물질로 감정을 마비시킬 수 있고, 고통이나 속상함은 그냥은 사라지지 않을 것이라는 이야기가 담겨 있습니다. 자녀는 분명하게 알아듣습니다. 감정은 다룰 수 없는 것이며, 물질이 도와줄 수 있다는 것을요.

규칙이 외모에 치중할 때

식이장애 환자들의 가족을 살펴보면 외모를 중시하는 경우가 많습니다. 이런 가족 안에서는 외모에 대한 규칙이 행동에 대한 규칙만큼이나 강력한 힘을 가집니다. 외모나 건강에 관심을 가지는 것이 식이장애를 유발한다는 뜻은 아닙니다. 사실, 부모가 다이어트를 하거나 체중에 신경 쓴다고 해서, 자녀가 식이장애를 앓게 되는 것은 아닙니다. 그러나 두꺼운 허벅지에 대한 자기 비하나 살을 빼야 한다는 반복적인 이야기는 날씬함이 그 어떤 것보다 중요하다는 메시지를 전달할 수 있습니다. 외모라는 주제가 가족 안에서 지속적으로 많은 비중을 차지한다면, 완벽한 외모를 유지해야 한다는 압력이 가득할 것이고, 그 결과 자녀는 식행동 문제와 왜곡된 신체상을 가지게 될 수 있습니다.[13]

이처럼 어떤 가족 안에서는 뛰어난 외모가 곧 가치 있는 사람이라는 의미가 됩니다. 24세 폭식증 환자인 오드리는 이렇게 말했습니다:

> *제가 현관문에 들어서서 인사하려고 하면, 부모님이 가장 처음 하는 말은 "정말 예쁘구나. 살이 좀 빠진 것 같다."거나 "머리 잘랐니? 짧아진 것 같구나."예요. 최악의 상황은 그들이 아무 말도 하지 않는 거에요. 그러면 저는 그들이 제가 살쪘다고 생각하거나 제 외모가 별로라고 생각하지만, 기분 상할까봐 말하지 않는다는 걸 알아요. 말이 안 되지만, 이제 저는 누군가 제 외모에 대해 아무 말도 하지 않으면, 그들이 저를 비난한다고 생각해요.*

외모에 대한 언급은 우리 문화의 일부이며, 특히 여성들에게는 더욱 그렇습니다. 그들은 종종 “안녕?” 대신 “예뻐졌다. 살 빠졌니?”라고 말합니다. 문제는 외모를 의식하는지 여부가 아니라, 외모에 대한 관심이 다른 면에 대한 관심을 대체하는지 입니다.

때로 부모들은 자신이 음식, 체중, 자기 관리에 대해 얼마나 엄격한 메시지를 주고 있는지 인식하지 못하기도 합니다. 25세인 딸이 폭식증 환자라는 사실을 알고 아버지는 깜짝 놀랐습니다. 식습관에 대해 질문했을 때 그는 이렇게 말했습니다. “저는 체중에 대해 걱정합니다. 수년간 단 것을 많이 먹지 않도록 저 자신을 훈련해 왔습니다. 매일 밤 오트밀 쿠키 반 조각을 먹는데, 만일 한 개가 있으면 반으로 잘라 다음 날 저녁 먹기 위해 랩으로 싸 둡니다. 저는 결코 반 개 이상을 먹지 않습니다. 무슨 일이 있더라도요.”

그의 딸은 자신의 자제력 부족을 탓할 수밖에 없었습니다. 원래 먹으려고 했던 것보다 한 입이라도 더 먹으면, 그녀는 먹은 것을 모조리 구토해야 한다는 압박감을 느꼈습니다.

17세 거식증 환자인 카렌은 어머니의 외모에 대한 집착에 대해 이야기했습니다:

> *엄마는 항상 체중에 대해 이야기하고 있었어요. 매주 새로운 다이어트를 하곤 했죠. 엄마는 아빠에게도 살을 빼라고 닦달하곤 했어요. 아빠가 체중 감량 프로그램에 들어갈 때까지 계속했어요. 그리고 나면 두 분 모두 자신들과 제가 먹는 모든 것을 주시했어요. 엄마는 이렇게 말하곤 했어요. “우리 가족은 모두 음식을 보기만 해도 살이 찌는 체질이야.”*

오빠의 약혼녀가 파혼을 선언했을 때였어요. 오빠는 깊이 상심했고, 많이 먹기 시작했어요. 금세 배가 나왔어요. 엄마는 오빠를 볼 때마다 오빠가 얼마나 추한지에 대해 이야기했어요. 엄마는 결코 오빠가 어떻게 느끼는지는 묻지 않았어요. 저는 오빠가 부모님과 시간을 보낼 때마다 기분이 더욱 안 좋아지는 걸 볼 수 있었어요.

엄마는 제가 체중이 1kg 늘 때마다 지적했어요. 고등학교 1학년 때, 엄마는 제 체중에 대해 더 걱정하기 시작했어요. 엄마는 제게 갓 입학한 여대생들에게 어떤 일이 벌어지는지 경고했어요. 엄마는 제가 평소보다 적어도 5kg은 덜 나가야 한다고, 그래야 제가 5kg 늘어도 다른 살찐 대학교 1학년 여학생처럼 보이지 않을 거라고 했어요. 학교에서 돌아왔을 때 엄마가 제 옷차림이나 외모에 대해 언급하지 않은 적이 없어요.

엄마가 입학 후 체중 증가에 대해 이야기한 것은 저를 정말로 두렵게 했어요. 저는 대학 가기 전에 일찍 준비해야겠다는 생각으로 다이어트를 시작했던 게 기억나요. 체중이 줄어들수록, 기분이 좋았어요. 엄마도 그렇게 생각했어요. 점점 심해져서 저는 뭐든 먹기만 하면 살이 찔 거라고 생각했어요. 제가 현기증 때문에 실신하기 시작하자 그제서야 엄마는 제 날씬한 몸이 저를 죽일지도 모른다는 사실을 깨달았어요.

카렌의 어머니는 나쁜 의도가 아니었습니다. 단지 그녀가 성장할 때 적용되었던 외모에 대한 규칙들을 전달한 것뿐이었습니다. 그녀는 매력적인 여성이었고, 그녀의 아름다움은 종종 칭찬과 부러움을 사는 장점이었습니다. 그녀가 외모를 중시했던 건 카렌을 상처 주기 위해서가 아니라 딸에게 도움이 될 장점을 더욱 키워주기 위해서였습니다.

어떤 가족 안에서 외모가 그토록 중요한 또 다른 이유는 자녀의 외모나 행동이 부모의 책임이라고 느끼기 때문입니다. 그들에게 있어서 책임을 지는 것은 자녀가 어떻게 행동하거나 꾸밀지를 스스로 결정할 권리보다 더 중요합니다. 예를 들어, 자녀의 방이 어질러져 있다고 생각해 보세요. 어떤 부모들은 자녀가 자신의 방을 잘 정돈하지 않는 것은 부모 역할을 제대로 하지 않았기 때문인 것처럼 느낍니다. 자녀의 몸에 대해서도 같은 일이 벌어집니다. 어떤 가족 안에서 과체중인 자녀는 부모의 문제로 여겨지며, 따라서 부모는 자녀가 체중을 줄이도록 하기 위해 모든 노력을 다 하게 됩니다. 이런 경우, 마음속의 목적은 아이를 보호하는 것뿐 아니라, 부모 스스로 느끼는 불편감을 줄이기 위한 것도 있습니다.

규칙 변화시키기

가족이나 연인에게 식이장애가 생긴다면, 관계 안에 있는 무언의 규칙들을 들여다보고 미세한 조정이 필요한지 질문할 필요가 있습니다. 어떤 경우 이것은 식이장애 환자가 다른 사람에게 덜 의존하도록 변화시키는 것을 의미합니다. 다른 경우 이것은 부모가 음식 뿐 아니라 다른 영역에 있어서도 더 많은 통제력과 권위를 가질 필요가 있다는 것을 의미합니다. 다음 장에서, 무엇이 필요하고 어떻게 변화를 만들지 알기 위해 도움을 받는 방법을 알려드릴 것입니다. 당신의 상황이 무엇이든 간에, 관계 안에서 어떤 규칙이 효과가 있고 효과가 없는지를 생각함으로써 바로 돕기 시작할 수 있습니다. 말해지지 않은 규칙을 들여다보는 것은 회복으로 가는 길에서 중요하고 계속되어야 할 일입니다.

PART 02

문제 직면하기

CHAPTER 4

더 이상 비밀은 없다

꺼내 놓고 이야기하기

만일 당신 주변의 누군가가 식이장애를 앓고 있다는 것을 알고 있거나 의심하고 있다면, 아마도 당신이 스스로에게 가장 먼저 하게 될 질문 중 하나는 그 사람에게 말을 할지 일 것입니다. 그리고 만일 말을 한다면, 무슨 말을 해야 할까요?

만일 당신과 가까운 사람이 식이장애에 걸렸다고 생각한다면, 비밀로 할 시간이 없습니다. 그 사람이 당신이 걱정하고 있다는 사실을 모르고 있다면 가장 먼저 할 일은 그 사람에게 말하는 것입니다. 침묵은 기껏해야 불편함을 지속시킬 뿐이고, 최악의 경우 위험하고 심각한 문제가 방치되는 결과를 가져올 것입니다. 침묵을 깨지 않으면 어떤 변화도 일어나지 않습니다. 기억하세요. 다른 구성원이 불편해할 이야기는 꺼내지 않는 것이 가족의 불문율이라면, 바로 지금이 그 규칙을 바꿔야 할 때입니다.

말할 계획 세우기

식이장애라는 주제로 이야기를 시작하는 것은 결코 쉬운 일이 아니지만, 사전에 충분한 계획과 숙고 후 진행한다면 어려움과 당황스러움을 최소화할 수 있습니다. 당신이 하는 말은 잠재적으로 환자의 회복에 영향을 줄 수 있습니다. 당신은 어떤 식으로 주제에 접근할 것이고, 어떤 말을 할 것이며, 누가 말할 것인지를 미리 예상할 필요가 있습니다.

이 장에서는 대화 중 어떤 일이 일어날지 예상하는 것을 돕고, 효과적인 지침을 제시할 것입니다. 대화를 미리 계획함으로써, 불편감과 불안감을 줄이고, 당신의 의도를 가장 잘 이해받을 수 있을 것입니다.

어떻게 문제에 접근할 것인가

당신이 걱정하고 있는 사람과 대화하기 전에 다음의 가이드라인을 참고하세요.

1. *누가 이야기를 꺼내는 게 좋을지 충분히 고민하세요.*

만일 당신이 부모라면, 둘 다 그 자리에 있는 게 나을지, 아니면 둘 중 한 명이 일대일로 대화하는 것이 나을지 결정하세요. 만일 후자라면, 부부 중 덜 감정적으로 대화를 할 수 있는 사람이 누구인지를 결정하세요. 환자와 개인적으로 대화하기 전까지는 다른 가족 구성원을 포함시키지 마세요.

만일 당신이 형제 자매라면, 당신은 그녀와 직접 이야기하기를 원할 수도 있고 부모님이 이야기하기를 원할 수도 있습니다. 만일 당신 또는 환자가 미성년자라면, 부모님께 반드시 알려야 합니다.

만일 당신이 배우자라면, 이야기하는 것은 당신의 책임입니다. 꼭 해야 할 이야기는 둘이 함께 대화하면 됩니다. 그녀의 사생활을 존중하고, 그녀와 이야기하기 전까지는 친구들, 가족들, 그 외 다른 누구와도 그것에 대해 이야기하지 마세요.

만일 당신이 친구나 룸메이트라면, 먼저 이야기를 시작해야 할 사람은 당신입니다. 당신의 친구와 이야기하기 전에 가족이나 다른 관계자에게 먼저 찾아가지 마세요. 여러 명의 룸메이트가 함께 거주하는 형태의 집에 살고 있다면, 문제로 인해 영향을 받고 있는 사람은 모두 대화에 참여할 수 있습니다. 만일 여럿이 함께 대화하게 된다면, 토의를 시작하는 것은 한 명이어야 합니다. 그래야 환자가 모든 사람으로부터 한꺼번에 공격 받는 느낌을 받을 가능성이 줄어드니까요.

2. *당신이 차분한 상태일 때 이야기를 시작하세요.*

당신이 화가 났거나, 속상하거나, 상처 받았을 때 이 주제를 꺼내려고 하지 마세요. 만일 당신이 속상하다면, 당신의 고통은 그 사람에게 부담이 될 수 있습니다. 그녀 입장에서 당신을 심지어 더 속상하게 할까봐 걱정된다면, 자신의 문제를 드러내는 것이 더욱 힘들어질 것입니다. 게다가, 당신의 감정은 마음 속에 가지고 있는 목표를 달성하는 것을 방해할 수 있습니다. 싸움 중간에 당신의 걱정에 대한 이야기를 시작하지 마세요. 비난하는 것, 직면시키는 것, 변화하라는 부탁을 하는 것은 잠재적인 소통의 가능성을 아예 닫아버리는 결과만 가져올 뿐입니다. 환자는 스스로를 방어하고 당신의 걱정을 비판이나 공격으로 인식할 가능성이 높습니다. 만일 환자가 방어적이라면, 당신의 이야기를 마음을 열고 듣지 못할 게 분명합니다.

3. *당신이 방해 받지 않을 시간을 골라서 이야기를 시작하세요.*
예를 들어, 출근하기 10분 전 같은 때에 이야기를 시작하면 당신은 몹시 압박을 받을 것입니다. 이러한 압박은 상황을 악화시킬 수 있습니다. 시간적 한계는 이야기하다가 중단될 지도 모른다는 불안감 때문에 마음을 열기 힘들게 만들 수 있습니다. 당신과 환자 모두 이야기할 수 있을 만큼 충분한 시간이 확보될 필요가 있습니다.

4. *이야기를 시작하기 전에, 당신이 하고 싶은 이야기를 미리 적어 보세요.*
이야기를 시작할 때 불안감이나 걱정을 느끼는 것은 자연스럽고 예상 가능한 일이며, 피할 수 없습니다. 말을 시작하기 전에 당신이 말하고자 하는 내용에 익숙해짐으로써, 좀 더 명확하게 말을 할 수 있을 것이고, 불안감은 줄어들 것입니다. 또한 당신이 말하고자 하는 모든 것을 확실히 기억할 수 있을 것입니다. 당신이 이야기에서 다루고자 하는 것은 세 가지가 있습니다: 당신의 걱정이 무엇인지, 당신이 어떻게 느끼고 있는지, 그리고 당신이 대화를 통해 무엇을 얻기를 바라는지.

무엇을 걱정하는가?

당신의 걱정에 대해 이야기할 때, 왜 문제를 의심하게 되었는지에 대해 설명할 필요가 있습니다. 먹는 것, 구토, 운동, 절식 또는 체중과 관련된 행동에 대해 당신이 보고 있는 것들을 세부적으로 이야기할 필요가 있습니다. 만일 당신과 환자의 관계에 영향을 미치는 변화들을 느꼈다면, 이것에 대해서도 이야기할 필요가 있습니다. 당신이 무엇을 보았거나 의심하고 있는지를 분명히 하기 위해서 1장의 체크리스트의 정보를 사용하세요.

이야기를 할 때, 당신은 가능한 한 가장 직접적이고 솔직할 필요가 있습니다. 예를 들어, 힘들지만 "나는 네가 구토하는 소리를 들어."라고 말을 하는 것이 "나는 네가 화장실에서 많은 시간을 보낸다고 생각해."라고 말을 하는 것보다 훨씬 더 솔직한 방법입니다. 만일 후자처럼 말을 한다면, 당신은 문제가 부정될 수 있는 여지를 남기게 됩니다. 그것이 담고 있는 메시지는 "사실 나는 이것에 대해 정말로는 이야기하고 싶지 않기도 해."라는 것입니다. 그러나 당신이 직접적으로 이야기한다면 "이것이 당황스러운 이야기라는 것을 알지만, 나는 정말로 돕고 싶어. 문제가 무엇인지에 대해 정면으로 이야기해 보자."라는 의미가 될 수 있습니다.

이 대화가 당신이 본 것들에 대한 고발이 되지 않도록 주의할 필요가 있습니다. 당신이 관찰한 것들은 잘못된 행동 리스트가 되어서는 안 되며, 부드럽게 당신의 걱정과 염려에 바탕을 두고 이야기할 필요가 있습니다. 이것은 말투와 접근 방식과 같은 미묘한 차이지만, 엄청나게 중요한 부분입니다.

대화를 나누는 동안 당신은 주제에 머물러야 하며 주의가 분산되지 않도록 노력해야 합니다. 만일 그녀가 주제를 바꾼다면, 그녀에게 당신은 다른 주제에 대해서 이야기할 시간을 따로 마련하겠지만 지금은 이 문제를 피하고 싶지 않다고 이야기하세요. 이 문제가 이야기하기 어려운 문제라는 것을 알고 있지만 옆길로 새기를 원치 않는다는 것을 그녀에게 알려주세요.

그것에 대해 당신은 어떻게 느끼고 있는가?

무엇을 말할지 계획할 때, 당신이 무엇을 경험했는지를 포함하세요. 이런 이야기를 하는 방법 중 하나는 '나' 표현법입니다. '나' 표현법은 다른 사람이 아니라 나의 감정과 경험에 초점을 맞추는 표현 방식입니다.

단지 '나'라는 단어를 사용하는 것이 '나' 표현법의 전부는 아닙니다. "나는 너에게 문제가 있다고 생각해."와 "넌 대체 뭐가 문제니? 나는 도대체 어떤 종류의 인간이 음식을 잔뜩 먹고 토하는지 도저히 모르겠다."와 같은 문장들은 '나' 표현법이 아닙니다. 그것은 다른 사람에게 초점을 맞추는 것이고 공격 또는 비난으로 들릴 것입니다.

'나' 표현법은 당신 자신에 대한 이야기를 포함합니다: "나는 내가 본 것들에 대해 걱정하고 있어. 너에게 이야기를 해야 할지 말아야 할지 모르겠지만, 말을 안 하기에는 너무 걱정이 돼." 또는 "사라진 음식들이 나를 정말로 화나게 하고 있어. 나는 네게 화난 상태로 머무르고 싶지 않아. 이 문제를 해결했으면 좋겠어."처럼요.

우리는 당신에게 분노, 좌절 또는 상처를 부정하라고 하는 것이 아닙니다. 당신은 속상한 상황에 있고 이 일에 대해 다양한 마음의 반응을 느끼고 있을 것입니다. 그러나, 단지 감정을 쏟아내는 것은 환자를 더욱 방어적으로 만들고 당신을 밀어내게 할 것입니다. 우리는 당신의 감정을 상대방이 들을 수 있는 방식으로 말하도록 격려하고 있는 것입니다.

'나' 표현법을 사용한다는 것이 그 사람에 대해 말을 하면 안 된다는 뜻은 아닙니다. 물론 당신이 왜 걱정하고 있는지 그리고 문제를 어떻게 인식하고 있는지를 말할 필요가 있습니다. ("나는 네가 토하는 소리를 들었어." 또는 "너는 요즘 체중에 대해 네가 얼마나 걱정하고 있는지 자주 이야기하는구나.") 그러나 당신이 그녀가 어떻게 느끼고 있다고 생각하는지는 말하지 않는 것이 좋습니다. 예를 들어, 다음과 같은 말을 주의하세요. "너는 틀림없이 몹시 화가 났을 거야, 그렇지 않으면 이런 일을 할 리가 없겠지." 다른 사람의 경험을 함부로 판단하는 것을 참으세요. 그러면 상대방이 공격이나 통제 받는다고 느낄 가능성이 줄어들고, 대화가 성공적으로 이루어질 가능성이 높아질 것입니다.

당신의 목표는 무엇인가?

당신이 미리 생각해야 할 세 번째 영역은 이 대화를 통해 얻고자 하는 것이 무엇인지입니다. 당신의 목표가 현실적이고 실현 가능한 것인지 반드시 확인하세요.

불가능한 목표들

만일 대화하려는 목적이 그녀로 하여금 폭식이나 구토, 절식을 멈추게 하려는 거라면 멈추세요! 그럴 경우 당신은 당연히 제한을 만들거나 책임을 떠맡게 될 것이고(심한 폭식증이나 거식증 10대의 경우), 그것은 첫 단계에서 하기에는 너무 이른 목표입니다. 그것은 불가능하며, 당신의 시도는 실패할 것입니다. 당신이 만일 강압적이라면, 자신도 모르는 사이에 그녀가 증상을 숨기게 만들거나 말을 막아버리게 될 것입니다. 대화는 통제에 대한 싸움으로 끝나고 상황은 더 악화될 수 있습니다. 어떤 식이장애 환자에게 있어서든지, 문제를 꺼내놓는 것은 회복 과정의 시작입니다. 첫 번째 목표는 명료하고, 작고, 조심스러울 필요가 있습니다.

현실적인 목표들

대화의 문을 여는 것

당신은 그녀가 당신에게 이야기할 수 있으며, 그녀를 돕고 싶어한다는 것을 알릴 수 있습니다. 만일 서로 터놓고 이야기하지 않는 분위기라면, 당신이 충분히 듣고, 돕고, 변화를 만들 수 있는지에 대해 특히 주의를 기울일 필요가 있습니다.

식이장애가 당신에게 영향을 미치는 방식을 변화시키는 것

현실적인 목표는 식이 문제가 당신의 삶 또는 그녀와의 관계를 방해하는 방식을 변화시키는 것입니다. 예를 들어, 사랑하는 사람이 급격히 체중이 줄어들거나 식사 후에 구토를 한다면, 당연히 걱정이 되거나, 화가 나거나, 또는 공포에 질릴 것입니다. 반드시 고려해야 할 한 가지는 문제가 있다고 생각하는 사람이 당신 뿐인지, 아니면 다른 사람이 또 있는지입니다. 당신은 다른 사람이 환자의 식이 문제에 대해 어떻게 생각하는지, 그리고 그것에 대해 어떻게 대처하고 있는지 알아볼 수 있습니다.

더 자세한 목표는 식행동 문제가 집에 미치는 영향에 대한 것입니다. 룸메이트들은 부엌에서 음식이 없어지는 것으로 인한 좌절감에 대해 주로 이야기를 합니다. 형제 자매들은 변기에 토사물이 묻어 있기 때문에 화를 냅니다. 부모들은 음식이 주변에 있을 때 환자가 적대적이거나 우울한 태도를 보이며, 그로 인해 식사 시간은 스트레스가 가득한 전쟁터가 된다고 이야기합니다. 이런 경우, 집에서 음식이 다뤄지는 방식을 변화시키는 것이 최선입니다.

어떤 경우에도 목표가 바로 달성될 거라고 기대하지 마세요. 너무 앞서가지 않고, 찬찬히 한 걸음씩 나아가는 것은 무척 중요합니다. 지금 당신이 할 수 있는 일은 무엇이 변화해야 하는지 생각하는 것입니다. 예를 들면, 집에서 음식이 다뤄지는 방식에 대해 이야기하고자 한다면, 그것을 바로 해결하려고 하지 마세요. 해결은 또 다른 시간을 기약하는 것이 좋습니다. 한 번의 대화에서 모든 일이 다 해결되어야 하는 것은 아닙니다. 만일 환자가 당신만큼 식이 문제에 대해 걱정하고 있지 않다면, 논쟁하려고 하지 마세요. 첫 단계는 그저 듣고 그 사람이 상황을 어떻게 보고 있는지 이해하는 것입니다. 어떤 일이 이미 이루어졌는지 알아야 당신이 더 도울 일이 있는지 파악할 수 있으니까요.

그녀가 필요한 도움을 받을 수 있도록 돕는 것

막상 대화를 나눠 보면, 환자가 이미 문제를 인식하고 스스로 도움을 찾았을 수도 있습니다. 당신이 친구나 배우자일 경우 더욱 그렇습니다. 그렇다면 목표는 당신이 도울 수 있는 일을 찾는 것입니다.

그러나, 때로 환자는 문제가 있다는 것을 부정할 수도 있습니다. 이런 경우, 가장 중요한 목표는 환자로 하여금 문제가 있는지, 그리고 만일 문제가 있다면 무엇을 해야 하는지를 결정할 수 있도록 검사를 받게 하는 것입니다. 아무 문제도 없을 수도 있지만, 만에 하나 문제가 있다면 몇 년이 지난 후에 당신이 그녀의 문제를 완전히 놓치고 지나갔다는 생각에 후회하고 싶지 않다고 이야기하세요. 검사를 할 수 있는 적절한 의사를 찾는 것을 도와줄 수 있다고 하세요. 만일 당신이 소아 또는 청소년 자녀를 둔 부모라면, 진료 예약을 직접 잡아야 할 것입니다. 아이에게 다시 정상적으로 식사를 시작할 수 있도록 가족이 도움을 찾을 것이라는 사실을 알려주세요. (6장에서 당신과 환자에게 도움이 될 수 있는 자원들에 대해 상세하게 소개하도록 하겠습니다.)

최선을 다해 보는 것

1. *당신은 대화를 다른 사람과 미리 연습해 볼 수 있습니다.*

놀랍게도 많은 사람들이 무슨 말을 하고자 하는지 또는 무엇이 잘못

될 수 있는지 숙고해 보지 않은 채로 굉장히 심각한 대화를 시작합니다. 미리 예상하는 것은 대화에서 비롯되는 참사를 피하는 데에 확실히 도움이 됩니다. 만일 식이 문제에 대해 알고 있는 가족 구성원이나 친구가 있다면, 환자와 실제로 대화를 시작하기 전에 당신이 하고 싶은 말을 미리 연습해 볼 수 있습니다. 그 사람에게 당신이 하고 싶은 말이 무엇인지 이야기해 보세요. 당신의 자녀, 배우자, 또는 친구의 입에서 나올까봐 두려운 말들을 해 달라고 부탁하세요. 이렇게 함으로써, 당신은 어려운 부분을 예상할 수 있고, 실제 상황이 벌어졌을 때 더 준비된 상태에서 대처할 수 있을 것입니다. 만일 문제를 알고 있는 사람이 아무도 없다면, 환자의 사생활을 존중해 주세요. 지원 모임(support group)은 당신이 하고자 하는 말을 연습할 수 있는 좋은 장소입니다. 이런 모임 안에서는 환자의 비밀 보장과 익명성이 유지될 수 있습니다. (지원 모임에 대해 더 자세히 알고 싶다면 6장을 참고하세요.)

2. *당신은 대화가 통제 불능으로 가기 전에 멈출 수 있습니다.*

무슨 말을 할 지 생각할 때, 이것을 염두에 두세요. 이 대화는 아마 쉽지 않을 것이고, 조심하지 않으면 싸움이 될 수 있습니다. 기억하세요. 상대방의 반응이 무엇이든 간에, 대화가 싸움이 되지 않도록 하는 것은 당신의 몫입니다. 당신의 걱정을 보여주세요. 만일 이 대화가 당신을 화나게 하거나 속상하게 한다면, 더 과열되거나 상처주는 결과를 낳기 전에 멈추세요. 그 사람에게 당신이 감정적이지 않을 때 대화를 이어가고 싶다고 이야기해야 합니다. 다시 시도할 것이라고 말해 주세요. 다만 다른 환경에서, 또는 다른 사람이 같이 있는 상황에서요.

한 번에 모든 말을 다 할 필요는 없습니다. 당신은 이미 첫 발을 내딛었습니다. 감정이 과열되었을 때 대화를 지속하는 것은 상황을 악화시킬 뿐입니다. 다른 때 다시 시도해도 괜찮습니다.

3. *응급 상황이라고 생각된다면, 어떻게 진행해야 할지 전문가의 도움을 받으세요.*

당신이 무엇부터 해야 할지 전문가로부터 조언을 듣기 위해 연락할 것이라고 알려주세요. 지금 무엇을 해야 할지에 대해 조언이 필요하다면 5장의 "낭비할 시간이 없다: 응급 상황들"을 참고하세요.

반응 예상하기

그 사람이 당신의 접근에 대해 어떻게 반응할지 예상하기는 쉽지 않습니다. 다양한 반응이 있을 수 있으며, 그에 따라 당신의 반응 또한 달라질 것입니다. 여기에서는 식이 문제에 대해 이야기를 꺼냈을 때 사람들이 흔히 하는 반응을 자세하게 다루고 있습니다.

안도

누군가가 문제에 대해 알고 있다는 사실을 아는 것은 어떤 사람에게는 커다란 안도입니다. 그들은 더 이상 외롭게 비밀을 안고 있지 않아도 되며, 이젠 그들을 도와줄 사람이 있습니다.

17세 폭식증 환자인 조안은 어머니와 했던 대화에 대해 다음과 같이 이야기했습니다:

> *엄마가 제게 폭식증이 있다는 것을 알고 있고 돕기를 원한다고 말씀하신 후, 저는 올해 처음으로 마음이 평온해지는 것을 느꼈어요. 괜찮은 척 하는 것을 그만둘 수 있었으니까요. 제가 어떻게 느끼는지 부모님과 이야기할 수 있었어요. 엄마가 만일 알게 되면 감당할 수 없을 거라는 생각에 너무나 걱정했었어요. 이제 그것에 대해 더 이상 생각할 필요가 없어요.*

안도감을 표현하는 것은 한참 후, 때로는 몇 년 후에나 일어나기도 합니다. 18살 마리안은 그녀가 15살 때 부모님이 정신과 전문의를 만나라고 했던 때를 떠올렸습니다:

> *가슴이 터질 정도로 소리 지르던 것을 기억해요. 정신과 의사 따위 만나지 않을 거라고요. 부모님이 체중을 늘리도록 할까봐 두려웠죠. 저는 그들을 증오했고, 그렇게 말했어요. 부모님은 제게 무엇이 최선인지 모르셨죠.*
> *지금에서야 저는 마음 한편에 다른 감정이 속삭이던 소리를 인정할 수 있어요. "너는 이제 멈출 수 있어. 너는 이제 더 이상 싸울 필요가 없어. 너는 이제 먹을 수 있을 거야." 마치*

구명정이 앞에 던져진 것처럼, 오랜만에 제 안에서 모든 게 평온하게 느껴졌어요. 저는 울음을 터뜨렸던 것을 기억해요.

문제 인정하기

때로 환자는 다른 사람이 문제를 알고 있다는 것을 깨달은 후에야, 뭔가 잘못되어 가고 있다는 것을 인정하게 되기도 합니다.

대학교 2학년인 셸리는 수업이 끝난 후 매일 밤마다 폭식과 구토를 했습니다. 그녀와 룸메이트 데리는 비좁은 장소에 살고 있었기 때문에, 그녀는 데리가 알고 있을 것이라고 확신했습니다. 비록 셸리가 데리 앞에서 폭식을 하거나 구토를 한 적은 없었지만, 셸리는 데리가 음식을 보았고 화장실에서 나는 냄새를 맡았다는 것을 알고 있었습니다.

데리 또한 굉장히 마른 체격이었기 때문에 데리가 폭식증이 대수롭지 않은 일이라고 생각한다고 짐작했어요. 마치 체중을 조절하는 좋은 방법 정도로요. 그런데 어느 날 밤, 데리는 제게 폭식증이 있다는 것을 알고 있으며, 그것 때문에 무척 속상하다고 말했어요. 그녀는 제게 도움이 필요하다고 생각한다고 했어요. 저는 충격을 받았죠. 저는 그녀가 문제라고 여기지 않을 거라고 생각해 왔거든요. 그녀가 이야기를 꺼냈을 때, 저는 무척 당황했고 처음으로 진심으로 걱정이 되었어요. 마침내 제가 무엇을 하고 있는지를 똑바로 봐야 했어요. 그 때까지는 데리가 이걸 문제가 생각하지 않으니 그렇게 큰 문제가 아닐 거라고 생각했던 거예요. 그날 밤 저

는 제게 문제가 있고 치료를 받아야 한다는 것을 깨달았죠.

여러분 중 일부는 이야기를 꺼냈을 때, 환자가 이미 문제를 알고 있을 뿐 아니라 치료를 받고 있다는 것을 알게 되는 운좋은 경험을 했을 수도 있습니다. 그렇다면 중요한 목표는 이미 달성되었고, 터놓고 이야기하는 것만이 남아 있습니다. (7, 8, 9장으로 넘어가셔도 됩니다.)

방어와 부정

식이장애에 대한 이야기를 꺼냈을 때, 모든 사람이 앞선 사례의 10대들처럼 반응하는 것은 아닙니다. 어쩌면 상대방은 문제를 부정할 수도 있습니다. 특히 거식증 환자들은 문제가 있다고 느끼지 않으며, 문제가 없다는 것을 당신에게 확신시키기 위해 무슨 일이든지 할 것입니다. 폭식증과 과식 장애 환자들은 처음에는 들켰다는 수치심 밖에 느끼지 못할 수도 있습니다. 안도감은 그 순간에는 전혀 느껴지지 않을 것입니다. 기억하세요. 당신은 그들이 몇 년간 숨겨 왔던 비밀을 이야기하는 첫 번째 사람일 수도 있습니다. 당신의 이야기는 분노로 가득 찬 다양한 반응을 불러 일으킬 수 있습니다.

"어떻게 감히 그런 말을 할 수 있어요!"

환자는 당신에 대해 격분할 수 있습니다. 그녀는 침해 받았거나, 당황하거나, 들켰다고 느낄 수 있으며, 당신에게서 벗어나기 위해 방어적으로 반응할 수 있습니다. 그녀는 아무 문제도 없다고, 당신이 무슨 말을 하는지 전혀 모르겠다고 할 수도 있습니다. 그럴 가능성에 대해 마음의 준비를 하세요. 수치스러운 비밀이 드러나는 것을 좋아하는 사람은 없습니다. 당신이 꺼내려는 이야기에 대해 화를 내는 것은 정상적인 반응입니다. 분노는 수치심과 공포를 가리려는 것이며, 이 단계에서 그 사람은 당신이 무엇인가를 빼앗아 가려고 한다고 생각할 수 있습니다.

마음의 준비를 하세요. 만일 당신이 화난 반응을 미리 예상한다면, 감정적으로 반응하는 대신 좀 더 적절하게 대처할 수 있을 것입니다. 상대방이 하는 말에 겁먹지 마세요. 그녀가 무슨 말을 하든, 그녀에게는 이 순간 다른 무엇보다 당신이 필요합니다. (수년이 지난 후에야 그녀가 느꼈던 안도감을 인정할 수 있었던 마리안의 사례를 기억하세요.) 당신의 입장을 유지하면서, 왜 걱정하는지 반복해서 이야기하세요. 상대방이 무슨 말을 하든, 화를 내며 대응할 때가 아니라는 것을 명심하세요. 당신 입장에서 화가 날 수는 있지만, 지금은 그것을 표현할 때가 아닙니다.

"당신 일이나 신경 쓰세요."

환자는 그게 당신과 상관없는 일이라고 할 수도 있습니다. 그녀의 삶이며, 자신이 원하는 것은 무엇이든지 할 수 있다고요. 당신은 늘 불쑥 끼어들며, 당신이 그런 식으로 걱정하지 않았다면 애초에 문제가 생기지 않았을 것이라고 할지도 모릅니다. 그녀는 알아서 하겠다고 말할 것입니다. 이런 경우, 문제가 당신에게 어떤 영향을 미치고 있는지, 그녀가 어떻게 그 문제를 '당신의 문제'로 만들었는지 이야기하세요. 만일 가까운 사람이라면, 무서울 정도로 급격히 체중이 줄어든 것이나, 스스로를 고립시키는 것, 또는 폭식 같은 것들이 당신을 걱정하게 만들었다고 이야기할 수 있습니다. 그녀를 아끼는 사람이라면 이런 행동을 보고도 모른 척 할 수는 없다고 이야기하세요. 만일 함께 살고 있다면, 아마도 그녀는 여러 번 집에 있는 음식을 모두 먹어치우거나 당신이 필요한 순간에 아주 오랫동안 화장실을 차지하고 있었을 것입니다. 그것은 분명히 '당신의 일'입니다. 만일 그녀가 스스로 문제를 해결할 수 있었다면, 당신에게 걱정할 꺼리를 주지도 않았을 것입니다. 그것이 당신이 개입해야 한다고 느끼는 이유입니다.

당신이 무슨 말을 했건 간에, 확고한 태도를 유지하세요. 그러나 반드시 기억해야 하는 것은, 화내거나 비난하는 태도로 이야기한다면 아무 소용 없을 거라는 사실입니다. 감정적이 되거나 조르지 않고도 얼마든지 확고할 수 있습니다.

"당신도 문제가 많아요."

공격은 최선의 방어이니, 당신은 말을 꺼내는 순간 공격을 받을지도 모릅니다. 상대방은 당신이 너무 뚱뚱하기 때문에 다른 사람이 어떻게 먹어야 할 지 거론할 자격이 없다고 말할 수도 있습니다. 반대로, 그녀는 당신이 항상 다이어트를 하고 있으므로 아무 말도 할 자격이 없다고 할 수도 있습니다. 당신도 칼로리를 재고, 체중에 대해 신경을 쓴다고요. 또는 그녀는 당신의 다른 문제를 비난할 수도 있습니다. 술 문제나, 대인 관계 문제, 또는 당신의 다른 어려움과 공포를요. 그녀는 당신이 스스로에 대해 의구심을 갖도록 할 만한 말이 무엇인지 정확히 알고 있을 것입니다.

이러한 이야기로 끌려 들어가지 마세요. 지금 이 순간, 당신의 문제가 무엇인지는 중요하지 않습니다. 만일 그녀가 당신의 문제에 대해 걱정한다면, 그 문제에 대해 이야기할 수 있는 다른 시간을 마련할 거라고 이야기하세요. 그것은 지금 다룰 주제가 아닙니다. 또한 당신은 하려는 말에 대해 자신이 없다고 느낄 수도 있습니다. "내가 어떻게 도울 수 있지? 나도 문제가 이렇게 많은데." 만일 스스로에게 이런 질문을 하고 있다면, 당장 멈추세요! 물론 당신에게는 문제가 있을 것입니다. 우리 모두가 그렇습니다. 그러나 그렇다고 해서 다른 사람을 도울 수 없다는 뜻은 아닙니다.

"당신이 틀렸어요."

환자는 당신이 틀렸다고 할 수도 있습니다. 당신이 너무 과도하게 반응하고 있다거나 함께 살지 않는데 어떻게 아느냐고 할 수도 있습니다. 모든 사람들이 다이어트를 하고 그녀도 다르지 않다고 하거나, 그녀에게 소화 불량이 있기 때문이고 구토는 폭식증과는 관련이 없다고 할 수도 있습니다.

당신이 틀렸을 수도 있다는 것을 기억하세요. 당신이 문제가 있다고 추측한다고 해서 문제가 있다는 뜻은 아닙니다. 당신도 가능성이 있다고 생각한 것뿐이라고 이야기하세요. 틀릴 준비가 되어 있다고요. 그러나 당신이 무엇을 보았는지, 그리고 왜 걱정하는지 분명히 이야기하세요. 당신은 여전히 의문이 있으며, 그것에 대해 이야기하고 싶다고 하세요.

이제 어떻게 할까?

상황이 비교적 잘 풀린다면

환자 자신도 걱정하고 있다는 것을 인정할 것입니다. 문제가 있다는 것은 인정하지 않더라도, 이야기할 의향이 있는 것처럼 보일 것입니다. 처음에는 분노에 차 있을지 모르지만, 결국에는 당신이 하는 말을 고려해 볼 것입니다. 이런 경우, 당신은 좋은 출발을 한 것입니다.

문제가 드러났으니, 이제 대화의 목표가 달성될 때까지 따라가는 것이 중요합니다. 만일(친구들 같은 경우) 당신의 걱정을 상대방에게 알리는 것이 목표였다면, 이미 준비한 목표를 달성한 것입니다. 어떻게 계속해서 도움을 줄 수 있을지에 대해 함께 이야기할 수도 있습니다. 그러나 대부분의 경우, 목표는 환자로 하여금 문제가 있는지 검사를 받고 어떤 치료가 필요한지 알도록 돕는 것을 포함합니다. 만일 당신이 걱정하는 사람이 어린이나 10대라면, 아마 아이의 치료를 당신이 직접 예약해야 할 것입니다. 6장은 다음에 무엇을 해야 하는지에 대해 알려줄 것입니다. 아마도 그녀의 식행동 문제가 당신의 삶을 어떻게 방해하고 있는지, 또는 그녀와의 관계 전반에 대해 얼마나 걱정하고 있는지 이야기하고 싶을 수도 있습니다. 7, 8, 9장에 이러한 대화에 대한 가이드라인을 기술하고 있습니다.

16세 거식증 환자인 카렌은 부모님이 처음으로 이야기를 꺼냈을 때의 경험을 다음과 같이 이야기했습니다:

> *저는 점점 더 덜 먹고 있었지만, 부모님이 제가 얼마나 말랐는지에 대해 무슨 말을 하든지 간에 제가 뚱뚱하게 느껴졌고, 그래서 계속해서 먹지 않았어요. 저는 부모님이 무엇을 해야 할지에 대해 언쟁하는 소리를 들었어요. 엄마는 저를 내버려 두기를 원했어요. 이것은 겪고 지나갈 일이라고요. 아빠는 두려워서 제게 먹도록 강요해야 한다고 생각했어요. 그 싸움은 오랫동안 지속됐고, 내내 저는 먹지 않았어요. 그러던 어느 날, 어떻게 해서 그렇게 되었는지는 모르지만, 부모님은 함께 앉아서 제게 할 말이 있다고 했어요. 저는 할 말이 없다고 했지만, 부모님은 이렇게 말씀하셨어요. "너는 아무 말도 하지 않아도 돼. 그냥 듣기만 하렴."*
>
> *그리고 그들은 말했어요. "우리는 네가 스스로를 그렇게 대하도록 내버려 두기에는 너를 너무 많이 사랑한다. 너는 뼈만 앙상해졌어. 네가 더 이상 외출도 하지 않고, 친구도 만나지 않아서, 우리는 걱정이 된다. 우리는 거식증을 전문으로 치료하는 선생님과 이야기해서 우리 가족 모두 만날 수 있도록 예약을 잡았단다." 처음에 저는 안 간다고 했어요. 그렇지만 부모님 두 분 다 꼼짝도 하지 않으셨죠. 그들은 제게*

선택권이 없다고 했어요. 보통 부모님이 제게 뭔가를 하라고 하면, 저는 부모님이 잘못한 것들을 늘어놓아서 저를 내버려 두게 했었어요. 때로 끊임없이 불평을 늘어놓기도 했죠. 그런 방법들을 모두 시도해 봤지만, 둘 중 누구도 꿈쩍하지 않았어요. 그래서 여기 온 거예요.

26세 폭식증 환자인 데보라는 남편이 처음으로 이야기를 꺼냈던 때를 회상했습니다:

저는 결혼한지 2년 됐고, 2년 내내 폭식증을 가지고 있었어요. 결혼하기 전에, 저는 8년간 폭식 문제를 가지고 있었죠. 그 중 2년은 가족과 함께 살고 있었어요. 저는 저녁 식사 때 온 가족이 먹는 것을 모두 합친 것보다 많은 음식을 먹었지만, 여전히 가장 말랐었어요.
식사 후 저는 구토를 하기 위해 화장실에서 한 시간 동안 머물렀어요. 아무도 아무 말도 하지 않았죠.
그리고 저는 결혼했고, 같은 상황이 벌어졌지만, 남편 역시 아무 말도 하지 않았어요. 그래서 생각했죠. 만약 그들이 내게 신경 쓰지 않는다면, 나 또한 마찬가지라고요. 저는 정말로 아무도 눈치채지 못했다고 생각했어요. 그러나 어느 날, 남편이 할 말이 있다고 했어요. 그는 이 문제를 꺼내는 것이 얼마나 힘들었는지 이야기했어요. 그는 제가 화를 낼까봐 두려웠지만, 아무 말도 하지 않고는 더 이상 견딜 수가 없었다고 했어요. 그는 제가 화를 내는 것보다 제 건강이 더 중요

하다고 했어요. 그는 제게 폭식증이 있다는 것을 알고 있었고, 그게 어떤 의미인지 두렵다고 말했죠. 우리는 아이를 가지려고 계획하고 있었는데, 폭식 문제 때문에 임신이 어려울 수도 있다는 생각에 걱정된다고 했어요. 그리고 제가 그에게 비밀을 가지고 있다는 것에 상심했다고요. 그는 제가 치료를 받든 지원 모임에 참석하든 도움을 받기를 원한다고, 도움이 된다면 함께 가 주겠다고 했어요. 저를 사랑하고 저를 돕기 위해서라면 무슨 일이든 하겠다고요. 그는 이 모든 이야기를 하면서 울고 있었어요. 절대 울지 않는 사람이었는데 말이에요. 폭식증이 있다는 것이 너무 수치스러워서 그것을 알고도 누군가 저를 원할 것이란 생각을 결코 해본 적이 없었어요. 그의 도움은 제가 문제를 마주할 수 있게 해 주었죠.

상황이 잘 풀리지 않는다면

이야기가 항상 잘 풀리는 것은 아닙니다. 한 어머니가 폭식증이 있는 17살 딸 캐시와 이야기를 한 후, 울면서 우리에게 전화를 했습니다. 그녀는 딸에게 폭식증이 있다고 추측하고 있었고, 그것에 대해 이야기를 하려고 했습니다.

저는 딸에게 뭔가 문제가 있다는 것을 알고 있었어요. 음식들이 부엌에서 사라지고 있었고, 캐시는 사람들 앞에서는 결코 먹지 않았어요. 쓰레기통에는 비어 있는 변비약 상자들이 있었죠. 그리고 캐시는 아주 오랫동안 화장실에서 머무르곤

했어요. 오늘 아침 저는 화장실에 갔어요. 토사물 냄새가 진동을 했죠. 제 안에 뭔가가 무너지는 느낌이 들었어요. 저는 캐시의 방으로 가서 소리를 질렀어요. "대체 너는 무슨 문제가 있는 거니? 너 환자니? 도대체 어떤 종류의 인간이 이 따위 일을 하는 거니?" 그녀는 조용했고, 아무 말도 하지 않았어요. 저는 그녀에게 영향을 미칠 만한 무슨 말인가를 해야겠다고 필사적으로 생각했어요. 그녀를 멈추게 하기 위해 생각할 수 있는 말은 이것뿐이었어요: 만약 그녀가 이것을 계속한다면 모든 그녀의 친구들에게 알리겠다고요. 친구들은 캐시가 완벽하다고 생각하는데, 이걸 들으면 생각이 달라질 거라고요. 그녀는 마치 제 속을 꿰뚫어 보는 것처럼 저를 쳐다보더니 말했어요. "내 방에서 나가요. 난 엄마를 증오해요. 엄마와는 할 이야기가 없어요." 저는 방을 나왔지만, 이제 어떻게 해야 할지 몰랐어요.

이 어머니는 좌절감 때문에 상대방에게 오해를 사고, 상처를 주고, 분노를 자극하는 방식으로 대화를 시작했습니다. 어려운 상황에서 많은 사람들이 하듯이, 그녀도 처음에는 문제가 사라지기를 바라면서 아무 말도 하지 않고 문제가 지속되도록 내버려두었습니다. 압도당하는 느낌이 들 때까지요. 그리고 화가 머리 끝까지 났을 때 처음 대화를 시작했고, 결과적으로 딸은 분노에 찬 침묵과 모욕으로 스스로를 방어했습니다.

폭식증을 멈추려는 어머니의 목표는 애초에 불가능한 것이었기에, 실패할 수밖에 없었습니다. 만약 그렇게 무거운 목표를 가지고 시작하지 않았다면, 대화는 덜 부담스러웠을 것입니다. 조금 더 실현 가능한 목표는 그저 이야기를 하는 것이었습니다.

또한 그녀가 조금 더 평온한 때에 이야기를 시작했다면 이해받기가 더 수월했을 것입니다. 이 어머니와 딸은 전에도 논쟁을 한 적이 많았습니다. 평소보다 더 골치 아픈 주제에 관해 이야기하는데 싸우지 않을 것이라 생각하는 것이 말이 안 되는 거였습니다. 이런 경우, 어머니는 딸과 대화하기 위해 도움이 필요합니다. 한 가지 방법은 딸에게 이야기를 꺼내기 전에 남편과 상의하는 것입니다. 만일 그녀가 감정적이 되지 않고서는 이야기를 끝내지 못할 것 같다면, 남편이 대신 대화를 시작하거나, 함께 이야기를 할 수 있었을 것입니다. 만약 그녀가 더 평온한 상태였다면, 좀 더 상호협력적인 방식으로 이야기를 할 수 있었을 것입니다. 예를 들면, "캐시, 우리는 네게 음식과 관련된 문제가 있다는 것을 알고 있단다. 우리는 네가 먹는 양에 대해 우려하고 있어. 그리고 우리는 구토하는 소리도 들어서, 몹시 걱정이 된다. 우리는 이것과 관련해서 너를 돕고 싶고, 네 옆에 우리가 있다는 사실을 알았으면 해. 무슨 일이 일어나고 있는지 이야기해 보자."

이런 경우, 남편의 존재는 반응을 완화시킬 수 있습니다. 만약 남편이 함께 있을 수 없는 상황이고, 어머니는 여전히 걱정이 된다면, 딸과 이야기하기 전에 먼저 치료자를 찾아가서 이야기를 하는 것도 도움이 되었을 것입니다. 어머니가 그 일을 혼자 할 필요는 없습니다.

또 다른 사례에서, 마리는 남편 조지에게 음식과 관련된 문제가 있는 것 같아 우리에게 전화 했습니다.

조지는 늘 과체중이었지만, 그건 문제가 아니었어요. 저는 덩치 큰 남자에 대해 불만이 없거든요. 다만 최근 몇 년간 그의 생각 속에는 음식과 체중 밖에 없는 것처럼 보였어요. 온갖 종류의 다이어트를 끊임없이 반복했지만, 아무 것도 효과가 없었어요. 1-2주일 만에 그는 또다시 마구 먹어대곤 했죠.

문제는 다이어트를 시작하는 첫날 또는 둘째날을 제외하고는 그가 전혀 행복해 보이지 않는다는 것이었어요. 그럴 때만 희망적이고 들떠 있었죠. 다이어트에 실패하는 순간, 그는 다시 강박적으로 뭘 먹는지, 그리고 얼마나 몸무게가 많이 나가는지에 집착하기 시작했어요. 그는 밖에 나가기도 싫어했고, 침울하게 집 안을 서성거리며 먹기만 할 뿐이었어요. 지난 주말, 드디어 일이 터졌어요. 우리는 스키를 타러 가려는 계획을 세워놨었어요. 그런데 출발하려는 순간(물론, 또 새로운 다이어트를 실패한 후였죠) 그는 너무 피곤해서 못 가겠다고 했어요. 저는 어이가 없었어요. 저는 이성을 잃었죠. "당신은 너무 피곤한 게 아니야." 저는 소리 질렀어요. "당신은 너무 뚱뚱한 것뿐이야. 당신은 먹는 것 외에 다른 데 쓸 에너지가 없다고!" 그는 이제 저와 말하지 않아요. 전 어떻게 해야 할지 모르겠어요.

캐시의 엄마처럼, 마리는 감정 조절에 실패한 상태에서 남편과 대화를 시작했습니다. 그녀는 좌절감과 실망감을 느끼고 있었고, 누군가를 지지해 줄 수 있는 상태가 아니었습니다. 조지가 그녀를 실망시킨 상황에서 대화를 시작했기 때문에, 마리의 머릿속에 그녀가 경험한 실망감에 대한 보복 이외에 다른 목표가 있었는지는 불분명합니다. 만일 마리가 조지와 싸움을 하고 싶었던 거라면, 이야기가 달라집니다. 그러나 그녀에게 상황을 변화시키려는 마음이 있었다면, 하고자 하는 말에 대해 충분히 생각한 후 대화를 시작할 필요가 있었을 것입니다.

마리 입장에서 조지와 대화를 시작하는 더 건설적인 방법은 다음과 같습니다. "조지, 나는 당신을 사랑해요. 그런데 당신은 요즘 늘 우울해 보여요. 당신은 나를 포함해 당신은 아끼는 사람들을 밀어내고 있어요. 나는 당신의 체중, 그리고 건강에 문제가 생길까봐 걱정스럽지만, 그뿐 아니라 우리가 지금 너무 멀어져 있다는 생각에 걱정이 돼요. 나는 당신이 그리워요. 내가 어떻게 도울 수 있는지 알고 싶어요."

효과가 없다면, 어떻게 해야 할까?

문제를 꺼내서 이야기하는 것이 항상 부드럽게 진행되는 것은 아닙니다. 상대방이 듣고 받아들일 수 있으려면 여러 번 시도해야 할 수도 있습니다. 만일 그렇다면, 첫 대화 후 시간이 좀 지날 때까지 기다리세요. 그리고 주제를 다시 꺼내 보세요.

다른 경우, 당신이 어떻게 하든 간에 상대방은 변함없이 인정도 하지 않고 대화도 거절할 지도 모릅니다. 만일 그렇다면, 그 다음에 뭘 해야 할지 결정해야 할 것입니다. 그럴 때 당신이 할 수 있는 일들이 바로 다음 장의 주제입니다.

CHAPTER 5

그녀가 아무 문제가 없다고 말한다면

부정에 대처하기

만일 당신이 걱정하는 사람이 문제에 대해 생각하는 것조차 거부한다면 어떻게 해야 할까요? 아니면, 그녀가 문제가 있다는 것을 부정하고 아무 문제도 없다고 우기거나 문제를 심각하게 받아들이지 않는다면 어떻게 해야 할까요?

당신이 문제가 있다는 추측만 하고 있든 아니면 있다고 확신하든, 이것은 굉장히 어려운 상황이며, 당신에게는 도움이 필요합니다. 혼자 상황의 심각성을 판단하거나 그 다음에 무엇을 해야 할지 알기는 어렵습니다. 식이장애의 평가는 복잡하고 어려운 과제입니다. 전문가들조차도 문제가 단지 지나가는 과정의 일부일지 아니면 앞으로 식이장애로 진행할지를 항상 구분할 수 있는 것은 아닙니다. 그러므로 이것은 당신이 해야 할 부분은 분명히 아닙니다.

당신 혼자 할 필요는 없습니다

가장 좋은 방법은 전문가로부터 상담을 받는 것입니다. 이러한 경우 상담의 목적은 반드시 치료일 필요는 없으며, 당신이 보고 있는 상황의 심각성을 판단하는 데 도움을 받고, 이 복잡한 상황에서 다음에 무엇을 해야 할지 알게 되는 것입니다. 상담은 필요에 따라 한 번일수도 있고, 여러 번일 수도 있습니다.

상담을 받으러 갈 때에는, 당신이 전문가와 상의할 만큼 상황을 심각하게 받아들이고 있다는 사실을 환자에게 알려야 합니다. 당신이 무엇을 하려 하는지 환자가 알도록 할 필요는 있지만, 허락을 받을 필요는 없습니다. 도움을 구하는 것은 당신을 위한 것이기 때문입니다. 어려운 상황을 잘 다루고 능숙하게 대처하고자 하는 것입니다. 만일 정말로 치료가 필요한 상황이라면, 식이장애를 앓은 기간이 짧을수록 치료는 훨씬 더 효과적입니다. 그러므로 문제가 있다는 것을 인식했을 때 곧바로 도움을 구하는 것은 굉장히 중요합니다. 비록 당신의 자녀나 배우자와 문제를 직면하는 것은 두렵고 어려운 일이지만, 이야기를 빨리 시작함으로써 얻을 수 있는 장점이 단점에 비해서 월등히 크기 때문입니다. 도움을 요청하는 것이 어떤 결과를 가져올지 미리 예측하면서 미루거나 포기하지 마세요. 전문가는 만일 당신이 물러나는 게 더 낫다면 그렇게 이야기할 것입니다.

당신이 어떻게 해야 할지에 대해 도움을 구할 수 있는 많은 전문가와 집단이 있습니다. 예를 들어, 당신은 식이장애 전문가나 센터, 지원 모임, 또는 핫라인에 도움을 청할 수 있습니다. 만일 당신이 대학교에 있는 상황이라면, 대학 보건 시설이나 기숙사 상담사 등이 있을 것입니다. 근무 환경이라면, 직원 상담 센터가 있을 수도 있습니다. 가능한 자원들에 대해서는 6장에 자세히 기술되어 있습니다. 책 말미의 〈*치료 자원*〉 부분에 나와 있는 단체들은 당신이 지역에서 치료자와 치료 시설을 찾는 것을 도와줄 것입니다.

실제로 누군가와 이야기하기 위해 전화하거나 상담 예약을 잡기 전에, 당신의 생각을 정리하는 것이 좋습니다:

- 당신이 걱정하는 행동이 무엇인지 명확히 하세요. 1장의 체크리스트를 살펴 보고, 당신이 본 다양한 증상과 징후의 목록을 만들어 보세요.
- 환자의 행동이나 기분에 걱정할 만한 변화가 있었는지 생각해 보세요. 언제 그 변화가 시작되었는지 말할 수 있나요? 그 변화는 얼마나 오래 지속되었나요?
- 만일 당신이 약물이나 알코올 사용을 의심하고 있다면, 상담자에게 이 사실을 알리도록 하세요.
- 특히 자살에 대한 이야기, 자살 시도, 자해 행동(예: 손목 긋기)과 같은 위험한 행동에 대해서 상담자에게 반드시 알릴 필요가 있습니다. 환자가 실신, 빈맥, 또는 가쁜 호흡과 같은 신체적인 증상을 호소한 적이 있었나요?
- 식행동 문제가 집에 어떤 부정적인 영향을 미치고 있는지 생각해 보세요. 예를 들면, 음식이 없어지나요? 화장실이 더러운 채로 있나요? 식사 시간이 스트레스로 가득한가요?
- 관계에 변화가 있다면, 상담자에게 어떤 변화가 있는지, 그리고 얼마

나 오랫동안 지속되었는지 이야기하세요. 예를 들면, 더 많은 논쟁을 하고 있나요? 그녀가 당신과 시간을 같이 보내지 않으려고 하나요?

- 상담자에게 당신이 어떤 노력을 했는지 그리고 그 결과가 어땠는지 이야기하세요. 문제에 대해 어떤 이야기를 나눴는지, 그리고 그녀의 반응이 어땠는지에 대해 설명하세요.

실행 계획

당신이 어떤 상황에 놓여 있는지에 따라서, 어떤 계획이 효과적인지가 결정될 것입니다. 상담자는 상황이 얼마나 심각해 보이는지, 환자가 몇 살인지, 환자가 어느 정도 스스로를 돌볼 수 있는지, 그리고 당신과 환자의 관계가 어떤지를 고려하여 조언을 할 것입니다. 또한 관계에서 당신이 얼만큼 영향을 미칠 수 있는지, 즉 당신이 가지고 있는 통제권과 영향력에 따라 조언은 달라질 것입니다.

다음에 무엇을 해야 할지에 대해 정해진 규칙은 없습니다. 각각의 상황은 매우 다르고, 그렇기 때문에 이 시기에 전문가나 지원 모임의 충고가 반드시 필요합니다. 다음은 각각의 가족, 배우자, 그리고 친구가 각자 처한 상황에서 어떤 다른 조언을 받았는지 보여주는 사례입니다.

스타이너 가족의 사례

심각한 저체중 상태였지만 문제를 인정하거나 치료자를 만나는 것을 거부하는 15살 딸 때문에 찾아온 조엘과 알리시아 스타이너 부부는 다음과 같은 조언을 들었습니다.

알리시아 스타이너가 우리에게 연락했을 때, 163cm인 리의 체중이 이미 50kg에서 41kg까지 감소한 후였습니다. 스타이너 부부는 리가 화내면서 치료자를 만나기 거부해서 더 일찍 연락하지 못했고, 그들이 할 수 있는 것은 아무 것도 없는 것처럼 느껴졌다고 했습니다. 그러나 리가 점점 더 말라가고 친구들도 만나지 않자, 그녀의 어머니는 더 이상 그대로 있을 수 없다고 생각했습니다.

우리는 알리시아에게 어떻게 41kg 짜리 10대가 어머니보다 더 강할 수 있는지 질문했습니다. 리는 죽어가고 있었고, 그녀에게 무엇이 최선인지 결정할 수 있는 상황이 아니었습니다. 어떻게 그녀가 모든 결정권을 가지게 되었을까요? 우리는 알리시아에게 리를 상담실에 데려와야 한다고 말했습니다. 이것은 리가 결정할 일이 아니라고요.

알리시아는 상황이 벌어지는 것을 두려워했습니다. 그녀는 상담실로 들어오는 내내 발로 차고 소리지르는 10대 딸을 남편과 함께 말 그대로 손으로 들고 오는 상황을 상상했습니다. 우리는 실제로 그런 일이 벌어질 수 있다고 생각했지만, 그렇다 하더라도 리가 죽어가도록 두는 것보다는 나았습니다. 응급 인력이 스타이너 씨 가족을 돕기 위해 기다리는 상태에서, 흥미로운 일이 벌어졌습니다. 알리시아와 조엘은 강력한 태도를 유지하는 것만으로 (물리적으로가 아니라 언어적으로) 리를 치료에 데려올 수 있었고, 리는 부루퉁하긴 했지만 모두가 예상한 난동을 부리지 않았습니다. 전에 스타이너 부부가 리를 치료에 데려가려 했을 때마다, 리가 화를 내면 스타이너 부부가 알아서 물러났던 것입니다. 그러나 부모님이 얼마나 진지하고 확고한 태도인지 깨닫자, 리는 순순히 따르기로 했습니다.

로버트슨 가족의 사례

다른 사례에서, 부모 지원 모임에서는 거식증에 걸린 딸을 둔 부모에게 딸을 치료에 데려가기 위해서 경제적인 영향력을 사용하도록 조언했습니다. 경제적 지원을 중단하는 것이 당신이 얼마나 진지한지를 보여주는 데에 도움이 되는 경우가 있습니다. 생명이 위험할 정도로 심각한 증상을 가진 자녀가 자신에 대해 모든 결정권을 가질 수는 없습니다. 로버트슨 가족의 사례는 위험한 상황에 개입하기 위하여 경제적 지원 중단을 어떻게 사용했는지를 보여줍니다.

제니와 루 로버트슨은 그들의 24세 딸 캐리의 상황을 어떻게 다뤄야 할지 몰라 절망적인 상태에서 부모 지원 모임에 참석했습니다. 캐리는 곧 출국하여 1년간 이탈리아에서 미술사 수업을 들을 예정이었습니다. 입학 허가를 받기까지 오랜 시간이 걸렸고, 로버트슨 부부는 늦은 졸업 선물로 캐리의 체류 비용을 지원해 주기로 결정했습니다. 캐리는 작년 내내 유학을 열심히 준비하고 계획했습니다. 그러나 최근 3개월 사이, 로버트슨 부부는 문제를 인식하고 걱정하기 시작했습니다. 캐리가 아예 먹기를 중단한 것처럼 보였기 때문이었습니다.

가족이 모일 때마다, 캐리는 식사를 거부하고 혼자 방에 가서 운동을 하곤 했습니다. 그녀는 언니들에게 그녀가 살쪘는지 계속해서 물었습니다. 어머니는 캐리와 함께 쇼핑을 하러 갔을 때, 정상 체중이었던 캐리의 사이즈가 몇 달 사이 두 치수 이상 줄어들었다는 사실을 깨달았습니다. 사실, 한 번은 맞는 옷을 찾기 위해 아동복 코너에 가야 할 정도였습니다. 캐리는 반색을 했습니다. 어머니는 경악했습니다. 그녀는 딸에게 문제가 있다는 것을 알았습니다. 곧 1년간 유학을 떠날 딸에게 말입니다.

지원 모임의 회원들은 로버트슨 부부에게 거식증이 있는 것이 분명한 상황에서 캐리의 유럽 유학을 지원해 주려고 하는 이유에 물었습니다. 로버트슨 부부는 대답했습니다. 이것은 그들이 딸과 한 약속이었습니다. 딸은 1년 동안 유학을 준비해 왔습니다. 만약 그들이 지원을 철회한다면 딸이 더 악화되지 않을까요? 이 결정에 대해 부모를 원망하지 않을까요?

지원 모임의 태도는 확고했습니다. 그들은 로버트슨 부부에게 캐리에게 문제가 있고 도움이 필요하기 때문에 유학을 지원해 줄 수 없다고 말해야 한다고 했습니다. 미국에 있는 동안에도 자신을 돌볼 수 없었는데, 유럽에 혼자 있으면서 괜찮을까요? 캐리는 유학을 계속 진행할 만큼 건강한지 판단할 수 있는 전문가를 만나야 했습니다. 어쩌면 유럽에서 치료를 진행하는 것이 가능할 지도 모르지만, 캐리가 건강해질 때까지 유학을 미루게 될 가능성이 더 높았습니다.

로버트슨 부부는 지원 모임의 의견을 받아들이기로 했지만, 캐리와 정면으로 부딪치는 것을 두려워했습니다. 그들이 캐리와 이야기를 하게 되었을 때, 만일 이대로 유학을 지원한다면 그들은 심각한 문제를 모른 척 하는 것이 될 거라고 말했습니다. 경제적 지원은 그녀가 병원에 가서 전문가를 만나 유학을 갈 만큼 건강한지 듣고 그에 따라 결정하겠다고 했습니다. 캐리는 격분했습니다. "약속했잖아요!" 그녀는 소리질렀습니다. "나는 아빠 엄마가 약속을 어긴다는 것을 믿을 수 없어요. 나는 1년간 이걸 기다려왔는데, 이제 와서 안 된다고요? 만약 그렇게까지 걱정됐다면, 왜 진작 말하지 않았어요?"

지원 모임의 "목소리"를 떠올리면서, 로버트슨 부부는 확고한 태도를 유지했습니다. "우리가 더 일찍 나서지 못해서 미안하다." 그들은 말했습니다. "우리는 이것에 대해 오랫동안 생각해왔어. 만일 우리가 너를 이대로 유학 보낸다면, 너의 성공적이고 유능한 부분만 보는 게 될 것 같아 두렵다. 지금 네 안에는 겁에 질리고 걱정하고 있고 어떻게 해야 할지 모르는, 그러나 목소리조차 내지 못하는 또 다른 일부가 있어. 만일 이대로 널 보내면, 너의 커다란 일부를 못 본 척 하는 게 되겠지. 우리도 이렇게 하는 게 가슴 아프지만, 너의 병을 모른 척 할 수는 없다."

캐리는 그녀에게 아무 문제도 없다고 악을 썼습니다. 그들에게 문제가 있고, 이제 그들은 그녀에게도 문제를 만들려고 한다고요. 그녀는 부모님이 믿을 수 없는 사람들이며, 그녀의 삶을 파괴하려고 한다고 말했습니다. 캐리의 말은 그들에게 상처를 주었지만, 로버트슨 부부는 지원 모임, 그리고 자신들도 이것이 옳은 결정이라고 생각한다는 것을 상기하며 견뎠습니다. 결국, 캐리가 할 수 있는 일은 없었습니다. 제니 로버트슨은 상담 예약을 잡았고, 부모님은 캐리와 함께 첫 상담에 참석했습니다. 치료자는 캐리의 병이 위중하며, 유학을 미룰 필요가 있다는 데에 의견을 같이 했습니다.

무척 실망했지만, 캐리는 치료를 시작했습니다.

로버트슨 부부가 했던 일은 결코 쉬운 것이 아니었습니다. 캐리는 그들의 결정에 격분했고, 괜찮다고 우겼습니다. 그러나 만약 로버트슨 부부가 물러났다면, 그들은 체중 감소를 통해서만 드러날 수 있었던 캐리의 일부, 외국에서 한 해를 보낼 생각에 압도되어 두려워하는 가냘픈 소녀를 무시하게 되었을 것입니다. 캐리에게 지금 시점에서는 비용을 대 줄 수 없다고 함으로써, 그들은 캐리가 지금은 자신을 적절하게 돌볼 수 없다는 사실을 분명히 이야기할 수 있었습니다.

벤과 재닛 워커 부부의 사례

만일 식이장애를 가진 사람이 당신의 배우자라면, 일방적으로 결정을 내릴 수는 없습니다. 문제가 당신, 당신의 배우자, 그리고 관계에 얼마나 상처를 주고 있는지에 대해 확고한 입장을 유지함으로써 환자의 주의를 끌고 협조를 얻을 수 있습니다.

35세 벤 워커는 부인인 33세 재닛의 폭식증에 어떻게 접근했는지 이야기했습니다.

몇 달간, 우리 결혼 생활은 잘못되어 가고 있었어요. 재닛은 내가 너무 일을 많이 한다고 불평했죠. 나는 그녀와 함께 있는 것이 힘들었어요. 그녀는 괜찮아 보이는 데도 늘 체중에

대해 불평하고 있었거든요. 나는 우리 둘이 보내는 시간이 점점 줄어든다는 것을 알고 있었어요. 솔직히, 나는 일 뒤에 숨어 있었다고 생각해요. 그러나 어느 날, 직장에 있을 때 우리 부부의 친구인 리즈로부터 전화를 받았어요. 리즈는 잰(재닛)에게 전화할 때마다 잰이 "지금 통화하기 어려워."라고 말한다고 했어요. "별일 없어?" 리즈는 알고 싶어했어요. "나는 몇 주 동안 잰을 못 봤어. 우리 거의 맨날 만났었는데." 리즈의 전화에 나는 정신이 번쩍 들었어요. 내가 잰에게 벌어지고 있는 일을 모르고 있는 게 아닐까란 생각이 들었죠. 신경을 쓰기 시작하자, 재닛이 화장실에 너무 자주 간다는 것, 그리고 그렇지 않을 땐 계속 먹고 있다는 것을 깨달았어요. 그리고 잰이 단지 리즈만 밀어내는 것이 아니라, 더 이상 그 누구와도 연락하지 않는다는 사실도요.

나는 재닛에게 할 말이 있다고 했습니다. 재닛은 전에 폭식증을 앓은 적이 있다는 이야기를 했었지만, 몇 년간 그 이야기를 한 적은 없었습니다. 이번에, 나는 그녀에게 내가 보고 있었던 것들과 리즈의 전화에 대해 이야기했습니다. 나는 우리 사이에 문제가 있다는 것을 알고 있고, 내가 그녀를 아프게 하는 게 아닌지 걱정된다고 말했습니다. 나는 마음을 열고 다가가려고 했지만, 그녀는 나를 빤히 쳐다보더니 말했습니다. "당신이 딱히 내게 뭘 하게 하는 건 아닌데." 나는 그녀에게 무슨 일이 있는지 알고 싶다고 했습니다. "아무 일도 없어. 갑자기 나한테 왜 관심을 갖는 건데?" 나는 내가 노력하는 것에 대해 그녀가 그렇게 냉담하다는 사실을 믿을 수 없었습니다. 그 날 아침은 재앙과도 같았죠. 나는 그녀에게 소리를 지르기 시작했고, 그녀는 울더군요. 우리는 침묵 속에 대화를 끝냈습니다.

어쨌든 나는 두려웠습니다. 오후에 나는 폭식증 상담 전화를 찾아서 전화를 걸어 잰에 대해 이야기를 했습니다. 그들은 내가 대화를 다시 시도해야 한다고 조언했습니다. 단, 다른 방식으로요.

이번에 나는 확고한 태도를 유지했습니다. 나는 잰에게 우리의 결혼 생활이 위기에 처했다고 말했습니다. 이대로 결혼 생활이 끝나도록 두든지, 아니면 뭔가를 해야 한다고요. 나는 우리가 할 수 있는 일에 대해 이야기하기를 원했습니다. 나는 우리의 결혼 생활을 되돌리기 위해, 그녀가 폭식증에 대해 도움을 받기를 원한다고 했습니다. 그러나 그녀만 뭔가를 해야 하는 건 아니었습니다. 나는 그녀가 내게서 어떤 도움을 원하는지 알고 싶다고 했습니다.

나는 이런 식의 이야기가 잰을 놀라게 했다고 생각합니다. 아마 그녀는 내가 그녀를 공격할 거라 예상했던 것 같습니다. 내가 그녀에게 나 역시 뭔가를 하려고 한다고 했을 때, 그녀 역시 마음을 더 열었습니다.

우리는 부부 치료자를 찾아갔습니다. 치료를 시작하자, 잰은 결혼 생활에 대한 걱정이 그녀로 하여금 먹는 것으로 모든 것을 차단하도록 만들었다는 이야기를 할 수 있었습니다. 그녀는 식이 문제를 인정했고, 치료를 받기 시작했습니다. 나는 일을 통해 뒤로 물러서려는 경향에 대해 다룰 필요가 있었습니다. 치료자는 나의 일은 잰의 폭식만큼이나 중독적이라고 하더군요. 우리는 우리의 결혼 생활을 원래대로 되돌리

기 위해 해야 하는 과제가 많았습니다.

룸메이트인 로라와 제시카의 사례

환자가 친구나 동료인 경우, 당신이 그 사람에게 직접 이야기하지 않는 게 좋을 수도 있습니다. 대신, 전문가 또는 상담사(기숙사 상담사나 직원 복지 프로그램 상담사나 교사)가 환자와 이야기함으로써 직접적으로 개입할 수 있습니다. 로라와 제시카는 그런 상황에 있었습니다.

로라와 제시카는 미국 중서부의 대학 기숙사 룸메이트였습니다. 그들은 기숙사에 들어가기 전에는 서로 몰랐지만, 운좋게도 금세 친해지게 되었습니다.

그들이 처음 대학에 도착해서 향수병에 걸렸을 때, 서로에게 이야기를 할 수 있었습니다. 학교에서 또는 친구 사이에 무슨 일이 생기든, 즐거운 일이 있든 실망스러운 일이 있든, 그들은 함께 해결해 나갈 수 있었습니다. 대학에서의 첫 해는 그들 둘 다가 예상했던 것보다 더 나은 시간이었죠.

그런데 두번째 학기 중간에 로라는 제시카에게서 변화를 느꼈습니다. 갑자기, 제시카는 매번 여러 가지 이유를 들어 식당에 나타나지 않았습니다. 전에 그들은 늦게까지 공부할 때면 피자를 시켜서 먹곤 했습니다. 그런데 제시카는 결코 배가 고프지 않다고 말하기 시작했습니다. 그녀는 야식을 먹고 싶어하지 않았습니다. 로라는 제시카의 행동이 이상하다고 생각했고, 왜 더 이상 먹지 않느냐고 물었습니다. 제시카는 이미 먹었을 뿐이라고, 로라가 못 봤다고 해서 먹지 않는다는 뜻은 아니라고 했습니다.

로라는 제시카를 믿고 싶었습니다. 그녀는 제시카가 마르고 있다는 것을 알았지만, 대수롭지 않게 생각했습니다. 어느 날 밤, 로라가 자고 있다고 생각한 제시카가 화장실 대신 방에서 옷을 벗었습니다. 로라는 경악했습니다. 그녀는 지금까지 살면서 그렇게 마른 몸을 본 적이 없었습니다. 유일하게 그런 몸을 본 곳은 강제 수용소 생존자 사진 뿐이었습니다. 그러나 음식을 먹을 수 있는 사람이 그런 몸이 된다는 건 있을 수 없는 일이었습니다.

로라는 어떻게 해야 할지 몰랐습니다. 기숙사 상담사는 모든 학생들에게 거식증과 그로 인한 영향에 대해 강의했습니다. 로라는 제시카를 돕고 싶었지만, 만일 기숙사 상담사에게 말한다면 제시카가 다시는 그녀와 말하지 않을 것이라고 생각했습니다. 그러나 만일 그녀가 아무에게도 말하지 않는다면, 제시카는 죽을지도 모르는 일이었습니다. 로라는 학교 관계자에게 알리지 않고 제시카를 도울 방법이 있을지도 모른다고 생각했습니다.

불행하게도, 제시카는 로라의 어떤 말도 들으려고 하지 않았습니다. 그녀는 로라에게 자기 일에나 신경쓰라고 말했습니다. 로라는 충격을 받았죠. 제시카가 그녀에게 이런 식으로 말한 적이 한 번도 없었거든요. "나는 네가 스스로에게 이렇게 하는 것을 더 이상 두고 볼 수 없어." 그녀는 제시카에게 말했습니다. "넌 도움이 필요해. 난 기숙사 상담사에게 이것을 알리겠어."

"말하든지 말든지." 제시카는 비꼬는 말투로 대답했습니다.

로라는 상담사에게 이야기했고, 상담사는 제시카와 직접 이야기했습니다. 학교 관계자들은 위험을 알아차렸고, 제시카의 부모에게도 연락이 되었습니다. 로라의 행동으로 제시카는 1년간 휴학하고 치료 시설을 찾아서 도움을 받게 되었습니다.

"나는 1년 내내 로라를 증오했어요." 지금 22살이고, 거식증에서 회복한 제시카가 한 말입니다. "그러나 이제 나는 그녀가 내 생명을 구해주었다고 생각해요."

낭비할 시간이 없다: 응급 상황들

어떤 상황들은 매우 응급하기 때문에 즉시 치료적 평가가 이루어져야만 합니다. 응급한 상황은 자살, 신체적 손상, 그리고 기아로 인한 사망의 위험이 있는 경우입니다.

자살 시도는 흔하지는 않지만 식이장애로 인한 고통과 절망으로 인해 일어납니다. 만일 환자가 자살 시도를 하거나, 제스처를 보이거나 (면도날로 손목을 긋는 시늉 등), 또는 당신에게 자살하고 싶다는 이야기만 하더라도 상황을 응급으로 판단하기에 충분합니다. 당신은 즉시 도움을 청할 필요가 있습니다. 이런 경우에는, 과도하게 반응하는 게 아무 것도 하지 않는 것보다 훨씬 낫습니다.

폭식증 환자들 중에서, 가끔 자살하려는 의도 없이 몸에 가벼운 상처를 내는 사람들을 보게 됩니다. 그들은 몸에 상처를 내는 이유가 죽고자 하는 것이 아니라 신체적 고통이 정서적 고통을 억제하고 줄여주기 때문이라고 설명합니다. "내가 몸 어딘가를 못으로 그을 때마다, 모든 게 조용해지고 나의 모든 초점은 몸의 한 부분을 향해요. 만일 내가 서운하거나 화가 났다면, 몸에 상처를 내야 할 것 같은 느낌이 들어요. 그리고 모든 것이 평온해져요." 긋는 행동이 꼭 자살 시도가 아니라 하더라도, 그것은 잠재적으로 여전히 위험합니다. 만일 주변에 긋는 사람들이 있다면, 당신은 그 사람이 치료적 평가를 받도록 주장할 필요가 있습니다.

당신을 협박하기 위한 목적으로 자살 또는 자해에 대한 이야기를 거의 매일 하는 경우도 있습니다. 비록 각각의 위협에 모두 개입이 필요한 것은 아니지만, 이것은 당신 혼자 판단할 수 있는 일이 아닙니다. 전문적인 평가가 반드시 필요합니다.

다른 응급 상황은 신체적 손상으로 인한 사망 가능성이 있는 경우입니다. 사망은 거식증보다 폭식증에서 적게 나타나지만, 두 질환 모두에서 심부전이 나타난 사례가 있습니다. 거식증 환자들은 기아의 이차적인 영향으로 인한 다양한 합병증으로 사망할 수 있으며, 그것은 특정한 액체 또는 전해질 불균형으로 인해 나타납니다. "액체 불균형"이란 탈수를 의미하며, "전해질 불균형"이란 심부전을 일으킬 수 있는 저칼륨혈증을 의미합니다. 불행하게도, 이러한 불균형은 때로 아무런 증상 없이 나타나기도 합니다. 따라서, 만일 환자가 기절하거나, 쓰러지거나, 걷지 못할 정도로 쇠약하다면 응급 상황이라고 판단할 필요가 있습니다. 저체중이나 지속되는 구토가 심각한 식이장애를 알 수 있는 척도라면, 방금 묘사된 증상은 그 사람이 곧 사망할 수도 있다는 사실을 알려주는 척도입니다. 다시 한 번 말하지만, 당신은 즉시 도움을 요청해야 합니다.

이런 경우, 환자는 심각한 위험에 처해 있으며 즉시 치료 받을 필요가 있습니다. 만일 당신이 부모, 배우자, 또는 친구라면, 환자를 병원으로 데려가거나 의사에게 데려가야 한다는 의미입니다. 환자가 참여할 것이라고 기대하지 마세요. 당신은 우리가 지금까지 기술한 방식대로 접근할 필요가 있습니다. 평온하면서도 확고한 태도를 유지하세요. 그 사람에게 당신은 위험을 느끼고 있고, 이 상황은 심각하게 받아들여질 필요가 있으며, 당신이 무슨 일을 하려고 하는지(즉, 그녀를 의사에게 데려갈 것인지, 병원에 평가를 위해서 데리고 갈 것인지) 이야기하세요. 그녀에게 말할 시간을 주고, 그녀의 이야기를 확실하게 들으세요. 그러나 조용한 토의를 하기 어려울 가능성이 높습니다. 그녀가 거절할 것이라 예상하세요. 당신은 싸우게 될 수도 있습니다. 그러나 그녀가 얼마나 사납게 대들든, 지금 그녀에게는 선택권이 없습니다. 신체적으로 또는 심리적으로 쇠약한 상태에 있는 사람은 자신에게 무엇이 최선인지를 판단할 수 있는 입장이 아닙니다. 당신은 즉시 전문가의 도움을 받는 데 있어서 필요하다고 생각되는 일이 무엇이든 그것을 해야 합니다.

만일 당신이 동료나 룸메이트라면, 또는 당신이 아직 성인이 아니라면, 혼자서 환자를 돕는 입장이 되어서는 안 됩니다. 이런 경우, 다른 전문가(학교 또는 기숙사 상담사)가 개입해서 환자를 도와야 합니다. 만일 가능한 전문가나 학교 관계자가 없다면, 당신은 가족에게 연락을 해야 합니다. 예의나 자신감에 대해 생각할 시간이 없습니다. 그 사람은 실제 위험에 처해 있으니까요.

그냥 내버려두어야 할 때

응급 상황과는 반대로, 상황을 내버려 두는 것이 최선일 때가 있습니다. 식이장애는 언론으로부터 많은 관심을 받고 있고, 일시적일 뿐 심각한 것이 아닌 식행동에 대해 당신이 과하게 걱정하거나 민감하게 반응할 수 있습니다. 이런 경우 전문가로부터 당신의 걱정이 과하다는 조언을 들을 것입니다. 이런 경우, 상황을 내버려 두고 그 사람과 그 문제를 다루려고 하지 마세요. 내버려 두어야 할 주제를 억지로 꺼내는 것은 힘겨루기가 될 가능성이 높고, 그 사람이 자신이 원하는 것을 하기 위해 먹거나 먹지 않게 하는 결과를 초래할 것입니다. 가만히 있었다면 생기지 않았을 문제가 생길 수도 있습니다. 만일 확신이 없다면, 다른 전문가로부터 다시 조언을 구하세요. 또 다시 걱정하지 말라는 조언을 듣는다면, 잠시 호흡을 가다듬고, 최대한 물러나서, 증상이 지속되면 몇 달 후 다시 상황을 평가할 수 있다는 생각을 하세요.

한계 받아들이기

어떤 조치를 취하든, 가장 극단적인 상황에서조차도, 다른 누군가에게 당신이 미칠 수 있는 영향에는 항상 한계가 있습니다. 당신은 그 사람에게 치료를 받게 하지 못할 수도 있고, 치료를 받아도 아무 것도 변하지 않을 수도 있습니다.

24세 타마라의 어머니인 셸리는 지난 10년을 딸의 폭식증과 거식증과 맞서 싸우면서 보냈습니다. 타마라는 여러 병원과 외래 집중 치료 프로그램에 다녔습니다. 그 과정에서 셸리가 본 것은 딸이 거식증에서 과식장애, 그리고 폭식증을 끊임없이 오가는 모습 뿐이었습니다. 그녀의 딸은 언제나 치료를 받고 있었고 (셸리는 얼마나 많은 돈이 들었는지에 대해서는 생각조차 하고 싶지 않다고 했습니다), 최근 그녀는 타마라의 치료자로부터 한 발 물러서서 그게 어떤 모습이든지 간에 타마라가 자신의 삶을 스스로 책임지도록 두라는 조언을 들었습니다.

타마라가 마지막으로 집에 방문했을 때, 그녀의 옷은 또 다시 헐렁해져 있었고, 34도가 넘는 무더위임에도 하루 종일 자켓을 벗지 않았습니다. 셸리는 길길이 뛰었죠.

이러한 상황은 당신을 두렵게 하고 미치게 만들 것입니다. 당신은 부모, 배우자, 또는 친구로서 극명한 한계를 마주할 것입니다. 당신이 무엇을 하든, 환자가 스스로 자신이 처한 상황의 심각성을 깨닫기 전까지는 행동을 변화시키거나 치료를 받으려 하지 않을 것입니다. 당신은 그녀로 하여금 당신이 보고 있는 것을 보게 하거나, 당신이 최선이라고 생각하는 것을 하게 만들 수 없습니다.

이런 종류의 무기력함과 직면했을 때, 당신은 반드시 누군가와 이야기 해야 합니다. 환자에 대해서가 아니라, 당신 자신과 당신의 삶에 벌어진 일에 대해서요. 이것이 바로 이 책이 씌여진 이유입니다. 당신이 할 수 있는 것이 있기 때문만이 아니라, 어떤 면에서는 더 중요한, 때로는 당신이 할 수 없는 것이 있다는 사실 때문입니다. 당신의 딸, 아내, 또는 친구를 구하는 것이 당신이 할 수 없는 일이라면, 그에 뒤따르는 감정은 감당하기 어려울 것입니다. 이게 바로, 당신 혼자 할 수 없는 이유입니다.

7, 8 그리고 9장은 회복의 과정에 대해 기술하고 있습니다. 환자뿐 아니라 당신의 회복에 대해서도요. 어떤 사람으로 하여금 삶을 올바른 방향으로 변화시키도록 돕기 위해서는 해야 할 일이 많습니다. 그러나 한편으로 환자의 식이장애가 당신의 삶에 미쳐왔던 영향을 바꾸고, 환자와 당신의 관계 안에서 행복을 찾기 위해 할 수 있는 일 역시 많습니다.

CHAPTER 6

아무도 혼자서는 할 수 없다

도움 구하기

우리 사회에서 식이장애가 젊은 여성들 사이에 심각한 문제로 나타난 지 20년도 더 지났습니다. 회복을 위해 심리적으로 그리고 신체적으로 무엇이 필요한지 더 많은 것을 배우게 되면서 치료는 발전했고, 진화했으며, 변화했습니다. 처음에 우리는 이 질병을 멈출 치료 프로토콜을 발전시킬 수 있다는 사실에 흥분했고 희망에 가득 차 있었습니다. 그러나 치료가 발전함에 따라서, 한 가지가 아닌 다양한 방향이 제시되었습니다. 오늘날의 질문은 식이장애를 앓고 있는 환자를 위한 치료가 있느냐가 아닙니다. 어떤 치료를 어떤 시점에 선택할 것이냐, 그리고 어떻게 하면 가족이 가장 잘 도와줄 수가 있는지입니다.

식이장애 환자를 위한 치료 계획하기

식이장애 환자에게 치료가 필요할 때, 먼저 치료의 전체적인 윤곽을 잡는 데 도움을 줄 수 있는 사람과 상담을 해야 합니다. 첫 만남에 대해서도 많은 질문들이 생깁니다. 첫 평가는 신체적 손상을 평가할 수 있는 의사와 이루어져야 할까요, 아니면 당면한 심리적 문제를 다룰 심리사나 사회복지사에 의해 이루어져야 할까요? 어떤 약을 사용해야 할까요? 영양사와 먼저 만나야 할까요?

처음 만나는 치료자는 보통 식이장애를 전문으로 다루는 의사입니다. 의사는 식행동 문제가 건강의 손상을 가져왔는지 판단할 수 있어야 합니다. 예를 들어, 심박동수가 낮거나, 칼륨 수치가 정상 범위에서 벗어나 있거나, 체중이 급격히 줄어들고 있는 등의 문제입니다. 식이장애를 다룬 경험이 많은 의사만이 환자에게 치료가 당장 필요한지, 만일 그렇다면 먼저 응급 입원을 해야 할지, 아니면 외래에서 치료를 지속할 수 있는 상태인지 판단할 수 있습니다. 충분한 지식을 가진 의사는 현재 식사가 어떻게 이루어지고 있는지, 병이 진행된다고 볼 수 있는 증상(예를 들면 아침 거르기, 지방 피하기, 폭식 등)이 있는지 판단할 수 있습니다. 또한 의사는 걱정하고 있는 부모에게 딸이 마른 체형이지만 그렇다고 해서 건강하지 않다는 뜻은 아니며, 거식증이라 볼 만한 증상이 없다는 점을 설명함으로써 불안감을 가라앉혀 줄 수도 있습니다.

만일 의사가 문제가 있지만 응급 입원 치료가 필요한 상황이 아니라고 판단한다면, 다음으로는 식이장애 전문 치료자와 만나야 합니다. 여기서 치료 계획이 세워질 것이며, 어떤 종류의 치료가 필요하고 가족들은 어떤 도움을 줄 수 있는지가 논의될 것입니다. 치료 계획을 세울 때는 여러 가지 요소를 고려하게 되는데, 발병 시기, 유병 기간, 심각도, 가족 상황, 그리고 다른 물질 남용 문제 등이 있습니다. 치료자는 상황을 고려하여 각기 다른 전문가 또는 집단으로 구성된 일련의 치료를 추천할 것입니다.

만일 의사는 문제가 없다고 하지만 여전히 걱정스럽다면, 다른 곳에서 의견을 들어보는 것은 중요합니다. 식이장애를 전문으로 치료하는 심리사나 사회복지사는 비록 식이장애가 있는지 확실하지 않은 상황이라도, 무엇이 잘못되었고 무엇이 변화되어야 하는지 이해하도록 당신을 도울 수 있습니다.

환자가 영양사를 가장 먼저 만나보고 싶어할 수도 있습니다. 영양사는 음식 섭취와 건강한 식사와 관련하여 지지적이고 구조화된 지침을 제시할 수 있습니다. 의사와 먼저 상담하는 것은 중요하지만, 어떤 경우 영양사와의 집중적인 상담만으로도 환자가 원래의 식사로 돌아가는 경우가 있습니다. 그러나 만일 환자가 영양사의 제안을 실천하기 어려워한다면, 그녀를 방해하고 있는 원인을 이해하기 위한 심리적인 접근이 필요할 수도 있습니다.

정신치료

보통, 식이장애 환자를 치료하는 가장 효과적인 방법은 정신치료입니다. 여러 종류의 정신치료가 가능한데, 개인 정신치료, 가족 또는 부부치료, 그리고 집단 치료입니다. 환자의 연령, 원하는 것, 상황에 따라 치료가 달라집니다. 때로는 식이장애 환자는 추천 받은 치료 외에 개인 정신치료 역시 필요할 수가 있는데, 그렇게 함으로써 그녀의 욕구를 인식하고 가족이나 배우자로부터 벗어나 그녀의 목소리를 낼 수 있는 공간을 가질 수 있기 때문입니다. 치료 계획에 있어서 고려할 요소 중 하나는 식이장애 외에 다른 문제가 있는지 여부입니다. 예를 들어, 혹시 환자에게 약물이나 알코올 남용 문제가 있나요? 많은 전문가들은 식이장애를 전문으로 치료하기 전에 알코올이나 약물 남용 문제가 먼저 다뤄질 필요가 있다는 데에 동의합니다. 그렇기 때문에 이 부분 역시 치료 계획을 세우는 데 있어서 고려되어야 합니다.

평가는 삶의 다른 부분과 가족에 대해서도 이뤄질 필요가 있습니다. 혹시 가족 내에 도박, 근친 상간, 알코올이나 약물 남용, 또는 폭력 문제가 있나요? 때로 식이장애 환자를 치료하는 일은 가족 또는 부부 치료를 통해 이런 문제를 다루는 과정을 포함합니다. 그러므로, 치료 계획은 이런 가능성을 모두 고려할 필요가 있습니다.

개인 정신치료

개인 정신치료에서, 환자는 치료자와 혼자 만나게 됩니다. 회기는 적어도 1주일에 한 번 이상 이루어져야 하며, 보통 45분 정도의 길이로 진행됩니다.

식이장애 환자의 개인 정신치료는 눈에 보이는 폭식, 구토, 또는 절식 그리고 보이지 않는 심리적인 요소들을 다루는 과정을 모두 포함합니다.

식행동 문제는 그 자체로 다뤄질 필요가 있습니다. 사실, 이것은 사람들이 가장 중요하게 생각하는 부분입니다. 환자는 상담 안에서 폭식이나 구토가 그녀의 삶에서 하는 역할에 대해 이해하고, 파괴적인 행동을 대신할 만한 건강한 대처 방식을 발전시키게 됩니다.

자신의 내적 세계와 대인 관계에 대해 탐색해 가면서, 그녀는 폭식(또는 절식)이 왜 그리고 어떻게 대처 방식이 되어 왔는지 이해하게 됩니다. 음식은 왜 사람을 대하는 것보다 안전할까요? 폭식 또는 구토만큼 안정감을 주는 게 없는 이유가 무엇일까요? 폭식을 멈추기 위한 노력을 방해하는 것들은 무엇일까요? 만일 체중에 대한 걱정을 하지 않는다면, 그녀의 마음 속에는 어떤 것들이 있을까요?

모든 종류의 개인 정신치료가 기저에 있는 감정이나 생각을 다루지는 않습니다. 우리가 권하는 치료는 식행동 문제를 변화시키는 데에 초점을 맞추면서, 동시에 식행동 문제가 생긴 원인이 무엇인지에 대한 탐색을 지속하는 치료입니다. 치료의 목표는 단지 행동을 멈추는 것만이 아니라, 환자가 발달 과정에서 또는 정서적인 욕구를 만족시키기 위해 어떻게 그리고 왜 음식을 사용하게 되었는지 이해하는 것입니다. 모든 치료자가 이런 방식으로 치료를 진행할 것이라 가정하지 마세요.

피해야 할 두 가지 위험이 있습니다. 첫 번째는 환자의 삶에서 증상이 수행하는 역할을 배제하고, 증상 자체에만 초점을 맞추는 것입니다. 만일 치료가 드러나는 증상만을 다루고 보이지 않는 심리적인 요소를 다루지 않는다면 증상은 다른 방식으로 지속되기 쉽습니다. 많은 여성들은 식이장애 증상을 통제하려는 시도를 하던 중 음식 대신 알코올이나 약물을 사용하곤 합니다. 음식이 그들을 돕고 있는 방식을 이해하지 못한다면, 하나의 중독을 다른 중독으로 대체하는 결과 밖에 안 됩니다.

다른 위험은 치료가 환자의 내적 세계만을 다루는 것입니다. 우리는 가끔 수년간 음식에 대해 전혀 다루지 않는 치료에 대해 듣게 됩니다. 이것은 알코올 중독 환자를 알코올 남용 문제를 다루지 않은 채 치료하는 것과 마찬가지입니다. 만일 현재 폭식 또는 절식 증상이 있는 환자를 치료하면서 행동을 변화시키려는 개입이나 증상에 대한 세부적인 토의를 하지 않는다면, 치료실에는 환자의 반만 존재하는 것과 같습니다.

개인 정신치료의 주된 효과는 치료자와 일대일 관계를 맺는 데에 있으며, 그 안에서 내담자는 자신의 생각과 감정을 인정하고 탐색할 수 있습니다. 식이장애에 걸린 사람이 자기 자신 뿐 아니라 타인에 대한 감정도 충분히 수용할 수 있게 되면, 음식을 통해 자신의 일부를 차단할 필요성은 점점 줄어들 것입니다. 이는 환자로 하여금 감정과 신체적 허기를 구분하도록 도와줍니다. 식이장애 환자들은 내적인 감정의 경험을 허기로 잘못 인식하여 음식을 먹는 것으로 반응하는 경향이 있기 때문입니다.

치료자는 환자의 개인적인 삶에 포함되지 않는 사람이어야 합니다. 환자의 친척이나 가족의 친구여서는 안 됩니다. 그래야만 환자는 자신의 행동에 대해 치료자의 개인적인 기대가 없다고 확신할 수 있고, 자신, 가족, 또는 친구에 대한 감정과 생각을 안전하게 드러낼 수 있습니다.

가족치료

최근 몇 년 전부터 식이장애 치료에 있어서 가족의 역할이 급부상했습니다. 특히, 청소년 거식증 또는 폭식증 환자에 있어서 가족이 자녀를 먹이는 역할에 얼마나 참여해야 하는지는 중요한 화두입니다. 모즐리 가족치료(영국의 연구자들이 이 프로그램을 발달시킨 병원의 이름을 따서 지음)라는 치료 계획은 소아 또는 청소년 식이장애 환자의 식사와 돌봄에 있어서 부모가 참여가 시급하다는 것을 강조합니다. 예를 들면, 가족치료자의 지침에 따라서, 부모는 입원 시설의 간호사처럼, 부드럽고 천천히 거식증 자녀에게 먹어야 한다고 계속해서 이야기합니다. 이것은 자녀가 정상 범위의 체중에 도달할 때까지, 또는 폭식 구토를 중단하고 건강한 식사를 할 때까지만 지속됩니다. 그 다음부터 치료자는 부모가 음식에 있어서 통제권을 점진적으로 포기하고 삶의 다른 영역에 있어서 자녀를 제 나이에 적합한 태도로 대할 수 있도록 돕습니다.[14]

만일 당신에게 식이장애를 가진 소아 또는 청소년 자녀가 있다면, 아마 당신은 자녀의 식행동과 체형과 음식 섭취에 대한 왜곡된 생각을 변화시키기 위해 이미 여러 가지 시도를 해 보았을 것입니다. 논리적으로 설득하기도 하고, 뇌물을 쓰거나 상을 주려고 했을 수도 있습니다. 당신은 격려하려고 했을 것입니다. 당신은 이성을 잃어버리기도 했을 것입니다. 이 모든 반응은 정상적인 것입니다. 만일 이러한 방식이 효과적이었고 자녀의 식행동이 변화하고 있다면, 당신은 옳은 길로 가고 있는 것입니다. 다만 이런 문제가 음식에 대한 것만은 아니라는 것을 기억하세요. 만일 문제의 숨겨진 부분이 다뤄지지 않았다면, 다른 모습으로 다시 나타날 가능성이 있습니다.

그러나 대부분 자녀의 식행동을 변화시키려는 노력은 순조롭게 진행되지 않았을 것입니다. 그것이 우리가 이 책을 쓴 이유입니다. 자녀의 음식 섭취를 통제하는 것이 늘 가장 좋은 해결책은 아닙니다. 자녀의 식사에 개입해야 할지 여부는 당신 혼자 결정할 수 없습니다. 이 방식에 익숙한 훈련된 가족치료자가 식사에 개입하는 것이 도움이 될 지 안 될 지를 판단할 수 있습니다. 단지 자녀에게 음식을 먹이는 것은 모즐리 가족치료가 아니며 통제권 싸움으로 끝날 확률이 높고, 상황은 더욱 악화될 것입니다. 가족치료의 맥락 안에서 식사에 대한 개입이 이뤄질 때, 목표는 단지 자녀의 체중 증가가 아니라, 가족 체계를 재구조화하는 것입니다. 목표는 당신을 다시 부모라는 책임자 역할에 돌려놓고, 그 안에서 자녀의 식사 또한 다루도록 하는 것입니다. 비록 과정은 당신이 통제권을 회복하면서 시작하지만, 장기적으로는 당신이 자녀로부터 분리되도록 돕는 것이며, 자녀가 성장해 나갈 수 있는 길을 닦는 것입니다. 이러한 큰 맥락에서 식사에 대한 개입이 이루어졌을 때 어린 거식증 환자를 치료하는 데 도움이 된다고 할 수 있습니다.

타마라와 잭 콜비는 그들의 14살 딸 크리스틴의 체중이 53.5kg(163cm의 키에서)의 건강한 체중에서 39.5kg의 앙상한 체중으로 곤두박질치는 것을 무기력하게 지켜보았습니다. 그들이 무엇을 하든, 체중은 떨어지기만 했습니다. 그들은 체중이 감소하는 것을 깨닫고 곧바로 크리스틴을 데리고 식이장애 치료자와 내과 의사에게 갔지만, 그들 중 누구도 도움이 되지 않았습니다. 이듬해 크리스틴은 입퇴원을 반복하며 지냈습니다.

마침내, 타마라와 잭은 그들 손으로 하기로 결정했습니다. 그들은 모즐리 가족치료에 대한 책을 읽고 있었고 이러한 방식으로 가족을 도울 수 있는 치료자를 찾기 시작했습니다. 그들은 크리스틴을 다시 건강하기 만들 때까지 최대한 많은 시간을 쏟아붓기로 했습니다. 이것은 쉬운 일이 아니었습니다. 크리스틴은 학교와 병원에서 나와서 집에 있었습니다. 타마라는 일을 보류했고, 잭은 일 외에 모든 외부 활동을 최소화했습니다. 16살 된 아들은 여름 내내 그들이 크리스틴을 돌보는 데 시간을 쏟을 수 있도록 캠프에 가기로 했습니다.

매일, 타마라는 크리스틴과 적어도 2시간 이상 앉아서 식사를 했습니다. 모든 음식의 칼로리가 계산되었고, 크리스틴이 어떤 음식을 먹을지 결정하면 타마라와 잭은 양을 결정했습니다. 크리스틴은 시무룩했고, 화를 냈으며, 체중을 늘리지 않겠다고 단단히 결심했습니다. 그러나 타마라와 잭 역시 단단히 결심했고, 꼼짝도 하지 않았습니다. 타마라는 크리스틴과 앉아 구슬리고, 밀어붙이며, 크리스틴이 식사를 마치기 전까지 아무 것도 할 수 없음을 강조하는 실제적인 대부분의 일을 했습니다. 때로 그들은 식사 중 TV를 보기도 했고, 음악을 듣기도 하면서 주의를 분산시켰지만, 어쨌든 크리스틴은 먹어야 했습니다. 잭은 타마라를 도왔고, 타마라가 너무나 좌절했을 때에는 대신 식사를 돕는 역할을 했습니다. 천천히, 크리스틴은 식사와 관련하여 일상으로 돌아왔습니다. 그녀는 여전히 입에 넣는 모든 음식의 칼로리를 계산했고, 식사는 여전히 2시간 이상 걸렸지만, 여름 끝무렵에 크리스틴은 4.5kg을 회복했고 병원에 입원하는 대신 학교에 돌아갈 만큼 건강해졌습니다.

모즐리 가족치료의 방식으로 어떤 가족이 도움을 받고 어떤 가족이 도움을 받을 수 없는지는 분명하지 않습니다. 일반적으로, 상당한 수준의 공공연한 적대감이나 비판이 있는 가족에게는 이 방법이 잘 통하지 않습니다.[15] 그러나 협동이 잘 되고 최선의 의도를 가진 가족도 때로는 좌절하기도 합니다.

제이와 데비 사이먼은 15살 거식증 딸 리사의 체중을 42kg 이상으로 회복시키기 위한 몇 주간의 노력 끝에 도움을 받으러 왔습니다. 리사의 키는 160cm였습니다. 리사를 포함해 누구도 학교를 중단하거나 입원하고 싶어하지 않았습니다. 그들은 의사, 영양사, 그리고 가족치료사와 함께 리사를 회복시키기 위해 노력하고 있었습니다.

"그것은 지옥이었어요." 제이는 무엇을 더 할 수 있을지 논의하기 위한 상담에서 이렇게 말했습니다.

> *데비와 나는 모든 옳은 것들을 했어요. 우리는 참았고, 리사와 앉아 있었고, 리사에게 우리가 옆에서 도울 것이라고, 먹어야 한다고 이야기했어요. 그러나 그녀는 거기 앉아서 구겨진 표정으로, 음식을 접시에서 이리 저리 휘젓기만 하고 먹지는 않았죠. 아내 데비는 때로 리사와 3시간 동안 앉아 있기도 했지만 아무 일도 일어나지 않았어요.*
>
> *나는 좌절감과 분노를 누르고 한결같이 차분하게 있었어요. 안 될 땐 조용히 방에서 나갔다 잠시 후 돌아오곤 했죠. 나는 데비가 어떻게 거기 그냥 앉아있을 수 있었는지 모르겠어요. 하지만 어느 토요일, 뭔가 즐거운 일을 하기 위해 밖으로 나가려고 했는데, 결국 모든 게 미뤄졌고, 결국 취소되었어요. 그리고 나는 결국 이성을 잃었죠. 나는 리사가 우리*

가족을 망치고 있다고 소리 질렀고, 모든 걸 정상으로 돌리려면 병원에 입원해야 한다고 했어요. 데비는 울기 시작했고, 내가 프로그램을 망치고 있다고 했어요. 리사는 방 밖으로 나가버렸어요.

우리는 이게 우리가 할 수 있는 일인지 확신이 없어요. 다른 가족들은 도대체 어떻게 이걸 할 수 있는지 모르겠어요.

제이와 데비는 무척 현명하고, 교양 있고, 선량한 부모였습니다. 그들의 노력이 효과가 없었던 이유는 분명하지 않습니다. 그들은 사려 깊고, 치료자와 긴밀히 소통했으며, 매번 스스로에게 질문을 던지곤 했습니다. 그들은 그들이 인식하지 못하는 뭔가가 있는 것이 아닐까 고민했습니다. 제이는 혹시 데비가 식사에 과하게 개입하고 있는 건 아닌지 궁금해했습니다. 데비는 제이가 일에 지나치게 몰두해서 집에서 많은 시간을 보내지 못한다고 생각했습니다. 그러나 사실, 이 가족 안에서 어떤 일이 벌어졌는지는 불분명합니다. 모든 가족은 어떤 면에서 불완전한 방식으로 상호작용 합니다. 무엇이 상황을 성공적으로 만들고 어렵게 만드는지 아직 충분히 모를 뿐입니다. 리사는 결국 입원하게 되었고, 다음 해를 삶과 체중의 변화를 위해 노력하면서 보냈습니다. 제이, 데비, 그리고 리사는, 여전히 식이장애가 있고 입원을 한 상태에서도, 가족치료를 통해서 가족으로서 또 개인으로서 각자의 삶으로 나아가기 위해 무엇이 가장 필요한지 파악하고자 했습니다.

사실 어떤 가족에게는, 식행동 문제는 치료자의 몫으로 남겨두고, 가족 역동에 초점을 맞춘 전통적인 방식의 가족치료를 진행하는 것이 필요할 때가 있습니다.

어떤 방향을 선택하든, 가족 구성원은 식이장애가 무엇인지, 정상이란 무엇인지, 그리고 식사 개입이 아니라면 그들의 역할은 무엇이 되어야 할지 알 필요가 있습니다. 가족 회의는 부모 입장에서 어떻게 가장 잘 도와줄 수 있는지 이해하는 데 도움이 됩니다. 가족치료는 가족 안에서 규칙을 정하고 부모와 자녀가 다른 방식으로 상호 작용하도록 도울 수 있습니다. 의사소통 방식이 더 나아지면, 더욱 안전하고 효과적으로 감정과 갈등이 표현될 수 있습니다. 목적은 단지 식이장애를 변화시키는 것이 아니라, 모든 구성원의 변화를 격려함으로써 가족의 문제를 해결하는 것입니다.

치료의 과정, 회기의 간격, 회기에 참여하는 구성원은 질환의 심각성과 가족의 사정에 따라 달라질 수 있습니다. 다만 이 모든 경우에도 목적은 여전히 동일합니다. 구성원은 가족과 각 개인의 성장을 방해하는 특정한 방식의 의사소통 패턴을 탐색하고 이해하기 위해 노력합니다. 이것은 부모가 자녀의 식사와 관련된 결정에 더 많이 개입해야 한다는 뜻일 수도 있습니다. 자녀가 식사 문제에 있어 책임감을 가지도록 하기 위해서 부모가 손을 떼는 것이 가장 좋은 방법일 때도 있습니다. 부모가 적극적으로 개입하든 안 하든 간에, 목적은 환자로 하여금 자신의 건강과 식사를 책임지도록 돕는 데 있습니다. 이것이 각 가족 안에서 무엇을 의미하는지는 환자의 나이, 유병 기간, 그리고 가족 구성원 사이에 변화해야 할 소통 방식이 무엇인지에 따라 달라집니다.

부모가 적극적으로 개입할 지 여부는 자녀가 가진 성장하는 힘, 정서적 회복력, 그리고 심리적 자원에 따라 달라집니다. 만일 자녀가 스스로 진정할 수 없다면, 감정적인 경험을 다루는 데 필요한 대처 전략을 발전시키지 못했다면, 타인과의 관계가 협소하거나 불안정하다면, 부모가 더 많은 역할을 해야 한다는 뜻일 수 있습니다. 이때 그들의 역할은 식행동 문제를 돕는 것뿐 아니라, 다른 영역에 있어서도 필요한 양육을 제공하는 것을 포함합니다. 상황과 관계없이, 능숙한 치료자의 조언은 어떻게 진행하는 것이 최선인지 결정하는 데 매우 유용합니다.

집단 치료

집단은 보통 주 1회 치료자와 함께 만나는 5-12명의 사람들로 구성됩니다. 이런 접근 방식은 문제 때문에 느끼는 고립감이나 외로움을 해소하는 데 도움이 되며, 주로 개인 정신치료와 함께 이루어집니다. 집단은 식사 패턴을 바꾸려 할 때 지지나 의견을 제공할 수 있습니다. 또한 구성원들이 새로운 방식으로 관계를 맺고, 감정을 표현하며, 음식과의 자기 파괴적인 관계를 대체할 수 있는 신뢰로운 관계를 발전시킬 수 있는 안전한 장소이기도 합니다.

여러 유형의 집단 치료가 있습니다. 어떤 집단은 식행동과 그 의미, 삶에서의 기능에 특히 초점을 맞춥니다. 구성원들은 식행동 문제가 어떻게 그리고 언제 일어나는지에 집중합니다. 구성원들은 식행동 패턴을 변화시키고 건강한 대처 방식을 수립하는 데에 있어 서로를 지지합니다. 때로 구성원들은 폭식 욕구 때문에 힘든 시간을 보내고 있을 때 지지를 위해 서로 연락할 수도 있습니다. 이런 유형의 집단 치료는 보통 수주에서 수개월간 기간을 정해 두고 진행됩니다.

다른 집단 치료는 좀 더 통찰 지향적이며 식행동 문제에만 초점을 맞추지 않고 기저에 있는 정서적인 문제 역시 다룹니다. 이런 경우는 보통 기간을 정해 두지 않고 진행됩니다.

이러한 두 유형의 집단 치료 간의 차이점은 테리의 경험을 통해 드러납니다. 25세인 테리는 개인 정신치료와 함께 행동 중심의 집단 치료에 참여해 왔습니다. 집단 치료에서는 구성원의 폭식을 유발하는 요인을 배우고 대체할 수 있는 행동을 발전시키는 데 초점을 맞추고 있었습니다. 테리는 이제 다음으로 넘어가고자 하고 있습니다:

> *이 집단 치료와 개인 상담을 통해서, 저는 폭식을 대부분 조절할 수 있게 되었고, 그에 따라 구토도 거의 하지 않게 되었어요. 이제 저는 다음 단계로 넘어가야 해요. 음식에 덜 초점을 맞추고 상호작용을 다루는 집단 치료를 원해요. 제가 사람들을 피하기 위해 음식을 사용했다는 것을 알고 있어요. 저는 사람들에게 의지하는 게 제게 왜 그렇게 두려운 일인지 알고 싶어요.*

테리는 통찰 지향적 집단 치료로 의뢰되었고, 거기에서 구성원과의 관계를 통해 음식이 사람보다 의지할 만하다고 믿어왔던 이유를 탐색할 수 있었습니다.

외래 집단 치료는 일반적으로 급성기의 거식증 치료를 위해서는 추천되지 않습니다. 음식을 심각하게 제한하는 거식증 환자의 경우 상호작용에서 도움을 받을 만큼 타인과 관계를 잘 맺기가 어렵습니다. 절식으로 인하여 인지 기능과 사회적 능력이 저하되어 있기 때문에 그들은 다른 사람과의 관계에 집중하는 것이 불가능합니다. 게다가, 거식증에 걸린 젊은 여성들은 집단 내에서 가장 말라야 한다는 사실에 대해 몹시 경쟁적이기 때문에 문제를 나누고 서로 지지함으로써 얻는 긍정적인 감정을 경험하기 어렵습니다. 이러한 이유 때문에, 신뢰와 상호 존중은 일어나지 않습니다. 그러나 병원이나 집중 치료 프로그램처럼 구조화된 환경에서는, 체중 회복이 프로그램의 일부이기 때문에, 집단은 지지와 치료적 작업의 중요한 보고가 될 수 있습니다.

지원 또는 자조 모임들(Support or Self-Help Groups)

치료를 받고 있는 상태든 아니든, 지원 또는 자조 모임은 문제에 대해 도움을 받고 고립감을 줄이기 위한 좋은 방법이 될 수 있습니다. 모임은 각기 다른 회복 단계에 있는 사람들로 구성되어 있으며, 경험, 조언, 그리고 동지애를 나누기 위해 만납니다. 많은 사람들에게 있어서, 자조 모임은 그들이 혼자가 아니며 변화가 가능하다는 것을 깨닫는 첫걸음입니다.

지원 또는 자조 모임은 매일에서 매달까지 다양한 간격으로 이루어집니다. 이름에서 볼 수 있듯이, 이들은 정신치료 모임이 아니며 따라서 반드시 치료자에 의해 운영되는 것이 아닙니다. 모임의 대표는 실제 만남을 계획하는 역할을 합니다. 때로 대표는 식이장애에서 회복된 사람으로서 자신의 경험을 통해 다른 사람들에게 영감 또는 지침을 주기도 합니다. 이러한 모임은 숙련된 전문가의 서비스를 받는 것이 아니기 때문에, 보통 무료거나 장소 대관료를 나눠 지불하는 정도의 비용만을 지불하게 됩니다. 참여자는 참여하겠다는 약속을 할 필요 없이 필요한 만큼 참여할 수 있습니다. 결과적으로 참여하는 사람들은 모임마다 달라질 수 있습니다.

지원 모임에는 다양한 형태가 있습니다. 어떤 모임은 특별한 의제 없이 진행되지만, 어떤 모임에서는 특정한 주제가 매 모임마다 토의되기도 합니다. 어떤 모임은 연자의 발언으로 시작한 뒤 작은 모임으로 나뉘어져서 다뤄진 주제에 대해 참여자 각자의 감정을 탐색하는 시간을 갖기도 합니다. 모임에서 고르는 주제의 예는 "식이장애가 관계에 어떤 영향을 미치는가." "배가 고플 때 어떻게 해야 하는가." "추수감사절에 집에 가는 일을 어떻게 감당할 것인가."와 같습니다.

신경성 식욕부진증 및 관련 질환의 국제 연맹(National Association of Anorexia Nervosa and Associated Disorders; ANAD)은 미국 국내 및 전세계에서 모두 참여 가능한 지원 모임과 결연을 맺었습니다. ANAD는 상호작용과 지지를 통해 감정 공유와 개인적 성장을 돕는 8단계 프로그램을 개발했습니다. 지원 모임을 만드는 것을 돕는 다른 단체들의 목록은 이 책 뒷부분 〈*치료 자원*〉 부분에 있습니다.

익명의 과식자들(Overeaters Anonymous; OA)

익명의 과식자들(OA)은 익명의 알코올 중독자들(Alcoholics Anonymous)에 의해 개발된 12단계 회복 과정에 바탕을 둔 특정한 형태의 자조 모임입니다. 익명의 과식자들은 폭식을 하는 사람들은 음식 앞에서 무력하며 식이장애는 삶 전반에 걸쳐 지속되는 중독이라는 철학에 기초하고 있습니다. 폭식의 유혹에 저항하는 것을 서로 도움으로써 음식에 대한 통제력을 얻을 수 있다는 것입니다. OA는 폭식증 환자와 거식증 환자 각각에 대해 따로 모임을 가지고 있습니다.

OA는 하루 종일 음식에 대한 갈망에 시달리는 사람을 위한 대규모의 지원 네트워크를 가지고 있습니다. 구성원들은 폭식 또는 제거 행동을 참기 위해서 도움이 필요할 때 전화할 수 있는 후원자를 찾도록 권유 받습니다. 후원자는 회복의 후기 단계에 있으며 처음 프로그램을 시작하는 사람들을 도울 수 있는 사람입니다.

OA의 철학 안에서, 금욕은 회복의 기초로 여겨집니다. 그러나, 많은 식이장애 환자들에게 있어서, 금욕은 단지 폭식의 반대일 뿐입니다. 전쟁에서 한 때 이기고 있을지 모르지만, 전쟁은 계속됩니다. OA는 음식과 진정으로 평화를 이룰 가능성에 대해서는 생각하지 않습니다. 많은 전문가들과 마찬가지로 우리는 식이장애가 단순히 조절 가능할 뿐 아니라 완치 가능한 질환이라고 믿지만, 식이장애 환자 중 일부는 만성적이고 평생 지속되는 음식과의 갈등을 겪는 것이 사실입니다. 이러한 환자들에게 OA는 폭식을 참도록 도움을 받을 수 있는 귀중한 커뮤니티를 제공합니다. 다른 환자들에게는, 회복 과정의 어느 시점에 지지와 체계가 필요하다고 느껴질 때 OA 프로그램은 의지할 만한 대상이 될 수 있습니다.

의학적 치료와 영양 치료

식행동 문제로 인하여 초래되는 다양한 생리적 부작용을 해결하기 위해서는 내과 의사, 치과 의사, 산부인과 의사, 그리고 영양사를 포함한 전문가의 도움이 필요합니다. 치료자는 신체적 손상 여부의 평가나 전문적인 치료를 위해 전문가로부터 진료를 받을 것을 권유할 것입니다.

내과 의사들

내과 의사가 식행동 문제로 인해 이차적으로 발생하는 잠재적인 위험을 평가하기 전까지는 식이장애가 완전히 치료되고 있다고 볼 수 없습니다. 평가되지 않은 신체적 합병증은 세 가지 질환 모두에서 심각한 건강 문제로 이어질 수 있으며, 최악의 경우 사망에 이를 수도 있습니다. 특히, 신경성 식욕부진증의 치료는 반드시 환자의 건강과 체중을 모니터하고 입원과 같은 더 높은 수준의 치료가 필요한지 여부를 결정하는 내과 의사의 적극적인 참여를 필요로 합니다.

식행동 문제 또는 제거 행동으로 인해 발생할 수 있는 파괴적인 신체적 합병증은 많습니다. 예를 들면, 신경성 식욕부진증에서 흔한 합병증은 저혈압, 저체온, 신장 및 심장 문제, 서맥, 부종, 건조한 피부, 그리고 무월경입니다. 폭식으로 인한 비만 환자의 경우, 심장, 폐, 그리고 순환기 문제가 평가될 필요가 있습니다. 신경성 폭식증 환자의 증상은 다양합니다. 생리 불순, 의욕 감소, 어지러움, 배변 습관의 변화와 같은 것들은 골칫거리에 속합니다. 불규칙한 심박동, 복통, 근경련은 심각한 합병증의 징후일 수도 있습니다. 탈수와 중요한 무기질의 소실은 심각한 문제의 원인이 되기도 합니다.

세 가지 질환 모두에서, 하제가 사용될 경우 다른 합병증이 생길 수 있습니다. 근경련과 위경련, 만성적인 오심, 소화기 문제, 그리고 신체적 의존은 만성적인 하제 사용으로 인해 나타날 수 있는 것들입니다. 스스로 하제를 중단하고자 노력했던 환자에 따르면, 이미 신체적 의존이 생긴 후 하제를 끊을 경우 몸이 정상적으로 기능하지 않는다고 합니다. 스스로의 힘으로 화장실에 갈 수 없고, 몸에는 수분이 저류되어 풍선처럼 부풀어 오릅니다. 의사는 몸이 원래의 기능을 다시 회복할 때까지 약한 종류의 하제를 조금씩 감량하면서 처방해야 할 수도 있습니다.

만일 환자가 식이장애 전문 치료자에게 진료를 받는다면, 치료자는 아마도 내과 의사를 추천해 줄 수 있을 것입니다. 만약 그렇지 않다면, 스스로 찾으러 다닐 필요가 있습니다. 식이장애에 대해 잘 알고 있고 그것을 심각하게 생각하는 전문가를 고르는 것은 중요한 일입니다. 만약 당신의 자녀가 최근 급격한 체중 감소를 보였는데 의사는 그것이 일시적인 일이라고 한다면, 다른 의사를 찾아보세요. 만약 당신의 부인이 체중을 감량하기 위해 구토를 하는데 의사가 단순히 다이어트를 수월하게 하기 위한 식욕억제제를 처방한다면 그녀가 새 의사를 찾도록 해야 합니다.

최근 신경성 폭식증과 신경성 식욕부진증의 유병률이 증가하고 있음에도 불구하고, 많은 의사들은 여전히 문제의 심각성과 만성적인 경과에 대해 잘 모르고 있습니다. 경험상, 식이장애의 심리적인 부분에 대한 인식이 없고 그것을 존중하지 않는 의사는 아직 충분한 지식이 없는 상태라고 할 수 있습니다. 다른 의사를 찾으세요. *〈치료 자원〉* 부분의 국제적인 기관의 목록은 당신이 근처에 있는 식이장애 전문 의료 기관을 찾는 것을 도와줄 수 있습니다.

식이장애의 증상과 징후는 종종 숨겨져 있기 때문에, 질환에 대해 최신 의료 지견을 가지고 있으며 증상이 어떤 식으로 나타나는지 알고 찾을 수 있는 의사를 만나는 것은 중요합니다. 도움을 구하는 사람 역시 식행동 문제에 대해 의사와 열린 자세로 솔직하게 이야기하는 것이 좋습니다. 폭식증을 앓고 있는 한 여성이 침샘 비대에 대한 염려로 내과 의사를 방문했습니다. 그녀는 자신이 폭식증이라는 사실을 말할 용기가 없어 호지킨 병에 대한 진찰과 검사를 받을 수밖에 없었습니다. 만성적인 침샘 비대는 폭식증의 흔한 부작용입니다. 내과 의사 역시 이에 대해 잘 몰랐고, 폭식증이라는 사실이 너무도 부끄러웠던 그녀는 문제를 드러내는 대신 기꺼이 암에 대한 검사를 받았습니다.

만일 의사와 환자 모두 폭식, 구토, 하제 사용, 절식 등의 문제에 대해 열린 마음을 가지고 있었다면, 검사 과정은 훨씬 더 생산적으로 진행되었을 것입니다.

치과 의사

자주 구토를 하는 사람은 위산 역류로 인한 에나멜 부식 때문에 충치에 취약할 수밖에 없습니다. 치과 의사는 폭식의 징후를 알아채는 첫 번째 사람이 되기도 합니다. 치과 의사로부터 검진을 받는 것은 구토하는 환자에게 중요한 일입니다.

식이장애를 잘 아는 치과 의사와 문제에 대해 이야기하는 것은 치료를 촉진할 수 있습니다. 치아 부식에 대해 잘 모르는 치과 의사는 문제가 지속되고 있다는 사실을 모르는 채로 손상된 부분을 고칠 것이

고, 치아 손상은 지속될 것입니다. 집단의 한 환자는 우리에게 이런 이야기를 했습니다:

> *나는 세 번째로 크라운 치료 중이었고 10,000달러 더 가난해졌지만, 치과 원장님은 (문제가 무엇인지) 알 수 없었지요. 마침내, 상담 치료에서 그것에 대해 다룬 후, 나는 용기를 내서 내게 무슨 문제가 있는지 말할 수 있었어요. 그는 구토한 뒤 베이킹 소다로 이빨을 닦는 것이 임시 방편이 될 수 있을 것이라고 이야기해 주었어요. 베이킹 소다의 염기가 위액의 산을 중화시켜서 내가 정말로 구토를 멈출 수 있을 때까지 치아 부식을 느리게 해 줄 것이라고 했어요. 또한 그는 더 이상 크라운 치료를 새로 하지 않았어요.*

산부인과 의사

신경성 식욕부진증과 신경성 폭식증으로 인한 합병증은 산부인과 의사의 도움 역시 필요로 합니다.

예를 들어, 체중 변화와 영양 부족으로 인한 호르몬 변화는 생리와 생식 주기를 변화시킬 수 있습니다. 생리 불순 또는 무월경이 있을 수 있습니다. 연구에 따르면, 체중 감소로 인해 자궁과 난소가 사춘기 전 또는 사춘기 무렵의 크기로 축소될 수 있습니다.[16] 이러한 유형의 신체적 퇴행은 체중 회복과 함께 교정될 수 있지만, 이러한 문제를 산부인과 의사가 모니터할 필요가 있습니다.

구토가 동반된 폭식증 또는 거식증 환자는 구토를 하거나 고용량의 하제를 복용하더라도 피임약이 효과가 있는지 알고 싶어 하기도 합니다. (사실, 피임약을 처방하는 산부인과 의사에게 제거 행동에 대해 알려서 이러한 유형의 피임 방법이 효과가 있을지 평가 받을 필요가 있습니다.)

만약 임신을 계획하고 있다면, 구토, 절식, 하제 사용의 영향에 대해 고려할 필요가 있습니다. 위의 내용처럼, 생리 주기가 불규칙하거나 생식 기관이 절식으로 인해 변형되어 있을 경우 임신에 어려움을 겪을 수 있습니다.

그러나, 무월경 상태에 있는 일부 폭식증 환자와 거식증 환자의 경우에도 수정이 이루어지기도 합니다. 수정이 이루어진다면, 다음 질문은 과연 태아가 건강할지입니다. 태아의 발달과 아기의 건강에 만성적인 구토, 절식, 그리고 하제 사용이 미치는 영향과 위험에 대해서는 아직 더 연구될 필요가 있습니다. 식이장애는 때로 영양 실조를 유발하는데, 임신 기간 중 심각한 영양 실조는 태아 두뇌의 성장 및 발달을 저해하며 지능 역시 떨어뜨릴 수 있다는 연구 결과가 있습니다. 심지어 임신 당시에는 식이장애가 없다 하더라도, 연구에 따르면 폭식증과 거식증의 과거력을 가지고 있을 경우 정상적인 출산을 할 확률이 평균보다 약간 낮으며, 자연 유산을 할 확률이 높은 것으로 알려져 있습니다.[17]

만일 환자가 임신을 했거나 임신할 계획을 가지고 있다면, 그녀와 이것에 대해 이야기해 보세요. 산부인과 의사는 환자의 식행동 문제에 대해 알고 있어야 합니다. 그녀에게 의사와 이야기하라고 하세요. 그녀는 아마도 고위험 임신으로 분류될 것이며, 식이장애로 인해 생길 수 있는 다양한 호르몬 변화에 대해 모니터 받아야 할 것입니다.

식이장애를 가진 여성 중 일부는 임신 기간 동안 정상적인 식습관으로 돌아가기도 합니다. 매일 폭식 구토를 했던 32세 게리는 말했습니다: "내가 임신했을 때, 어떤 의미로 누군가를 돌보고 있을 때, 나는 정상적으로 먹을 수 있었고, 음식을 내려놓았었어요. 그러나 아이가 태어난 후, 나는 원래 생활로 돌아왔죠."

식이장애 분야의 최근 연구 동향을 알고 있는 산부인과 의사는 식이장애를 가진 여성과 그녀의 배우자를 걱정시키는 수정, 임신, 그리고 태아의 위험과 관련된 질문에 대답할 수 있어야 합니다.

영양 상담

영양사는 음식 섭취의 불균형을 평가하고 식사 계획을 수립하도록 훈련되어 있습니다. 이들은 식이장애를 가진 환자들이 영양 결핍을 교정하는 것을 돕고 아마도 생애 처음으로 건강한 식습관을 발전시키도록 가이드할 수 있습니다. 식이장애를 가진 사람 중 일부는 극단적으로 혼란스러운 식사 패턴을 가지고 있거나, 수년간 한 번도 제대로 된 한 끼니를 먹지 않았던 경우도 있습니다.

특히 신경성 식욕부진증 환자의 치료에서 영양 상담은 때로 매우 중요한 부분입니다. 거식증 환자는 무엇이든 먹기만 하면 급격한 체중 증가로 이어질 것이라 생각해 두려워합니다. 좋은 영양사는 체중이 회복될 뿐 아니라, 그 과정이 천천히 이루어져 거식증 환자들이 통제에서 벗어난 느낌을 적게 경험하고 치료 목표에 협조할 수 있도록 돕는 식사 계획을 세울 수 있을 것입니다. 체중이 회복되면, 두뇌와 몸의 화학 작용이 정상으로 돌아오기 시작합니다. 이는 환자로 하여금 치료의 다른 영역, 예를 들면 생각, 감정, 그리고 음식 간의 연관 관계를 밝혀 나가는 것에 대해서도 더 잘 반응할 수 있도록 해 줍니다.

신경성 폭식증과 과식장애 환자에게 있어서, 영양사의 역할은 건강한 식사 패턴을 수립하는 것입니다. 예를 들어, 낮 동안의 절식의 결과로 밤에 폭식이 발생할 수 있습니다. 영양 지도는 안정적인 음식 섭취를 돕는 것과 체중 증가 또는 감소의 위험 없이 섭취할 수 있는 음식을 결정하는 데 있어 매우 유용합니다.

때로 영양사는 폭식 문제에 대한 답으로써 다이어트 식단을 만들어 달라는 요청을 받기도 합니다. 그러나, 다이어트 식단은 식이장애에 대한 답이 아닙니다. 많은 식이장애 환자들은 다이어트 식단에 있어서 이미 전문가입니다. 그들은 무엇이 건강한 것인지 알고 있습니다. 그들은 입에 들어가는 아주 적은 양의 음식의 칼로리도 알고 있습니다. 일부는 영양에 대해 전문가 수준의 지식을 가지고 있습니다. 이것은 식이장애가 좋은 식단에 대한 정보가 부족해서 생기는 것이 아니라, 이러한 정보를 사용하지 못하도록 하는 심리적 원인과 관련이 있다는 것을 보여줍니다. 가끔 영양사와 치료자는 함께 일하기도 합니다. 영양사는 건강한 식사의 토대를 마련하고, 치료자는 환자가 식사 계획을 지키지 못하도록 방해하는 것을 찾아냅니다. 궁극적인 목표는 환자가 배고플 때 적당히 먹을 수 있고, 식행동 문제를 유발하는 요인을 이해하여 더 나은 선택을 할 수 있게 되는 것입니다.

약물 치료

약물 치료는 현재 식이장애 환자의 치료에 있어서 중요한 부분을 차지하고 있습니다. 스스로 달래는 능력, 갈망감, 그리고 중독 행동과 관련된 생리적 기전은 잘 알려져 있습니다. 예를 들어, 뇌의 신경전달물질인 세로토닌의 결핍은 음식에 대한 극도의 갈망감을 초래할 수 있습니다. 이것이 뇌에서 세로토닌의 활성을 증가시키는 프로작(Prozac)과 졸로프트(Zoloft)와 같은 약이 폭식을 줄이는 데 효과가 있는 이유입니다.[18] 만일 치료 시작 후 몇 주가 지나도 드러나는 변화가 없다면, 약물 치료에 대해 평가해 볼 필요가 있습니다. 이런 경우, 당신은 식이장애의 최근 연구에 대해 잘 알고 있는 정신과 전문의나 정신약리학자를 만날 필요가 있습니다.

식이장애 환자 중 일부에서는, 동반된 우울증이 상황을 더욱 복잡하게 합니다. 이런 환자의 경우, 식행동 문제는 생물학적인 우울증을 완화하려는 시도로 일어나기도 합니다. 무기력, 삶에 대한 흥미 상실, 그리고 자살 사고와 같은 우울증의 징후가 있다면, 항우울제가 치료의 일부로 고려되어야 합니다. 이런 경우, 우울증이 치료되면 폭식, 제거 행동, 그리고 절식에 대한 욕구 역시 완화될 수 있습니다.

다른 환자의 경우, 약물 치료는 특히 폭식, 구토와 관련된 생리적인 갈망감을 다루려는 목적으로 사용됩니다. 약이 갑자기 식이장애를 멈추게 하지는 않는다는 것을 기억하세요. 약은 감정 기복과 갈망감을 줄여줌으로써 식이장애 환자가 그런 면에서 다른 사람과 유사하게 느낄 수 있도록 돕는 것뿐입니다. 거기서부터 환자는 약을 복용하면서 음식과의 전쟁에서 이기기 위해 힘겹게 싸워나갈 필요가 있는 것입니다. 약물 치료의 목적은 환자가 압도되어 포기하지 않고, 싸움에 머무를 수 있도록 돕는 것입니다.

약과 관련된 가장 흔한 걱정은 부작용과 관련된 것입니다. 최근에 개발된 약의 장점 중 하나는 과거에 사용되었던 약에 비해 현저하게 부작용이 적다는 점입니다. 그러나, 모든 약은 조금씩 부작용이 있습니다. 예를 들어 프로작(Prozac)은 우울증 뿐 아니라 폭식을 치료하기 위해서도 사용됩니다. 그러나 프로작은 때로 낮은 강도의 두통, 발진, 또는 성기능 부전을 일으킬 수 있으며, 약 처방 시 이 부분이 고려될 필요가 있습니다. 모든 약들은 잠재적인 부작용을 고려할 필요가 있으며, 상담과 다른 치료와 함께 충분히 숙고된 치료 계획의 일부로 처방되어야 합니다. 이렇게 처방될 때 약은 충동적인 식행동 문제를 지연시키고 환자가 더 나은 선택을 할 수 있도록 돕는 중요한 역할을 할 수 있습니다.

약만으로는 결코 충분하지 않다는 사실을 반드시 기억할 필요가 있습니다. 약이 식이장애를 치료할 것이라고 기대하지 마세요. 그러지 않으면 당신과 고통 받는 환자는 대단히 실망할 것입니다. 쉬운 치료법이나 단순한 답은 없습니다. 연구는 진화하고 있고, 가장 효과적인 약물 치료가 무엇인지는 계속 변화하고 있습니다. 이 분야의 변화에 대해 계속 알고자 하는 정신과 의사로부터 치료 받는 것이 절대적으로 필요합니다.

연구는 약이 정신치료를 포함한 통합적인 치료 계획의 일부일 때에만 장기적으로 긍정적인 효과를 나타낸다는 점을 강조하고 있습니다.

약은 삶과 스트레스 요소에 대처하는 내적인 역량을 대신해 줄 수 없지만, 폭식이나 과식에 대한 충동과 싸우는 것을 도와줄 수 있습니다. 그러나 환자들은 실제로 효과가 있는 약을 복용하고 있음에도 불구하고 몇 번이고 폭식과 제거 행동으로 돌아오기를 반복합니다. 식행동 문제 기저의 원인이 이해되고 다뤄지기 전까지는, 약을 복용하든 안 하든 식이장애 환자는 내적인 갈등에 직면할 때마다 병적인 식습관에 취약한 채로 남아 있을 것입니다.

수술

최근, 위 절제술은 심각한 과체중 환자에게 있어서 가장 중심적인 치료 방법을 차지하고 있습니다. 실제로, 1991년도에 미국 국립보건원에서는 심각한 비만 환자(BMI 50 초과) 또는 동반 질환 위험이 높은 심각한 비만 환자(BMI 40 초과이거나 정상 체중보다 45kg 초과하는 경우)에게 위 절제술을 추천하였습니다.[19] 1992년에 위 우회술(gastric bypass) 또는 위밴드 성형술(vertical banded gastroplasty)을 받은 환자는 단지 16,000명 뿐이었지만, 2005년에는 170,000명의 환자가 수술을 받았으며, 수술을 받는 환자의 수는 계속해서 증가하고 있습니다.[20] 수술의 가장 흔한 유형은 위밴드 수술(lap-band surgery)로, 위벽 둘레에 밴드를 감는 방식의 가장 덜 침습적인 수술입니다. 밴드는 비만 환자로 하여금 적은 양의 음식을 먹고도 배부름을 느끼도록 해 줌으로써 빠르게 체중 감소가 일어날 수 있도록 합니다.

수술이 일차적인 치료로 고려되는 것은 심각한 비만 환자의 경우라는 것, 그리고 수술의 장기적인 효과와 과식장애 환자에게 궁극적으로 도움이 되는지 여부에 대해서는 이제 연구가 시작된 단계라는 것을 기억하는 것이 중요합니다. 일반적으로, 수술 후 1년 반에서 2년의 기간 동안, 체중 감소는 점차 줄어들다 멈추고, 심지어 상당수의 환자에서는 다시 체중이 늘어나기도 합니다.[21] 분명한 것은 수술 전 과식장애의 과거력은 체중 면에서 장기적으로 좋지 않은 예후와도 관련이 있다는 것입니다. 수술 후 이상적인 체중에 도달한 환자들은 많지만, 도달한 후 빠르게 원래의 체중으로 돌아간 경우도 많습니다. 이런 사례에서 폭식은 심각한 신체적 고통, 구토, 그리고 급격한 체중 증가로 인한 좌절감에도 불구하고 다시 시작됩니다. 한 환자는 2년이 채 안 되는 기간 동안, 45kg 이상 감소했다가 다시 증가한 경험에 대해 이야기했습니다.

따라서 위 절제술로 일시적인 체중 감량을 얻을 수는 있지만, 수술만으로는 기저의 식이장애를 변화시킬 수 없습니다. 만일 식이장애가 남아 있다면, 치료 효과는 금세 사라질 것입니다. 폭식의 심리적 역할에 대한 이해 없이는, 생리적 갈망감을 다루는 약 없이는, 감정과 스트레스를 다루는 방법을 발전시키는 프로그램 없이는, 수술은 오래 지속된 깊숙한 상처에 임시로 반창고를 붙이는 수준이 될 뿐입니다.

입원 또는 주거 형태의 치료

만일 환자가 심리적으로 자신을 해칠 수 있는 상태거나 생명이 위험한 상황이라면, 입원 또는 주거 형태의 치료가 반드시 필요할 수 있습니다. (5장의 "낭비할 시간이 없다: 응급 상황들" 부분을 보세요.) 만일 자살의 위험이 있다면, 또는 일상 생활에서의 기능이 현저하게 손상되어 있다면, 집중적인 치료가 필요합니다. 기능 손상이란 환자가 일정 시간 동안 집중을 할 수 없거나, 정서적으로 압도되어 있거나, 폭식, 구토, 절식이 극도로 심한 경우를 말합니다. 만일 환자가 이런 상황에 있다면, 외래에서의 치료는 효과가 없습니다. 환자는 1주일에 몇 시간을 치료 또는 지지 모임에서 보내는 것보다 더 많은 도움과 구조화된 치료가 필요합니다. 이런 사례들의 경우, 환경적인 스트레스를 줄이고 구조화된 환경과 정신치료를 제공하는 것이 도움이 될 수 있습니다.

입원 또는 주거 형태의 치료가 심각한 상황에서 필수적이지만, 그런 위기가 올 때까지 기다릴 필요는 없습니다. 그것이 최후의 보루가 될 필요는 없습니다. 숙고한 후 효율적으로 사용된다면, 이런 프로그램은 환자에게 내적 자원을 회복하고 일상 생활에 대처해 나가는데 필요한 조절감을 경험할 수 있는 안전한 환경을 제공하기도 합니다. 여기서 병적인 식사 패턴을 끊을 수 있는 기회가 생기고 환자는 식사가 통제되지 않을 때 할 수 없었던 걱정에 대한 탐색을 할 수 있게 됩니다.

거식증 환자의 경우, 특히, 입원 가능성은 환자로 하여금 체중을 회복할 동기를 부여하기도 합니다. 전문가들은 거식증 환자와는 감정과 경험에 대해 이야기하는 것만으로 식행동을 변화시킬 수 없다는 것을 발견했습니다. 더 나은 접근 방법은 매주 환자가 도달할 목표 체중을 정하고, 만일 도달하지 못할 경우 입원을 하는 것으로 계획을 세우는 것입니다. 이러한 경우, 가족은 환자가 다시 먹는 것에 관여를 할 수도 있고 안 할 수도 있으며, 증상을 유지시키는 심리적 원인과 가족 문제에 대한 지속적인 탐색이 있어야 합니다. 그러나 때로 거식증 환자에게 동기를 부여하는 가장 큰 힘은 특정 체중에 도달하지 못하면 입원하게 될 것이라는 두려움입니다. 즉, 만약 외래 치료에서 도움을 받지 못한다면, 그녀는 자신도 모르게 더 높은 단계의 치료를 요청하고 있는 것입니다.

입원을 고려할 때, 입원을 통해 얻을 수 있는 증상 완화라는 이득과 입원 치료가 초래할 혼란을 비교할 필요가 있습니다. 추천되는 입원 또는 주거 형태의 치료 프로그램이 식이장애에 특화되어 있는지는 굉장히 중요한 부분입니다. 시설의 평판이 아무리 좋다고 해도, 만일 식사가 모니터되지 않고 체중이 평가되지 않는다면, 노력에도 불구하고 식행동 문제는 지속될 것입니다. 일반 정신과 병동은 보통 답이 아닙니다. 체중 회복에만 집중하는 내과 병동 역시 충분하지 않습니다. 지금은 식이장애를 전문으로 치료하는 병동을 가진 시설들이 있습니다. 집중적인 정신치료가 포함되어 있는 것을 고르세요. 〈*치료 자원*〉 부분의 기관 목록은 당신이 사는 지역 근처의 시설을 찾는 데 도움을 줄 것입니다.

체중 감량 센터 또는 스파 위주의 시설을 피하세요. 그런 프로그램은 고객의 체중이 감소하는 한 정서적 안녕에는 큰 관심을 두지 않습니다. 그런 기관은 아픈 사람을 위한 곳이 아니며, 심각한 식이장애 치료를 위한 답은 더더욱 아닙니다.

입원 치료는 환자의 삶에 커다란 방해가 되는 것이 사실입니다. 수주에서 수개월까지 걸릴 수 있으며, 결코 가볍게 여겨져서는 안 됩니다. 만약 환자에게 입원이 반드시 필요하다면, 심리적, 신체적 치료를 모두 받을 수 있는 시설이어야 하며, 유능한 전문가들이 입원의 이익이 잠재적인 부정적인 영향을 훨씬 상회한다고 판단할 때에만 고려되어야 합니다.

외래 집중 치료(Intensive Outpatient Program; IOP)

입원의 대안 중 하나는 외래 집중 치료 프로그램(Intensive Outpatient Program; IOP) 입니다. 외래 집중 치료 프로그램은 환자로 하여금 일상 생활을 아예 떠나지는 않으면서 좀 더 집중적인 형태의 치료를 받을 수 있게 해 줍니다. 프로그램은 보통 주 5일 8시간씩 이루어집니다. 치료 시간 동안 한 끼 또는 두 끼의 식사가 치료의 일부로 제공됩니다. 어떤 외래 집중 치료 프로그램은 저녁에만 이루어지는 경우도 있습니다. 환자가 학교나 직장 생활을 지속할 수 있도록 하면서, 음식 또는 먹는 행위에 대한 걱정이 가장 두드러지게 나타나는 저녁 식사 그리고 그 이후의 시간에 집중적인 치료를 제공하는 것입니다.

외래 집중 치료 프로그램은 증상 때문에 치료가 필요하지만 입원으로 인해 일상 생활을 못하는 것을 원치 않는 환자들에게 유용하게 사용될 수 있습니다. 또한 안전한 병원 내 생활을 마치고 바깥 세상에 순조롭게 적응하기 위한 수단으로도 사용됩니다. 의료 보험의 제한 때문에 더 이상 입원 치료를 받을 수 없는 경우에 치료를 지속할 수 있는 방법이 되기도 합니다. 또는 일반적인 외래 치료 중에 환자가 더 이상 호전이 없다고 느낄 때(그리고 아마도 문제되는 식행동으로 다시 돌아가고 있을 때), 그리고 무엇이 잘못되었는지 확인하기 위해 집중적인 치료 프로그램이 필요하다고 느낄 때, 외래 치료의 일부로 함께 사용될 수도 있습니다.

외래 집중 치료 프로그램에서, 환자는 증상 조절과 식이장애의 심리적 이해에 초점을 맞춘 구조화된 프로그램에 들어가게 됩니다. 치료는 주로 집단 치료로 진행되며, 식사(주로 점심과 저녁)는 치료 프로그램의 일부입니다. 환자가 절식, 폭식, 그리고 제거 행동과 싸우는 것을 돕는 것은 프로그램의 핵심적인 부분입니다.

외래 집중 치료 프로그램의 기간은 1-2주에서 수개월까지이며, 환자의 필요에 따라 달라질 수 있습니다.

관리의료(Managed Care)와 환자의 이익(Patient Advocacy)[1]

최근 들어서 관리의료 형태의 의료 서비스를 받는 사람들이 점점 늘어나는 추세입니다. 이런 경우, 보험 보장을 받으려면, 환자는 대상 프로그램에 포함되어 있는 치료자를 찾아 치료를 받아야 합니다. 환자는 필요한 의료 서비스를 받을 수 있는 전문가의 목록을 받게 됩니다. 그리고 의료 서비스 프로그램은 치료가 얼마나 필요한지를 결정합니다. 그러므로 외래 치료나 입원 치료는 보험회사의 결정에 의해 직접적으로 영향을 받습니다.

예를 들어, 관리의료제도 전에는, 환자와 의사가 얼마 동안 입원해 있을지를 결정했습니다. 이제는 대부분의 경우, 관리의료제도가 식이

1) 의료 보험을 나라에서 운영하는 우리나라와 달리, 미국에서는 의료 보험이 국가가 아닌 개별 기업에 의해 운영되고 있습니다. 본 내용은 미국의 의료 보험 제도에 대한 것으로, 우리나라에는 해당되지 않는 내용입니다(역자 주).

장애 환자에게 대략 2주간의 입원을 허락합니다. 그러나 알아두어야 할 중요한 부분은, 입원 당시에 보험회사와 병원에서는 얼만큼의 기간 동안 보험이 보장될지 확신할 수 없다는 사실입니다. 환자가 입원하고 나면, 병원 또는 주거형 치료 시설은 보험회사와 입원 기간에 대해 협상을 시작합니다. 식이장애에 이차적으로 동반된 우울증이나 다른 증상은 입원 기간을 결정하는 요소가 되기도 합니다. 입원 기관들은 만일 필요하다고 판단되면 기간을 연장하기 위해서 최선을 다하겠지만, 보험회사들이 권고에 항상 응하는 것은 아닙니다. 이런 경우, 병원과 주거형 치료 프로그램에서는 보험 보장 중단에도 불구하고 치료가 지속될 수 있도록 외래 집중 치료 프로그램을 권합니다.

관리의료제도가 치료의 방법을 결정하는 경우, 환자와 가족이 치료를 계획하는 역할을 포기하지 않는 것이 중요합니다. 만약 보험 회사가 치료자를 배정했을 경우, 치료자를 평가하는 것은 여전히 매우 중요합니다. 아는 사람을 통해서 치료자 목록의 전문가 뿐 아니라 보험 네트워크 밖의 전문가에 대해서 들은 게 있는지 물어보세요. 환자 또는 부모는 여전히 다른 치료자를 만날 권리가 있고 어떤 치료자나 의사가 선택되어야 하는지 말할 권리가 있습니다.

대부분의 경우, 관리자들은 증상 완화에 관심이 있고, 증상을 유발하고 지속시키는 기저 원인의 치료에 대해서는 별로 신경 쓰지 않습니다. 그러므로 때로 보험회사에서는 환자에게 여전히 치료가 필요함에도 불구하고 보험 보장을 중단할 수도 있습니다.

이러한 경우, 보험회사의 도움을 얻기 위해서 환자나 가족이 할 수 있는 일들이 있습니다. 의료비 지급을 보험회사나 의사의 손에만 맡겨

두지 마세요. 참여하세요. 이 청구 건을 담당하고 있는 사례 관리자를 찾으세요. 사례 관리자에게 청구하고 있는 환자에 대해 이야기하세요. 왜 치료비 보장이 연장되어야 하는지, 또는 보험 네트워크 밖에 있는 치료자에 대해 보험이 적용되어야 하는지 설명하세요. 때로는 이것이 사례 관리자로 하여금 청구인이 단순히 숫자가 아니라 사람이라는 점을 깨닫게 해 주며, 의료비 지급에 영향을 미치기도 합니다.

때로는 보험 상품이 원하는 치료를 보장해 주지 않을 수도 있습니다. 만일 이러한 경우라도, 희망을 잃지 마세요. 하나의 치료에 보험에 적용되지 않았다고 해서 다른 것에도 똑같이 적용되는 것은 아닙니다. 예를 들어, 어떤 의료 서비스 프로그램은 입원에 대해서는 1-2주 정도만 의료비를 지급하지만, 외래 집중 치료 프로그램에 대해서는 계속해서 의료비를 지급하기도 합니다. 게다가, 어떤 외래 치료 시설은 보험 보장의 대안으로 낮은 비용의 치료 프로그램을 제공하기도 합니다. 무료로 이용할 수 있는 많은 지원 모임도 있습니다. 그러나 어떤 경우 낮은 비용을 사용할 수 있는 대안이나 의료비 지급의 가능성이 없는 경우도 있습니다. 이것이 오늘날 의료 서비스 체계의 현실이며, 이것이 많은 가족에게 초래하는 고통을 줄일 수 있는 방법은 없습니다. 이러한 경우, 당신과 같은 상황에 있는 다른 사람들과 이야기하세요. 그것은 지지를 받을 수 있는 소중한 원천이 될 뿐 아니라, 함께 생각함으로써 미처 생각하지 못했던 다른 치료 옵션을 떠올릴 수 있는 계기가 될 것입니다.

필요한 의료 서비스 찾기

환자에게 필요한 전문적인 의료 서비스를 찾는 것을 돕는 입장이 될 때가 있습니다.

이상적인 방법은 개인적으로 추천을 받는 것입니다. 예를 들어 만일 당신이 정신치료자를 찾고 있다면, 당신의 주치의나 학교 상담사, 또는 학교 선생님에게 그들이라면 딸을 누구에게 보낼지 물을 수 있습니다. 친구와 친척으로부터 정보를 얻을 수도 있습니다.

아마도 당신은 치료를 받고 있거나 치료를 받았던 사람을 알고 있을 수도 있습니다(식이장애 이외에 다른 문제에 대해서라도요). 그들에게 만족하는지 그리고 그들의 치료자를 다른 사람에게 추천할지 물어보세요. 그 치료자는 식이장애 전문이 아니거나, 친구나 내담자의 지인과 상담을 할 마음이 없을 수도 있습니다. 그러나 식이장애 치료를 도울 수 있는 치료자를 추천해 줄 수는 있을 것입니다.

당신은 식이장애를 전문으로 치료하는 지역의 대학 병원이나 외래 정신치료 센터와 같은 시설을 찾아볼 수도 있을 것입니다. 그들은 치료자와 다른 의료 전문가를 소개해 줄 수 있을 것입니다. 또는 이 책의 *〈치료 자원〉* 부분에 소개된 프로그램 중 하나에 연락해 보세요. 그들은 당신 지역에 있는 식이장애 전문 치료자나 치료 시설을 찾는 것을 도와줄 수 있을 것입니다.

신경성 식욕부진증 및 관련 질환의 국제 연맹(The National Association of Anorexia Nervosa and Associated Disorders; ANAD)은 전 세계에 지원 모임을 설립하는 데 있어 무척 도움이 되었습니다.

만일 당신이 지원 모임을 찾고 있다면(또는 시작하는 데 관심이 있다면), 그들에게 직접 연락해 보세요.

치료자 선택하기

만일 당신이 치료자를 찾는 것을 돕고 있거나 당신 자신 또는 가족을 위해 치료자를 찾고 있다면, 치료자를 평가하는 데 있어 가장 좋은 방법은 직접 만나보는 것입니다. 치료를 시작할 때 유용한 질문들이 있습니다. 자녀를 위한 치료자를 찾는 부모라면, 치료자를 만나서 다음과 같은 질문을 해 볼 수 있습니다.

모든 치료자를 위한 질문들

1. *자격증에 대해 물어보세요.*
각 분야에 알맞은 면허를 가진(또는 면허를 얻기 위한 과정 중에 있는) 치료자를 선택하세요. 대부분의 치료자들은 심리사, 정신과 전문의, 또는 사회복지사로서의 훈련을 받습니다. 면허와 자격증을 위한 요구사항은 주마다 다릅니다. 당신이 만나는 치료자가 이미 면허를 가지고 있거나 면허를 얻기 위한 과정에 있는지 확인하세요. 면허가 있다고 해서 치료자가 좋은 수련을 받았거나 높은 도덕심을 가지고 있다고 할 수는 없지만, 이것이 시작입니다.
2. *치료자의 경험과 치료에 대한 관점에 대해 물어보세요.*

식이장애 전문가인지는 대단히 중요합니다. 당신은 치료자가 따뜻한 시선을 가지고 있고, 식행동이 정체성, 갈등 그리고 성숙 등의 문제와 같은 정서적 어려움에 대처하기 위한 시도와 관련이 있다는 사실을 알고 있는지 확인할 필요가 있습니다. 당신은 증상을 호전시키는 작업을 하면서 동시에 환자의 삶에서 증상이 왜 필요했는지 이해하고자 하는 치료자를 원할 것입니다. 식이장애를 단순히 의지 부족이나 나쁜 식습관으로 보는 사람들을 피하세요. 만일 치료를 시작하려는 환자에게 식이 문제 외에 중독 문제가 있다면 (알코올 또는 약물 중독), 당신은 전문가가 중독 영역에 대해서도 전문적인 지식을 가지고 있고, 익명의 알코올 중독자들(Alcoholics Anonymous; AA) 또는 유사한 지원 네트워크에 대해 알고 있고 우호적이며, 식이장애 뿐 아니라 중독 문제도 직접적으로 다룰 만한 역량이 있는지 확인할 필요가 있습니다.

3. *치료비가 얼마나 될지 알아보세요.*

치료의 형태에 따라서 치료비의 범위가 다양하다는 사실을 알게 될 것입니다. 보통 사설 의원의 경우 병원급 시설에 비해 치료비가 더 높은 경향이 있습니다.

4. *청구서를 받게 되는 절차에 대해 물어보세요.*

치료비는 매 회기마다 청구되나요, 아니면 한 달에 한 번 청구되나요?

5. *결석한 회기에 대한 정책을 확인하세요.*

많은 치료자는 결석한 회기에 대해 치료비를 받습니다. 회기 시간은 재조정될 수 있나요? 환자가 휴가를 갈 경우, 그 회기에 대해서도 치료비를 내야 하나요? 특히, 만일 당신이 아이의 개인 또는 집단 치료에 대해 비용을 지불하는 부모라면, 아이가 회기에 결석했을 때 당신에게 연락이 오는지 확인하세요. 이런 부분에 있어 부모와 치료자는 의견이 서로 다를 수 있습니다. 딸이 치료를 시작하기 전에 정책을 충분히 이해해야, 이후에 오해가 생기는 것을 막을 수 있습니다.

6. *보험 의료비 지급에 대해 확인하세요.*

만일 환자가 의료 보험을 가지고 있다면, 어떤 치료가 보험에 적용되는지 정책을 확인하세요. 보험이 적용되려면, 치료자에게 면허가 있어야 합니다. 면허를 받는 과정에는 주 면허 시험을 통과하는 것, 특정 연수만큼 환자를 진료하는 것, 그리고 전문가 집단 안에서 좋은 도덕적인 평판을 유지하는 것이 포함됩니다. 모든 전문가에게 치료비를 보험을 통해 지불할 수는 없다는 사실을 알아야 합니다. 관리의료 형태의 의료서비스에서는 치료자가 보험 상품의 네트워크 내에 있어야만 보험 적용이 가능할 것입니다. 네트워크 밖에 있는 치료자에 대해서도 보험 적용이 가능한지, 언제 의료비 지급이 끝나는지 등 보험 적용 조건에 대해 충분히 이해하고 있어야 합니다.

7. *가족 구성원의 참여 방식에 대한 정책은 무엇인지 알아보세요.*

경제적으로 지원을 받는 청소년 또는 초기 성년기 환자의 경우, 부모는 치료와 음식에 있어서 자신의 역할이 무엇인지 알아야 합니다. 그들은 딸의 식사에 적극적으로 참여해야 하나요? 그들은 딸과 함께 부가적인 회기에 참여해야 하나요? 치료가 어떻게 되어 가는지 알고 싶으면 치료자에게 전화를 걸어도 되나요? 어떤 부모도 치료에서 완전히 배제되어서는 안 됩니다. 그러나, 치료자들은 위의 질문에 대해 각기 다른 입장을 가지고 있으므로, 상황마다 부모가 해야 하는 역할은 굉장히 많이 달라질 것입니다. 치료자의 방침이 어떤지, 왜 그렇게 하고 있는지, 당신의 질문과 걱정은 치료 과정에서 어떻게 다뤄질 지에 대해 첫 회기에서 확인하는 것은 중요합니다.

8. *위기 상황이 어떻게 다뤄질 지 논의하세요.*

청소년을 위해 치료를 찾고 있다면, 당신은 치료자가 위기 상황을 어떻게 다루는지 궁금할 것입니다. 치료자가 당신에게 반드시 연락해야 하는 상황이 있습니다. 예를 들어, 환자에게 자살 사고가 있고 미성년일 때, 부모에게 반드시 연락이 되어야 하며, 결혼한 내담자의 경우 남편에게 연락이 되어야 합니다. 그러나 모호한 상황도 있습니다. 만일 당신의 19살 된 딸이 약물을 남용하고 있다면? 청소년이 임신을 했다면? 당신이 미성년 자녀의 부모라면, 당신은 자녀가 위험에 빠진 상황에 대해 연락을 받을 권리가 있습니다. 그러나 당신이 성인인 자녀의 부모 또는 남편, 친구라면, 당신의 권리는 명확하지 않습니다. (당신이 치료비를 지불하고 있다고 해도요.) 치료를 시작할 때, 치료자와 위기 상황이 어떻게 다뤄질 것이며 어떤 종류의 위기 상황일 때 당신이 연락을 받게 될 지에 대해 논의하세요.

치료의 종류에 따라서 유용한 다른 질문들도 있습니다.

치료자 평가하기

치료자에 대해 가장 흔히 받게 되는 질문 중 하나는 식이장애를 실제로 겪은 치료자가 더 도움이 되냐는 것입니다. 그럴 필요는 없습니다. 치료자에게 있어서 가장 중요한 것은 환자의 경험을 공감하고 이해할 수 있는지입니다. 불안이나 우울, 공포를 겪는 환자의 치료에 도움이 되기 위해 치료자가 무수한 심리적인 문제를 경험할 필요는 없습니다. 사실, 치료하는 모든 문제를 다 경험하는 것은 불가능합니다. 이런 면에서, 정신치료는 다른 의학적 치료와 다르지 않습니다. 의사가 암을 치료하기 위해서 암에 걸려야 하는 것은 아닙니다.

치료자가 식이장애를 겪었다고 해서 환자의 경험을 더 잘 이해할 거라고 보장할 수는 없습니다. 때로 치료자 자신이 음식과의 갈등을 벗어나지 못했기 때문에 실제로 그렇지 않은데도 환자의 어려움이 자신이 겪은 문제와 유사하다는 관점을 고집할 수 있습니다. 어떤 상황에서도, 치료자가 환자의 경험을 선입견 없이 있는 그대로 이해하는 것이 중요합니다.

치료자가 식이장애를 겪었든 그렇지 않든, 당신에게 말할 가능성은 거의 없습니다. 치료자는 보통 삶의 사적인 부분까지 공유하지는 않습니다. 그런 정보들은 환자에게 짐이 될 수 있기 때문입니다.

당신 또는 환자가 알아야 할 것은 치료자의 식이장애 분야에서의 훈련 과정, 환자 진료 경험, 그리고 사람에 대한 민감성입니다. 이것이 치료자에게서 찾아야 하는 가장 가치 있는 자질일 것입니다. 식이장애를 겪은 개인적인 경험은 결코 엄격한 교육과 훈련 과정을 대체

할 수 없습니다.

좋은 조합

식이장애 환자가 여러 치료자와 각각 회기를 가져보는 것은 좋은 생각입니다. 이것을 통해 각 치료자가 어떻게 다르게 치료하는지 알 수 있습니다. 치료자와 환자 사이의 조합이 좋은 것은 중요합니다. 환자는 이 사람이 믿을 만하다는 느낌을 받아야 합니다. 결국 이것은 길고 힘든 여행을 함께 하는 것이기에, 시작할 때 더 편하게 느낄수록 치료 과정에서 힘든 순간이 와도 견디기 수월하며, 치료도 더 효과적이 되기 때문입니다.

치료자를 찾을 때, 경제적인 문제를 간과하지 마세요. 때로는, '가장 좋은' 치료를 찾기 위해서, 가족이나 환자는 경제적으로 감당할 수 없는 치료자를 찾게 되며, 치료자의 경험이 치료 기간을 줄여주기 바라게 됩니다. 치료자의 전문성이 중요하다는 사실에는 변함이 없지만, 가장 경험이 많은 치료자와 함께 하더라도 치료는 여전히 길고 복잡한 과정이 될 수 있습니다. 정해지지 않은 기간 동안 계속되어도 비용을 감당할 수 있을 때만 치료를 시작하세요. 그렇지 않으면 치료가 효과적이어야 하고 빨리 끝나야 한다는 압력이 오히려 치료를 방해할 수 있습니다.

좋지 않은 조합일 경우

치료 초기에 환자가 치료자에 대해 확신이 없는 것은 흔한 일입니다. 치료자에 대해 잘 모르기 때문에 신뢰를 형성할 시간이 필요합니다. 그러나 때로는 그저 두 사람의 조합이 좋지 않은 경우도 있습니다. 흔히 환자들은 치료에 대한 불편감이 자신의 문제의 일부라고 생각하곤 합니다. 불편한 느낌 또는 신뢰할 수 없는 느낌은 결코 간과되어서는 안 됩니다. 사람의 직감은 유용한 자원이며, 존중되어야 합니다.

가장 좋은 방법은 치료를 중단하겠다는 결정을 내리기 전에 적어도 2-3번의 회기를 가져보는 것입니다. 이 기간 동안, 환자는 치료자에게 자신의 불편함에 대해 이야기해야 합니다. 때로는 이런 불안감에 대해 논의함으로써 불편감이 줄어들기도 합니다. 그러나 그렇지 않고 불신이나 불편감이 지속된다면, 다른 치료자를 만나는 것이 필요합니다.

환자는 치료자를 떠나도 된다는 것을 알아야 합니다. 치료자에게 무엇이 잘못됐고 왜 치료자를 바꾸고 싶은지 이야기할 필요가 있습니다. 어떤 치료자는 달라질 수 있는 부분이 있는지 알기 위해서 또는 관계를 매끄럽게 마무리하기 위해서 한두 회기를 더 권할 것입니다. 이것이 보편적인 절차입니다. 그러나 만일 환자가 불편해 한다면, 마무리를 너무 오래 끌어서는 안 됩니다.

치료에서 무엇을 기대할 것인가

얼마나 오래 걸릴까?

환자가 마음에 드는 치료자를 찾았다면, 이것은 회복을 향한 긴 여정의 시작이라고 할 수 있습니다. 치료자가 가장 많이 받는 질문은 바로 "얼마나 오래 걸릴까요?"입니다. 불행히도, 이것은 가장 대답하기 어려운 질문 중 하나입니다. 치료에 걸리는 시간은 많은 요소에 따라 달라집니다.

식이장애를 앓은 기간은 치료 기간을 결정짓는 요소입니다. 식이장애를 앓은 기간이 짧을수록, 회복이 더 쉽고 빠를 가능성이 높습니다. 1년 미만의 폭식증을 앓은 14세 환자는 대학 시절부터 폭식증을 앓았던 30세 여성보다 치료의 효과를 많이 볼 가능성이 높습니다. 이것은 치료가 30세 여성에게는 효과적이지 않을 거라는 의미가 아니라, 증상 경감까지 시간이 더 오래 걸릴 가능성이 높다는 뜻입니다. 증상의 심각도 역시 커다란 요소 중 하나입니다. 예를 들면, 어떤 사람들은 1주일에 한두 번 정도 폭식 후 구토를 합니다. 어떤 사람들은 깨어있는 시간 내내 먹고 토하면서 시간을 보냅니다. 후자에 속하는 사람에게 식이장애는 일상의 커다란 일부이며, 이런 경우 회복하는 데 시간이 더 오래 걸릴 수밖에 없습니다.

알코올이나 약물 같은 중독, 다른 심리적 문제, 또는 가족과의 어려움(예를 들어 가족의 물질 남용, 근친 상간, 또는 가정 폭력 등)이 동반되었을 경우, 더 많은 문제가 발생하며, 따라서 치료 기간 역시 길어집니다.

변화에는 시간이 필요합니다. 견고해진 식이장애는 대단히 심각한 상황이며, 치료는 몇 달이 아니라 몇 년이 걸립니다. 어떤 사람들은 식이 증상이 사라지면 정신치료 역시 끝날 것을 기대합니다. 이것은 사실이 아닙니다. 정신치료의 과정은 그들을 음식으로 이끌었던 정서적 어려움을 해소하도록 도와줍니다. 이 과정은 식이 증상이 더 이상 가장 중요한 문제가 아닐 때 비로소 제대로 시작될 수 있습니다. 만일 치료를 받기 시작했다면, 회복을 향해 가는 자신만의 속도를 찾을 필요가 있습니다.

어떤 행동 변화를 기대할 수 있을까?

환자가 치료를 시작한다면, 주된 목표는 식행동 증상과 사고 방식의 진정한 변화일 것입니다. 그렇긴 해도, 이러한 변화가 언제 어떻게 일어날지는 식이장애의 정도와 문제의 심각성에 따라서 다르게 평가될 필요가 있습니다.

예를 들어, 어떤 사람이 오랜 기간 폭식 또는 폭식과 구토를 해 왔다면, 식이장애는 예상처럼 호전되지 않을 가능성이 있습니다. 때로는, 환자가 폭식과 구토를 완전히 포기하기 전 마지막이라는 생각에 폭식하는 빈도가 오히려 증가할 수도 있습니다. 다른 경우, 자기 파괴적인 식이 패턴이 곧바로 사라졌다가 오랫동안 숨겨왔던 감정들을 느끼기 시작했을 때 다시 시작될 수도 있습니다. 또 다른 상황에서, 폭식이나 구토는 영속적인 변화가 일어나기 전까지 몇 년간 호전과 악화를 반복할 수도 있습니다.

폭식증이나 습관성 과식증 환자의 경우, 치료의 효과는 식이장애 증상의 변화만 가지고 평가할 수 없습니다. 때로 식행동 패턴의 급격한 호전은 오래가지 못하며, 엄청난 노력을 보여주려는 마음이나 치료자를 기쁘게 하려는 바램에서 비롯된 경우가 많습니다. 식행동의 지속적인 변화가 일어나기 위해서는, 신뢰로운 관계를 발전시키고, 감정을 표현하며, 자존감을 높이는 것이 먼저 이루어질 필요가 있습니다. 눈에 보이지 않는 이러한 변화가 장기적인 성장에 있어서는 결정적인 부분입니다.

그러나 거식증 환자의 경우, 치료의 초기 목표는 크게 다릅니다. 이 질환은 생명을 위협하는 요소가 있기 때문에, 식사와 체중의 변화는 훨씬 빨리 이루어질 필요가 있습니다. 거식증 환자는 치료자 뿐 아니라 의사(그리고 때로는 영양사)에 의해 모니터 될 필요가 있으며, 매주 체중을 측정하는 것은 치료의 일부로 반드시 포함되어야 합니다. 여기서 알아두어야 할 것은, 외래 치료가 지속되기 위해서는 식사와 체중의 변화가 느리지만 점진적으로 일어날 필요가 있다는 것입니다.

부모가 아이의 식사에 적극적으로 개입을 하는 상황이든 아니든, 그들은 치료가 어떻게 진행되고 있고 체중이 회복되고 있는지 지속적으로 보고 받을 필요가 있습니다. 때로는 치료자, 의사, 그리고 환자는 부모가 실제 체중을 알 필요가 없다는 사실에 동의하는 경우가 있습니다. 체중을 드러내는 것이 환자에게 수치심을 주며, 사기를 떨어뜨릴 수 있기 때문입니다. 사실, 체중계의 숫자가 거식증 환자에게는 너무나 공포스럽기 때문에, 환자가 "가린 채로" 체중을 측정하고, 본인에게 체중을 알려주지 않기를 원하는 경우가 흔합니다. 그러나 환자 뿐 아니라 부모도 체중이 증가하고 있는지, 감소하고 있는지, 아니면 그대로 머무르고 있는지를 알 필요가 있습니다.

만일 식행동에 변화가 없고, 체중이 첫 몇 주간 최소한 그대로 머무르지조차 않는다면, 부모로서 당신은 개입해서 앞으로 무엇을 해야 하는지 알아볼 필요가 있습니다. 이러한 경우, 가장 먼저 해야 할 일은 치료자와 직접 이야기해서 앞으로 어떻게 진행할지 명료한 계획이 있는지 확인하는 것입니다. 만일 치료자가 당신과 이야기하려 하지 않는다면, 또는 당신이 더 물어보고 싶은 게 있다면, 다른 식이장애 전문가와 상담하는 것이 필요할 수도 있습니다.

어떤 기분 변화를 기대할 수 있을까?

"카트리나의 치료 첫 해는 지옥이었어요." 그레이스와 짐 윌리엄스는 오랜 기간 폭식을 해 왔던 그들의 16살 딸에 대해 이야기했습니다.

> *우리는 치료를 시작하면 상황이 나아질 줄 알았어요. 그러나 그런 식으로 되는 게 아니더군요. 카트리나의 식사가 어떻게 되어가는지 알 수가 없었어요. 어떨 때 딸은 정말 건강하게 먹는 것 같았지만, 다음 순간 음식은 사라져 있고 딸이 다시 몰래 폭식하고 있다는 것을 알 수 있었어요. 더 최악이었던 건, 딸은 주변 사람들을 완전히 고통스럽게 했어요. 갑자기 딸은 다른 사람에 대해 어떻게 생각하는지 말해야겠다는 결정을 내렸고, 그것은 솔직함을 넘어서 정말로 심술궂은 행*

동이었어요. 딸의 감정 기복은 참을 수 없을 정도였어요. 하루는 뚱해 있다가, 하루는 분노에 차 있는 식이었죠. 우리는 그저 아이를 피하고 싶을 뿐이었어요. 상황은 첫 해를 지나면서 훨씬 나아졌지만, 치료 초반은 끔찍했지요.

18세 폭식증 환자인 앨리스 가족의 경험은 카트리나 가족의 경험과 달랐습니다. 앨리스의 부모는 앨리스가 치료자를 만나기 시작하면서, 마치 온 가족에게 드리웠던 먹구름이 사라진 것 같았다고 말했습니다. "딸의 기분은 밝아졌어요. 누가 봐도 아이는 마음이 편해져 있었고, 그것이 우리 모두를 기쁘게 했습니다."

치료가 한 사람에게 어떤 영향을 미칠지 예견할 방법은 없습니다. 이것은 새로운 행동이 시도되고, 새로운 감정이 표면에 떠오르는 때입니다. 거식증 환자처럼 생명을 위협하는 상황에 처한 것이 아니라면, 너무 빨리 판단을 내리지 마세요.

어떻게 하면 도움이 될까

치료를 받는 사람에게 가장 도움이 되는 방법은 사람에 따라 다릅니다. 24세 여성 재키는 부모님이 그녀가 치료에서 무엇을 하고 있는지 결코 묻지 않는 것이 서운하다고 했습니다. 그것은 그녀로 하여금 치료 받는다는 사실은 모두에게 당혹스러운 것이며, 수치스러운 일이라고 느끼게 했습니다. 한편, 그녀의 부모는 재키가 어떻게 하고 있는지 궁금했지만, 물어보면 그녀가 화를 낼까봐 두려워하고 있었습니다

(그 전에도 여러 차례 재키로부터 당신들 일이나 신경쓰라는 말을 들었으니까요). 그래서 재키와 부모님은 침묵 속에서 서로를 오해하고 있었고 함께 있을 때마다 불편하게 느꼈습니다.

만일 당신의 가족이 치료를 시작한다면, 그녀에게 당신이 어느 정도 참여하기를 바라는지 물어보세요. 얼마나 나아졌는지 물어봐도 될까요? 걱정되는 게 있을 때는 어떻게 해야 할까요? 당신이 치료자에게 연락해야 할까요? 당신의 감정을 터놓고 이야기하고, 그 사람이 하는 대답을 있는 그대로 수용할 준비를 하세요. 이것은 불편감을 완화시켜 줄 것입니다. 함께 이야기함으로써, 어려움이 나타나기 전에 그것을 어떻게 다룰지 예상할 수 있을 것입니다.

치료의 경과에 대해 확신이 서지 않을 때

그레이스와 짐 윌리엄스의 사례처럼, 치료가 환자에게 도움이 되는지 믿기 어려울 때가 있습니다. 아마도 그녀는 우울해져 있거나, 여전히 식이장애로 고통 받고 있거나, 이전보다 나아진 게 없어 보일 것입니다.

닥친 상황의 심각한 정도에 따라서, 당신의 역할은 달라집니다. 만일 당신의 딸이 거식증 환자이고 식사나 체중 어느 쪽도 개선이 없다면, 당신은 여지없이 개입해서 치료 팀과 초기 치료 목표에 대해 이야기해야 합니다. 이것은 매일 반복되는 폭식과 구토가 심각한 상태에서 전혀 호전이 없을 때도 똑같이 적용됩니다.

당신의 걱정이 무엇이든, 가장 먼저 해야 할 일은 환자에게 치료가 어떻게 되어 가는지 묻는 것입니다. 그녀는 치료자와 잘 맞고 조금씩 앞으로 나가고 있다고 느낀다고 할 수도 있습니다. 그러나, 만일 당신이 보기에 식행동 문제가 조금도 나아지지 않고 있다면, 당신이 걱정하고 있다는 사실을 치료자도 알 필요가 있다고 말해야 합니다. 치료자는 당신의 이야기를 들었지만 곧바로 답하기가 어려울 수도 있습니다. 상담 치료에 필요한 비밀 보장과 별개로, 만약 당신의 딸이 미성년이거나 당신이 치료비를 부담하고 있다면, 당신에게도 치료에서 무엇을 기대할 수 있는지와 식이장애와 관련하여 당신이 어떤 역할을 해야 하는지 알 기회가 주어져야 합니다. 만일 당신의 염려가 다뤄지지 않는다면, 회기에 참여하게 해 달라고 요청하세요. 또는 다른 전문가의 소견을 들어보세요. 특히 환자가 거식증을 앓고 있고 체중이 감소하고 있다면, 당신은 다음 단계로 무엇이 필요한지 이해하기 위해 치료자와 상의할 수 있어야 합니다.

치료자는 증상에 대해 명료한 계획을 가지고 있어야 합니다. 치료자는 치료가 왜 지속되어야 하는지 그리고 현재 어떤 목표를 이루었는지 분명하게 설명할 수 있어야 합니다. 더 심각한 상황에서는, 증상이 완화되지 않는다면 더 집중적인 형태의 치료를 포함한 계획을 치료자가 가지고 있어야 합니다.

그러나 치료자는 당신의 딸이 의학적으로 안정되어 있고 치료 계획이 수립되어 있는 상태이며, 치료적 작업은 느리게 진행되고 증상은 당신이 원하는 것만큼 빨리 변화하지 않는다고 설명할 수도 있습니다. 이런 경우라면, 물러나서 더 이상 그 주제를 밀어붙이지 않는 편이 낫습니다. 물론 치료가 진행됨에 따라 상황을 재평가하기 위해 치료자와 딸과 대화할 수 있는 여지를 남겨두어야 합니다. 그러나 지금은 치료에 변화를 가져와야 한다고 주장할 때가 아닙니다. 사실, 만일 당신이 치료비를 부담하고 있다면, 이런 가능성을 미리 예상해야 하고, 비록 결과가 마음에 들지 않더라도 환자와 치료진이 희망을 가지고 있다면 적어도 치료 초반에는 방해하지 않는 것이 중요하다는 것을 기억해야 합니다. 때로 초반에 일어나는 변화는 미묘해서 환자를 지켜보는 사람 눈에 띄지 않을 수도 있습니다. 그러나 만약 계속 걱정된다면 다른 식이장애 전문가로부터 의견을 듣는 것이 다음 순서일 것입니다.

일부의 경우, 상담을 하더라도 식이장애는 큰 호전을 보이지 않을 수 있습니다. 사실, 치료 경과에 대한 연구에 따르면, 거식증, 폭식증 환자의 1/3은 슬프게도 상담과 약물치료에도 불구하고 증상이 그대로 유지되는 것을 볼 수 있습니다. 습관성 과식증 환자의 경우 심지어 재발률은 더 높습니다. 만일 당신의 딸이 여러 치료를 받았거나 여러 차례 입원을 했음에도 식이장애에 차도가 없다면, 당신은 이런 가슴 아픈 상황에 처해있을 것입니다. 분명히 당신은 치료자와 이야기를 해야 하고, 치료 목표에 대해 다른 전문가와도 상의할 필요가 있습니다.

이런 경우에서, 치료의 목표는 비록 증상이 계속되더라도 삶의 질을 높이는 것입니다. 만일 환자가 치료가 도움이 된다고 말한다면, 일단 지속하도록 격려하는 것이 중요합니다. 환자의 식이장애가 나아지지 않는다는 것은 실망스럽고 짜증스러운 일이지만, 그렇다 하더라도 노력해서 충만한 삶을 살아가는 것은 가능합니다. 치료는 지속되는 음식, 체중과의 갈등에도 불구하고 다른 삶의 목표들이 이뤄질 수 있도록 도울 수 있습니다.

어떤 치료자와도 맞지 않는다면?

때로는, 어떤 치료도 도움이 되지 않습니다. 환자는 이 치료에서 저 치료로, 한 프로그램에서 다른 프로그램으로 계속 이동하면서, 아무도 자신을 도울 수 없다고 생각할 수 있습니다. 때로 이런 환자는 내면 깊은 곳에 모든 것과 모든 사람에 대한 불만족감을 가지고 있습니다. 그들은 고통에 압도되어 있으며, 치료자를 찾아가는 이유는 치료 과정이 순식간에 일어나며 고통 없이 진행되는, 문제에 대한 '마법 같은 해결책'일 거라는 희망 때문입니다.

그러나 치료는 마법이 아닙니다. 특히 다른 사람을 잘 믿지 못하는 사람에게 있어서, 치료자와 관계를 맺어나가는 것은 어렵고 불안으로 점철된 과정입니다. 자기 자신을 더욱 잘 알아간다는 것은 두렵고 낯선 과정이며, 그들은 매 순간 이에 저항합니다. 어떤 종류의 치료를 선택하든지, 치료에 참여하겠다는 약속을 하는 것은 반드시 필요한 부분입니다. 환자가 이런 약속을 할 수 없을 때, 치료는 성공하기 어렵습니다.

그러나 환자가 약속을 했을 때에도, 이해할 수 없는 이유로 어떤 사람들은 치료 프로그램, 여러 차례의 입원, 그리고 불가피하게 여러 종류의 약을 시도했음에도 치료되지 않기도 합니다. 그들은 계속해서 만성적으로 식행동 문제를 나타냅니다. 문제는 그들의 삶의 다양한 영역에 걸쳐 있을 가능성이 높고, 이런 경우 치료는 그다지 도움이 되지 않습니다.

가족이나 친구에게 있어서, 이런 상황이 가장 힘든 상황이라고 할 수 있습니다. 이런 상황이 불러일으키는 무기력감과 좌절감은 실로 어마어마합니다. 상황이 얼마나 심각하든지 간에, 누구에게도 환자로 하여금 치료에 머물게 하거나 좋아지게 할 방법은 없습니다. 입원은 응급상황일 때 이용할 수 있겠지만, 변화를 강요할 수는 없습니다.

사랑하는 사람이 고통스러워하는 모습을 지켜보면서 아무 것도 해줄 수 없는 것은 끔찍한 경험입니다. 당신의 삶에도 불가피하게 많은 변화가 있을 것이고, 하지 못한 많은 것에 대한 상실감이 스며들 것입니다. 만일 당신이 이런 위기 상황에 있다면, 당신 또한 혼자 감당하려 하지 말고 도움을 받아야 합니다. 이제는 당신 자신을 위해서 도움을 찾을 때입니다.

당신은 어떤 상태입니까?-자기 자신을 돌본다는 것

당신의 상황이 방금 전 묘사한 것처럼 심각하든, 아니면 당신의 근심은 그것과 대조적으로 느껴질 정도로 사소하든, 당신은 여전히 질문, 걱정, 그리고 공포와 함께 홀로 남겨져 있을 것입니다. 만일 환자가 치료를 받고 있지 않고, 심각한 문제가 있는지 확실하지 않다면, 이 책의 4장과 5장을 읽고, 전문가와 상담을 하거나 모임에 나가는 것을 고려해 보세요. 그러나 환자가 치료를 받고 있는지와 관계없이, 문제를 받아들이는 것, 당신이 할 수 있는 일이 한정되어 있다는 것, 치료로부터 기대할 수 있는 것이 한정되어 있다는 사실은 당신을 공포에 질리거나, 분노로 가득 차거나, 걱정스럽게 만들 수 있습니다. 당신은 걱정을 이야기하고 당신을 위한 독립적인 삶을 어떻게 꾸려나갈지 배울 수 있는 공간이 필요합니다. 환자의 식행동 문제가 드러났을 때 어떻게 대처해야 하는지에 대해 도움이 필요합니다. 환자가 변화함에 따라서 당신에게 주는 메시지가 달라질 때 어떻게 반응해야 할 지 혼란스러울 수 있습니다. 또는 당신은 심각한 삶의 문제나 당신 자신의 중독 문제로 괴로워하고 있을 수도 있습니다. 우리가 발견한 바에 따르면, 환자의 부모, 배우자, 또는 친구에게 있어서도 치료자와 만나거나 가족을 위한 지원 모임에 참석하는 것은 무척 도움이 되었습니다.

상담 치료

식이장애 환자를 돌보는 데 있어서 가장 중요한 목표는 환자가 책임감을 가지고 자신을 돌볼 만큼 성장하고 변화하도록 돕는 것이라고 할 수 있습니다. 때로 그것은 당신의 관계를 들여다봄으로써, 식이장애가 당신의 삶에 어떤 영향을 미치는지, 지금 단계에서 어떤 역할을 해야 하는지, 그리고 관계 내에 있는 모두가 더 잘 소통하고 연결되며 개인으로서도 성장하기 위해서는 어떤 규칙이 변화해야 하는지 이해하는 것이라고 할 수 있습니다.

식이장애 환자의 부모나 배우자가 환자와 환자의 증상에 의존하고 있었다는 사실을 발견하는 것은 매우 흔한 일입니다. 예를 들어, 브렌다 존스는 거식증 환자였던 16살 딸 웬디가 회복한 후, 그녀와 남편이 웬디의 병 이전의 삶으로 돌아가는 것이 어렵다는 사실을 깨달았습니다. 그들의 결혼 생활은 웬디를 중심으로 돌아가고 있었습니다. 이제 그녀는 자신의 삶을 시작해야 했고, 존스 부부는 관계를 재건하기 위해서 많은 노력을 해야 했습니다. 브렌다는 그 과정에 대해 다음과 같

이 말했습니다:

> *우리는 너무 오랫동안 웬디에 대한 것 외에는 아무 이야기도 하지 않았고, 웬디를 걱정하는 일 말고는 아무 것도 하지 않았었어요. 상담에서, 우리는 딸에 대한 이야기를 하지 않고 함께 시간을 보내라는 과제를 받았어요. 우리가 너무 웬디에게 열중하고 있었기 때문에, 우리의 결혼 생활은 방치되어 있었다는 사실을 '외부인'이 일깨워줘야 했던 거죠. 치료자는 우리가 부모가 아닌 부부로 돌아오기 위해 할 수 있는 구체적인 것들을 제시해 줄 수 있었어요.*

지원 모임들

우리가 만나는 많은 부모들은 처음에는 그들의 상황에 대해 다른 부모와 나누고 싶어하지 않습니다. 그들은 당혹스럽게 느끼고, 실패했거나 졌다는 느낌에 사로잡혀 있습니다. 그럼에도 불구하고, 부모 지원 모임은 굉장히 도움이 되며 교육적이기도 합니다. 지원 모임은 환자가 회복을 향한 과정을 거치는 동안 당신이 맞닥뜨리는 문제 앞에서 덜 외롭게 느끼도록 도와줄 수 있습니다.

이 책의 뒤에 첨부된 〈*치료 자원*〉을 통해 당신이 사는 지역의 부모 지원 모임을 찾을 수 있습니다. 만약 가능한 모임이 없다면, 단체는 당신이 모임을 만드는 것을 도와줄 것입니다. 거의 모든 부모가 우리에게 똑같은 이야기를 했습니다. 그들이 다른 사람들과 이야기를 시작했더니, 뭔가 편안해졌고, 불가피하게 매일 일어나는 문제에 대한 경험을 듣는 것은 직접적으로 도움이 되었다고요.

정보와 교육

당신이 최신 정보를 얻을 수 있도록 돕는 다양한 단체의 뉴스 레터와 온라인 메일 서비스가 있습니다. 그런 정보는 교육적일 뿐 아니라, 다양한 생각과 경험을 제공하고 당신이 고립된 느낌에서 벗어날 수 있도록 도와줍니다. 이제는 당신 또는 식이장애 환자가 도움을 청할 수 있는 국제 상담 전화 뿐 아니라, 당신의 고민에 대해 이야기할 수 있는 다양한 인터넷 대화방도 있습니다. 필요한 정보를 얻기 위해 〈*치료 자원*〉의 목록을 이용하세요.

PART 03

새로운 전략 사용하기

CHAPTER 7

음식과 관련된 문제를 어떻게 해야 할까

음식 전쟁에서 벗어나기 위한 실제적인 전략들

사랑하는 사람이 식이장애를 앓고 있다면, 치료를 받고 있는지 여부를 떠나서 당신은 음식과 체중 문제를 어떻게 다룰지에 대해 수많은 질문을 가지게 될 것입니다. 예를 들어, 그녀의 폭식을 어떻게 다뤄야 할까요? 그녀가 먹기를 거부한다면, 먹게 만들어야 할까요? 그녀의 체중이 너무 늘었다면 그것에 대해 말을 해야 할까요? 장보기는 어떻게 해야 할까요?

다른 사람의 식습관에 개입하는 것은 잘 짜여진 치료 계획의 일부로 치료자의 지도에 따라 이루어질 때만 적절하다고 할 수 있습니다. 치료적인 큰 그림의 일부로 세심하게 모니터링 되는 경우를 제외하고는, 다른 사람의 식사를 변화시키려는 시도는 결코 도움이 되지 않습니다. 그것은 대부분 끝없는 통제권 싸움을 초래합니다. 또는 어떤 가족에서는, 한 부모는 변화를 주장하는 한편 다른 부모는 포기함으로써, 관련된 모든 가족 구성원 사이에서 무거운 긴장감을 조성합니다. 환자에게 치료 동기가 없다면, 당신의 통제의 강도가 약해졌을 때 그녀가 다시 문제 행동으로 돌아가는 것을 발견하게 될 것입니다.

이 장에는 당신이 매일 마주하는 폭식, 절식, 제거 행동, 그리고 체중에 대한 집착에 대해서 무엇을 해야 할지 실질적인 조언이 담겨 있습니다. 여기서는 당신이 음식과 관련된 문제에서 벗어나서, 환자 스스로 행동과 그 결과를 책임지도록 격려할 것을 권합니다. 그러면 환자에게는 행동과 관계에 대해 지속되는 변화를 만들 자유가 생깁니다. 이러한 접근은 당신이 저체중인 거식증 환자를 적극적으로 다시 먹게 할 때에도 필요합니다. 당신이 음식과 관련하여 적극적인 개입을 해야 할 때가 있습니다. 그러나 그럴 때에도 매일 일상에서 벌어지는 무수히 많은 상황 속에서 딸이 스스로를 돌볼 수 있도록 돕는 데 초점을 맞출 필요가 있습니다. 당신이 처한 특수한 상황이 무엇이든 간에, 여기서 논의되는 전략은 식이장애가 당신의 관계, 삶, 살고 있는 상황에 미치는 파괴적인 영향을 최소화하고 변화를 격려하도록 도울 것입니다. 해야 할 작업은 커다란 과정의 일부이며, 치료자나 지원 모임의 조언이 필요할 수 있습니다.

목적은 단순히 환자가 다시 음식과 건강한 관계가 되도록 하는 것이 아니라, 지금 시점에 필요한 가족의 성장과 변화의 기회로 식이장애를 사용하는 것입니다.

건강하게 산다는 것

부모들은 건강하게 먹고 좋은 모습을 유지하려는 자신의 노력이 자녀의 식이장애의 원인이 되었는지 묻습니다. 건강한 음식을 먹고 규칙적으로 운동하는 부모는 사실 폭식, 절식 또는 강박적인 운동으로 괴로워하는 자녀에게 좋은 롤 모델이 될 수 있습니다. 이런 활동은 그 자체로 식이장애를 유발하지 않습니다.

건강한 예시가 되었기 때문이 아니라, 개인차를 허용하지 않고 자녀에게 자신과 똑같이 따라하라고 강요하는 데에서 문제가 생길 수 있습니다. 부모는 좋은 예시가 될 수 있지만, 자녀 역시 선택권을 가질 수 있어야 합니다. 이것은 과체중인 자녀에게도 마찬가지이며, "단 것 금지"라는 규칙은 더 문제를 일으키면 일으켰지 도움이 되지는 않습니다. 더 나은 대안은 단 것의 양에는 제한을 두되, 어떤 단 것을 먹을지, 언제 먹을지 선택할 수 있도록 규칙을 정하는 것입니다. 이것은 절식하는 거식증 환자에게도 마찬가지입니다. 예를 들어, 그녀는 아침을 먹지 않는 것을 선택할 수는 없지만, 아침 식사로 계란을 먹을지 요거트를 먹을지 선택할 수 있습니다.

어떻게 바라볼 것인가

"내 딸 미겔은 어려서부터 항상 뚱뚱했어요." 제이미 캔턴은 12살 된 딸에 대해 이야기했습니다.

남편 존과 나는 아주 건강하게 먹어요. 우리는 애가 우리가 보여준 예시대로 따라하는 것을 왜 그렇게 힘들어하는지 이해할 수 없었어요. 우리는 집에 항상 유기농 음식과 과일을 구비해 두었어요.

우리는 결국 다이어트 클리닉 대신 치료자를 찾아갔어요. 우리가 들은 것은 미겔이 매일 두 가지의 "즐거운" 음식을 먹을 수 있어야 하며, 언제 먹을지는 미겔의 마음이라는 것이었어요. 처음에는 돌아버릴 것 같았죠. 미겔은 아침을 먹고 나서 앉아서 파이 한 조각과 쿠키를 먹곤 했어요. 그런데 아이가 어떻게 먹을지가 자신의 선택이라는 것을 아는 것이 뭔가 도움이 되는 것 같더군요. 마지막 몇 달 간, 아이는 그 어느 때보다 건강하게 먹었어요. 전에는 본 적이 없는 모습이었지요. 아이는 의사가 말한 9kg 중 2kg을 감량했어요. 그러나 더 중요한 건, 아주 오랜만에 아이는 행복해 보였어요.

음식과 관련된 문제와 분리되기 위해서는, 당신의 한계를 받아들여야 합니다. 전문가의 도움을 받아 아이를 직접 다시 먹인다고 해도, 구조를 설정하고 가이드라인을 만들 수는 있지만 그 틀 안에서 실제 벌어지는 일은 당신이 희망한 것과 전혀 다른 모습일 것입니다. 그 사람이 어떤 모습이어야 하는지에 대한 당신의 생각을 내려놓고, 그녀가 어떤 사람이고 무엇을 할 수 있는지, 스스로 자신을 돌보게 하기 위해 어떤 도움이 필요한지 현실적으로 평가하는 것은 회복 과정의 일부입니다. 아이의 식사에 직접적으로 관여할 때에도 목적이 아이를 통제하는 것이 아님을 기억하는 것은 중요합니다. 당신은 그녀가 스스로를 변화시킬 수 있는 틀을 만드는 것입니다. 어떤 경우, 당신은 좀 더 적극적으로 개입해야 할 것입니다. 다른 경우, 당신은 물러서야 할 것입니다. 어떤 경우든, 당신은 그녀의 요구가 그녀 자신, 그리고 다른 사람에게 들릴 수 있는 토대를 제공하는 것입니다. 당신은 다른 사람이 변화하도록 만드는 것이 아닙니다. 이것은 미묘하지만 중요한 차이입니다. 당신이 변화시킬 수 있는 사람은 당신 자신입니다. 이 장에서 우리는 어떻게 하는지 보여드릴 것입니다.

규칙 1. 당신이 할 수 있는 역할의 한계를 받아들이세요.

마이클과 멜리사 파인 부부는 둘 다 성공한 40대의 변호사입니다. 그들은 성공에 익숙해져 있었습니다. 그들은 무언가를 정말로 원한다면, 어떤 것도 길을 막게 두면 안 된다고 배웠습니다. 16살 딸 셰리가 폭식증에 걸렸을 때, 그것은 그들이 정복하지 못한 유일한 한 가지였고, 그것은 그들을 미치게 만들었습니다. 인생에서 처음으로 그들은 실패자가 된 것처럼 느꼈습니다. 마이클은 이렇게 말했습니다:

> *멜리사와 저는 우리 둘 모두 훌륭한 경력을 유지하면서 동시에 가족을 갖는 최선의 방법은 아이를 하나만 가지는 것이라고 생각했어요. 셰리가 태어난 후, 우리는 여전히 여행도 하고 우리가 해 왔던 즐거운 일을 즐길 수 있었지요.*
> *우리는 다른 모든 것을 해 왔던 것처럼 부모 역할에 임했어요. 모든 에너지를 쏟아부었지요. 셰리가 어릴 때 함께 많은 시간을 보냈고, 우리가 중요하다고 생각한 능력을 발달시킬*

수 있도록 도왔어요. 학교에 입학한 후, 셰리는 가장 뛰어나고 모범적인 학생이었어요. 멜리사와 저는 셰리의 숙제, 과학 프로젝트, 독후감 쓰기를 도와주곤 했어요. 우리 집은 셰리의 친구들이 모여 노는 장소였어요. 셰리가 더 커서 남자친구와 갈등을 겪을 때, 우리는 함께 이야기하고 아이가 해결책을 찾도록 도왔어요.

셰리가 폭식증에 걸렸다는 건 가장 큰 충격이었어요. 그렇지만 우리는 다른 많은 일들을 견뎌내 왔기 때문에, 이것 역시 충분히 다룰 수 있을 것이라고 생각했어요. 젠장, 우리가 틀렸던 거예요! 우리가 얼마나 오랫동안 우리 힘으로 폭식증을 다루기 위해서 노력해 왔는지를 생각하면 부끄럽습니다. 우리는 식단과 욕실 사용 스케줄을 만들고 그걸 우리 삶의 중심으로 만들었어요. 우리가 셰리의 폭식과 구토를 통제하려고 하면 할수록, 증상은 더 심해졌어요.

마침내 우리는 치료를 받으러 갔어요. 멜리사와 나로서는 우리가 셰리의 식이장애를 통제할 수 있다는 생각을 포기하는 것이 쉽지 않았어요. 실패자처럼 느끼지 않기가 힘듭니다.

규칙 2: 다른 사람이 당신과 다를 수 있음을 받아들이세요.

조나단과 캐롤라인 엘드리지 부부는 14살 딸 캐리가 거의 완전히 먹기를 중단했을 때 그들이 개입해야 한다는 사실을 알았습니다. 몇 kg을 감량하기 위해 시작된 정상적인 다이어트는 순식간에 거식증으로 변했고, 165cm인 캐리의 체중은 4개월간 꾸준히 내려가 약 10kg이 줄었습니다. 캐리의 생리가 멈췄다는 사실도 분명해졌습니다. 부부는 먹는지 여부에 따라 상과 벌을 주는 등 적극적으로 개입했습니다. 그들은 이야기하고, 가르치고, 이해하려고 노력했습니다. 그러나 아무 것도 효과가 없고 병원에서 측정한 체중이 47kg까지 내려가자, 엘드리지 부부는 음식과 관련된 딸의 위기를 어떻게 더 잘 다룰 수 있을지 도움을 받기 위해 가족치료사를 찾았습니다.

치료사와 의사들로 구성된 팀과 함께, 조나단과 캐롤라인은 캐리가 다시 먹도록 도울 수 있었습니다. 체중이 50kg까지 증가하자, 캐리는 전혀 더 늘릴 생각이 없었습니다. 누가 무엇을 하든, 어떤 종류의 치료적 개입이든, 부모의 제한이든 회유든, 캐리는 꿈쩍도 하지 않았습니다. 엘드리지 부부는 곤경에 처했습니다. 캐리는 이제 스스로 먹고, 체중을 유지하고, 학교 생활과 친구들과의 관계에 다시 적극적으로 참여했습니다. 그녀의 체중은 입원 치료가 필요한 범위는 아니었습니다. 그러나 이 체중은 생리가 다시 시작되기에 충분치 않았고, 캐리를 제외한 모두가 걱정했습니다.

"우리가 깨달아야 했던 것은", 조나단이 자신과 부인의 입장을 이야기했습니다. "캐리가 올바른 방향으로 가고 있고 자신의 속도를 따라잡을 시간이 필요하다는 거였어요. 우리가 개입하려고 할 때마다, 다시 아이를 잃어버렸어요. 아이는 덜 먹었고, 혼자 있으려고 했고, 기본적으로 화가 나 있었죠. 우리가 아이가 입원할지도 모른다는 걱정을 처음 했을 때보다 더 힘들었어요. 우리가 받아들여야 했던 것은 치료 과정이 희망했던 그대로 이루어지지 않을 것이라는 사실과 우리가 물러나 캐리 스스로 앞으로 무엇을 할지 결정할 기회를 줄 때가 왔다는 거였어요."

6개월 뒤, 캐리의 체중은 실제로 1kg 더 증가했습니다. 그녀는 여전히 생리를 하지 않았지만, 치료팀과 부모는 캐리가 올바른 방향으로 가고 있으며 캐리의 노력을 알아주고 지지해주어야 한다는 사실에 동의했습니다. 캐리를 포함한 모두가 치료를 꾸준히 지속하고 더 이상 체중이 줄어들지 않는 이상, 올해 남은 시간 동안 캐리가 자신이 먹을 것을 스스로 결정해도 된다는 것에 동의했습니다. 또 6개월 뒤, 그들은 상황을 재평가하고 다음에 무엇을 할 것인지 결정할 것이었습니다.

건강과 관련된 이런 결정은 복잡하고 굉장히 공포스러우며, 대부분 식이장애 환자보다 부모가 더 두려워합니다. 언제나 치료의 목표는 아이가 건강하게 성장하는 것입니다. 그러나 아이와 통제권 싸움을 하는 대신, 천천히 그리고 부모 자신의 한계를 수용해야 아이 스스로 자신을 돌보도록 하는 더 커다란 목표를 달성할 수 있습니다.

규칙 1과 2를 받아들이기 전까지는, 당신은 변화가 일어날만큼 충분히 식행동 문제로부터 분리되기 어려울 것입니다. 존과 메리 브라운 부부는 딸 트레이시의 폭식증 문제에서 물러설 수 없었습니다. 트레이시의 치료자가 그들에게 트레이시의 식사를 내버려 두라고 했을 때, 브라운 부부는 언짢아 했습니다. "트레이시는 마음만 먹으면 멈출 수 있어요. 그녀는 고집을 부리고 있는 거예요." 존이 치료자에게 말했습니다. 메리는 트레이시를 멈추게 하려고 애썼습니다. 존의 기분이 풀어지길 바라면서요.

트레이시의 의지보다 폭식증이 더 강력하다는 것은 브라운 가족의 신념에 반하는 것이었습니다. 존은 가난했던 어린 시절을 딛고 성공한 변호사가 된 사람이었습니다. 존은 낮에 일하고 야간 법대에 다니면서 과정을 마쳤습니다. 메리는 세 딸을 키운 후, 결혼과 자녀 양육 때문에 떠났던 교사직으로 다시 돌아갔습니다. 브라운 부부는 그들의 삶에서 많은 장애물을 극복해왔고, 트레이시의 문제가 의지의 부족 때문이라고 생각했습니다. 그들은 자신이 옳다고 생각하는 방식으로 그녀를 돕기로 결심했습니다.

트레이시 스스로 문제를 해결하도록 두라는 권유를 수도 없이 받았지만, 그들은 그럴 수 없었습니다. 뭔가 시도해 보지 않은 방법이 있을 것만 같았습니다. 존은 끈질기게 노력한다면, 트레이시를 멈추게 할 수 있을 거라고 생각했습니다. 브라운 부부는 이런 상황에서 그들이 무력하다는 사실을 받아들일 수 없었습니다.

트레이시는 치료를 그만두고 그녀를 도우려는 부모의 시도에 협조하려고 열심히 노력했습니다. 이것은 수년간 지속되었고, 지금도 브라운 부부는 트레이시의 문제에 매달려 있습니다.

트레이시는 지금 혼자 살지만, 매일 부모님께 그녀의 식사에 대해 이야기합니다. 그녀는 그들에게 언제 "좋은 날"을 보냈고, 언제 "나쁜 날"을 보냈는지 이야기합니다. 트레이시의 식행동 문제는 그녀와 부모의 관계의 초점으로 남아 있으며, 양쪽 모두의 분리와 성장을 막고 있습니다.

한편 존슨 가족의 경우, 매기 존슨의 행동 변화는 딸 사라로 하여금 자신의 식사를 책임질 수 있도록 해주었고, 더 좋은 결과를 가져왔습니다.

사라가 토하고 있다는 사실을 고백하자 매기는 사라를 의사에게, 그리고 의사가 추천한 치료자에게 데려갔습니다. 매기는 시련에 익숙한 사람이었습니다. 사라가 한 살 반이 되었을 때 남편은 그녀를 떠났습니다. 이후 매기는 사라와 먹고 살기 위해 열심히 일했습니다. 알코올 중독이었던 어머니를 둔 매기는 이른 나이에 독립과 생존에 눈을 떴습니다. 강한 헌신과 책임감 덕분에 그녀는 살아남을 수 있었습니다. 그녀는 그것을 이제 사라의 문제를 다루는 데 사용했습니다. 사라의 치료자는 매기에게 사라가 모든 음식과 관련된 결정을 하도록 내버려 두라고 했습니다. 매기는 그게 쉬운 일이 아니라는 것을 이내 깨달았습니다.

> *나는 선생님이 권한 것처럼 뭔가를 안 하는 게 아니라, 뭔가를 하는 데 익숙한 사람이에요. 사라는 16살이고, 사라가 나를 필요로 한다고 느껴요. 사라에게 필요한 것이 무엇을 먹을지 알려주고 토하지 않겠다는 약속을 받는 게 아니라, 다른 방식이라는 사실을 깨닫는 것은 힘들고 오래 걸리는 일이었어요. 나는 사라를 믿는 법을 배워야 했어요. 사라가 폭식을 안 한다는 게 아니라, 자신만의 방식으로 이 문제에 대처해 나갈 것이란 사실을요. 이미 사라에게 이 전쟁에서 혼자 싸우고 이길 만큼 충분한 힘이 있다는 사실을 믿어야 했어요. 사라를 믿는다는 것을 알려줄 수 있는 유일한 방법은, 혼자 하게 내버려 두는 것이었어요.*

자신의 능력에 대한 매기의 믿음은 사라를 믿을 수 있도록 해 주었습니다. "물론 걱정하죠." 그녀는 말했습니다. "어떻게 걱정하지 않을 수 있겠어요? 하지만 친구와 가족의 도움으로, 나는 사라가 스스로 폭식증을 극복하도록 내버려 둘 수 있었어요."

식이장애에 걸린 십대 자녀를 둔 부모의 역할은 복잡한 일의 연속입니다. 우리는 회복을 위해서는 식사와 체중에 대해 환자 스스로 결정을 내릴 필요가 있다는 것을 발견했습니다. 그러나 환자가 모든 결정을 다 내려야 한다거나, 부모가 참여하지 않는다는 의미는 아닙니다.

거식증 환자의 경우, 부모가 식사에 참여하는지 여부와 상관없이, 어떤 상황에서든 행동의 결과가 명확한 것이 가장 좋습니다. 예를 들어, 저체중이지만 심각한 범위는 아닌 경우 (그리고 여전히 학교에 갈 수 있고 외래에서 치료 받아도 된다고 의사가 결정한 경우), 최소한이지만 지속적인 체중 증가가 매주 있어야 합니다. 의사나 영양사는 매주 체중을 평가해야 하며, 만일 목표에 도달하지 않았다면, 댄스나 스포츠처럼 좋아하는 활동을 중단해야 합니다. 만약 환자가 더 낮은 체중 범위에 있다면, 매주 0.5kg씩 증가해야 한다는 의미이며, 그렇지 않으면 입원해야 합니다. 싸움이나 격렬한 감정, 지속적인 통제권 싸움은 필요하지 않습니다. 오로지 명확한 결과, 그리고 부모가 한계를 설정하는 것을 지지해주고 환자가 앞으로 나아갈 수 있도록 돕는 전문가들의 팀이 필요합니다. 폭식증 또는 폭식장애 환자의 경우, 목표는 체중 증가나 폭식이나 구토의 중단이 아닙니다. (폭식이나 구토가 중단되기까지는 상당한 시간이 필요하니까요.) 이런 경우, 환자는 매주 치료에 참석해야 하며, 그렇지 않을 경우의 결과 역시 정해야 합니다.

여기서 중요한 것은 벌을 주거나 통제하는 것이 아닙니다. 핵심은 당신이 얼마나 부드럽지만 분명하게 권위를 유지할 수 있는지, 그리고 자녀가 삶을 자신의 것으로 마음 속에 그리는 것을 어떻게 하면 가장 잘 도울 수 있는지입니다. 따라서 선택할 수 있는 것이 제한적이라 하더라도(극단적이지만 낯설지 않은 예로는 아침 식사를 하는 것이나 병원에 가는 것), 다음에 무엇을 할지는 자신의 선택이 되어야 합니다.

물론, 이것은 결코 말처럼 간단하지 않습니다. 목표가 달성되지 않는다면(예를 들어 매주 0.5kg 씩 체중이 회복되지 않는다면), 며칠 더 시도해 볼 시간을 갖습니다. 그러나 어떤 결과가 있을지 분명하게 이야기되고, 또 마련되어 있어야 합니다. 만일 며칠 뒤에도 목표 체중에 도달하지 못한다면, 다음 단계를 실행에 옮길 때입니다(예를 들면, 다음 수영 수업을 미리 취소하거나, 미리 알아본 입원 가능한 병원에 연락을 취하는 것처럼요).

폭식으로 인해서 체중이 증가한 어린이나 청소년을 다룰 때 중요한 부분은, 단순히 체중 감소에 대한 보상이나 결과를 정하는 것은 통제권 싸움이나 몰래 먹는 행동을 유발할 가능성이 높다는 사실입니다. 예를 들어, 건강을 위협할 정도로 심각한 비만인 청소년의 경우, 의사의 진료 하에 매주 0.5kg 정도를 감량해야 하며, 그렇지 않을 경우 더 집중적인 치료가 필요하다는 것을 의미합니다. 그러나 폭식이 건강이나 삶을 방해할 정도가 아닌 청소년의 경우에는 같은 방식을 적용할 수 없습니다. 자녀를 위해 어떤 목표와 결과를 설정하는 것이 좋을지 고려하기 전에 반드시 전문가와 상의하세요.

중요한 것은 병이 얼마나 심각한지와 상관없이, 식이장애 환자에게 자신의 삶을 책임지도록 하는 것입니다. 목표는 정해졌고, 한계는 설정되었으며, 메시지는 감정적이지 않고 분명해야 합니다. 다른 행동에 대해서는 다른 결과가 있습니다. 나이가 많든 적든, 어떤 식이장애를 앓고 있든, 어떻게 진행할지는 본인이 결정할 문제입니다.

14살 거식증 환자인 캐시는 2주간 입원 치료 후 얼마 전 퇴원하여 160cm의 키에 43kg의 체중에 머물고 있었습니다. 그녀는 0.5kg 줄어들면 다시 입원 치료 프로그램에 들어가야 한다는 사실을 알고 있었습니다. 그녀는 두려웠고 병원으로 돌아가지 않기로 마음먹었지만 식사 시간이 힘들었습니다.

> *나는 내가 무엇을 해야 하는지 알지만, 식탁에 앉으면 먹을 수가 없어요. 내 머릿속에는 이런 목소리가 들려요. "너는 돼지야. 너는 뚱뚱해질 거야. 너는 입원했던 그 누구보다도 뚱뚱해질 거야." 부모님은 너무 힘들어하세요. 내게 먹으라고 애원을 해요. 그럴수록 더 먹기가 힘들어요. 내 머릿속의 싸움만으로도 버거운데, 제발 조용히 해 달라고 부모님과도 싸우게 되는 거죠.*
>
> *내가 한 입이라도 먹는다면, 그렇게 하겠다고 결정했기 때문이에요. 물 속으로 발을 한 걸음 들여놓기로 결심하는 거죠. 그런데 부모님의 목소리가 들리는 순간, 나는 다 잊어버려요.*

처음 병원에서 나왔을 때, 캐시는 머릿속의 목소리가 이기도록 두었습니다. 42.5kg이 되었을 때, 부모와 치료진의 결정으로 그녀는 다시 입원하게 되었습니다. 그리고 나서(그렇게 된 정확한 이유는 알 수 없지만, 부모님이 진지하다는 것을 그녀가 알고 있었던 것은 분명합니다), 그녀는 45kg의 체중에서 머물렀고, 더 늘지는 않았지만 다시 병원에 입원할 정도로 돌아가지도 않았습니다.

다음 페이지에서 우리는 당신이 시도해 볼 수 있는 새로운 전략들을 소개할 것입니다. 규칙 1과 2는 식이장애 환자를 다루는 데 있어 가장 문제가 생기기 쉬운 일상생활의 영역에도 동일하게 적용됩니다. 집안일에 대한 책임, 돈과 경제적인 부분, 외출, 그리고 조언을 하는 것처럼요. 목적은 식이장애를 현재 가족에게 필요한 것이 무엇인지 평가하는 데 사용하는 것입니다. 그렇게 함으로써 각 가족 구성원의 성장, 유대, 소통, 그리고 사생활에 대한 욕구를 좀 더 잘 이해하고 적용할 수 있습니다.

식이장애 환자와 같이 산다는 것

식이장애 환자와 함께 살 때, 음식, 그리고 관련된 가사 일에 대해 생기는 문제에는 모두의 권리를 존중하되 식행동 문제를 자극하거나 심화시키지 않는 해결 방법이 필요합니다.

가사에 대한 규칙은 당신과 환자의 관계가 무엇이냐에 따라 달라집니다. 만일 환자가 당신의 딸이라면, 가사는 당신이 책임지지만 딸의 나이에 따라 당신이 만들 규칙의 수와 종류가 달라질 것입니다. 부부라면 한 배우자가 다른 한 쪽을 위해 규칙을 세우지는 않습니다. 양쪽 모두가 편안하게 일을 나누는 이상적인 타협안을 만들게 됩니다. 룸메이트의 경우, 지출과 가사 분담은 집에 거주하는 모두가 공동으로 나누게 됩니다.

식이장애 환자와 함께 사는 모든 사람은 집에 어떤 종류의 음식을 얼만큼 보관할 것인지의 문제에 부딪치게 됩니다. 그러나 "옳은" 해결책이 무엇인지에 대해서는 많은 혼란이 있습니다.

어떤 사람은 집에 단 것, 파스타, 빵과 같은 "폭식 음식들"을 거의 두지 않음으로써 폭식이 줄어들기를 바라고 있었습니다. 다른 집은 폭식하는 환자로부터 음식을 안전하게 보관하기 위해 장에 넣고 자물쇠를 채워 두었습니다. 어떤 사람은 폭식증 또는 폭식장애 환자가 밖에서 폭식하는 것을 막기 위해 집에 일부러 음식을 채워 두기도 했습니다. 그리고 어떤 집에서는 사라진 음식은 그저 다시 채워졌고, 모두 아무 일도 없었던 것처럼 행동하기도 했습니다.

규칙 3: 식이장애 환자만을 위해 음식을 구입하지 마세요.

집에 있는 음식은 모두를 위한 것이어야 합니다. 폭식 음식을 구해오는 것은 폭식을 하는 사람이지, 당신이 아닙니다. 음식 또는 체중 문제로 갈등하는 사람에게 유혹이 될 수 있다 하더라도, 다른 가족 구성원이 먹을 음식까지 다 치워야 하는 것은 아닙니다.

로렌스와 타냐 모튼 부부가 16살 딸 패트리샤가 폭식증을 앓고 있다는 사실을 알게 되었을 때, 타냐는 모든 간식거리의 구입을 중단하고 한 번에 많은 음식을 사지 않기 위해 1주일에 한 번 하던 장보기를 이틀에 한 번으로 늘렸습니다. 이것은 로렌스 씨와 두 아들을 잔뜩 화가 나게 만들었습니다. 집에 간식이 하나도 없었기 때문입니다. 게다가 그것은 패트리샤의 폭식을 멈추지 못했습니다. 이제는 모든 사람이 그녀에게 화가 나 있었기 때문에 패트리샤는 더 우울해졌습니다.

만일 당신의 딸, 배우자, 또는 룸메이트가 거식증 환자라면, 그녀가 유혹을 느낄 만하거나 전에 즐겨 먹던 음식을 가까운 곳에 놓고 싶어할 수 있습니다. 이것의 그녀의 요청이거나 잘 짜여진 치료 계획의 일부가 아니라면, 그녀를 유혹할 목적으로 음식을 놓지는 마세요. 그것은 도움이 되지 않습니다. 모든 가족의 경우, 건강한 음식을 먹기 쉽게 하려는 시도는 패트리샤의 폭식을 멈추는 데에 전혀 도움이 되지 않았습니다.

집에 있는 음식을 결정하는 데 있어서 식이장애 환자가 초점이 되어서는 안 됩니다. 당신은 집에서 모든 단 것을 제거함으로써 환자를 돕고 있다고 느낄지 모릅니다. 그것은 도움이 되지 않습니다. 당신이 하는 행동은 환자로 하여금 문제의 심각성에 직면하는 것을 피하게 하고 뭔가 하려는 환자의 의지를 좌절시키는 것입니다. 만일 가족이 집에 단 것을 두는 것을 원치 않는다면, 그것은 다른 문제입니다. 다만, 이런 결정이 식이장애 환자를 도우려는 시도여서는 안 됩니다.

그러나 체중 문제로 힘들어하는 사람에게 유혹적인 음식이 잘 보이게 진열되어 있어서는 안 됩니다. 거실이나 서재에 장식 또는 환대 목적으로 비치해 둔 허쉬 초콜릿, 사탕, 그 외 단 것이 담긴 유리 그릇을 치우세요. 그것은 음식에 대해 건강한 결정을 내리기 위해 노력하는 사람에게 위험할 수 있습니다. 이런 간식을 아예 제거할 필요는 없지만, 보이지 않는 곳에 보관함으로써 환자가 계속 시험에 드는 것을 막을 수 있습니다.

어떤 가정에서는 가족 구성원 각자의 음식 선반을 마련하는 것이 도움이 됩니다. 각 구성원은 자신이 먹을 음식을 고르고, 서로 공유하지 않습니다. 만약 식이장애 환자가 다른 사람의 음식을 먹는다면, 보

상할 책임이 있습니다. 모튼 가족은 이 제안을 받아들여 다음과 같은 계획을 만들었습니다:

- 타냐 모튼은 1주일에 한 번 장을 봅니다. 일반적인 음식은 제 자리에 보관합니다.
- 5개의 선반에 각 가족 구성원의 이름을 표시하고, 그 선반의 음식은 그 사람의 것으로 정합니다.
- 타냐 모튼은 매주 각 가족 구성원에게 필요한 음식을 묻습니다. 모튼 가족은 1주일에 개인 음식에 지출할 비용을 최대 15달러로 정했습니다.
- 가족 모두 허락을 받기 전에는 다른 사람의 선반에 있는 음식은 먹지 않는다는 것에 동의했습니다.

만일 패트리샤가 다른 선반의 음식을 먹을 경우, 그것을 채워놓아야 하며 그 음식의 가격만큼 용돈에서 제하기로 패트리샤를 포함한 가족 모두 동의했습니다.

규칙 4. 전문가에 의해 식사 계획이 수립되었고, 치료 프로그램의 일부로 당신이 자녀의 식사에 참여하는 것이 아니라면, 자녀가 무엇을 먹었는지에 대해 코멘트하지 마세요.

이러한 경우, 치료 팀이나 치료자는 만약 식사 계획이 지켜지지 않을 경우 어떤 일이 벌어질지에 대해 분명히 정해두어야 합니다. 식이장애 환자에게 먹으라고 격려하지 마세요. 그리고 건강하지 않은 음식을 제한하지 마세요. 집에서 그녀의 음식을 대신 선택해 주는 것은 집 밖에서 스스로 음식을 선택하는 것을 어렵게 만듭니다.

'한 번 맛 보고 싶니?'나 '한 입이라도 먹으면 먹고 싶은 마음이 좀 줄어들지 않을까?'와 같은 말들은 도움이 되지 않으며, 하지 말아야 합니다.

32세 폭식증 환자인 제니는 집에서 식사 시간이 어땠는지에 대해 다음과 같이 이야기했습니다:

> *제가 있으면 엄마는 항상 다이어트 식사를 준비했어요. 저는 마요네즈 없이 참치로 속을 채운 토마토, 구운 생선과 당근과 같은 것들을 먹었어요. 먹으면 제가 병원에 있는 것처럼 느껴졌어요. 그게 저를 무척 화나게 만들었어요. 엄마가 차려준 음식을 먹곤 했지만, 먹는 내내 방에 숨겨둔 쿠키들에 대해 생각했어요.*

한편, 거식증으로 입원 치료를 받고 갓 퇴원한 15살 매기는 다른 종류의 갈등에 대해 이야기했습니다.

> *제 영양사는 제가 계속해서 체중을 회복하고 입원 없이 지내기 위해 무엇을 먹어야 하는지 정확히 알려주었어요. 그렇지만 처음 퇴원했을 때, 저는 준비가 안 되어 있었어요. 엄마는 식사 계획 그대로 식사를 준비했지만, 음식을 보는 순간 제 안에 무엇인가가 먹지 말라고 말했어요. 부모님은 무척 화를*

내셨어요. 부모님은 계속 밥을 먹어야 입원을 안 할 수 있다고 말씀하셨어요. 말 그대로 숟가락으로 음식을 떠 먹이려고도 했어요. 때로 부모님은 그저 이성을 잃고 소리를 지르기도 했어요. 한 번은 제가 감자를 먹지 않는다는 이유로 엄마는 남동생과 여동생 앞에서 울음을 터뜨리기도 했어요. 그렇지만 아무 소용 없었어요. 저는 그저 준비가 안 되어 있었던 것 같아요. 물론, 2주 뒤 저는 다시 입원을 하게 되었죠. 두 번째는 달랐어요. 부모님은 더 지지적이고 모든 일에 대해 덜 감정적이셨어요. 부모님은 기본적으로 말씀하셨어요. "이건 네게 달렸어. 먹지 않으면, 우리는 너를 위해 입원 시설을 더 찾아볼 거야." 저는 다시 입원할 필요가 없는 범위 안에서 가장 낮은 체중을 유지했고, 그게 모두를 짜증나게 만든다는 것을 알고 있었어요. 그렇지만 이번에는 모두가 진지하다는 것도 알고 있었어요. 그것 때문인지는 모르겠지만 벌써 6개월이 지났고, 제 체중은 안정적이에요. 저는 이제 학교로 돌아가서 친구들과 시간을 보내고 있어요.

규칙 5. 당신이 자녀의 식사에 참여한다 하더라도, 식사 시간을 전쟁터로 만들지 마세요.

식이장애 환자는 일상적인 가족 식사처럼 다른 사람들과 같은 대접을 받고 함께 식사할 수 있어야 합니다. 만일 그녀가 식탁에 오기를 원치 않는다면, 치료자와 함께 계획한 식사 계획 또는 목표를 어떻게 할 것인지 결정해야 합니다. 그러나 어떻게 먹기를 선택하든지 간에, 그녀는 식사에 함께 할 수 있어야 합니다. 그것을 차분한 목소리로 말하되, 그녀가 여전히 오지 않겠다고 말한다면, "그래. 그렇지만 다음에는 우리와 함께 있기를 바란다."라고 이야기하세요. 그녀가 계속 거절한다 해도, 함께 하자고 묻는 것을 멈추지 마세요.

만일 당신이 거식증 환자의 재섭취를 돕는 과정 안에 있다면, 환자의 식사는 정상적인 식사보다 훨씬 오래 걸릴 것입니다. 다른 가족은 일이 있다면 자리를 뜰 수 있습니다. 가족의 식사가 거식증 환자가 무엇을 먹는지에만 초점이 맞춰져서는 안 된다는 것을 기억하세요. 어떤 가족은 식사의 첫 15분 동안은 아무도 음식에 대해 말하지 못한다는 규칙을 가지고 있습니다(이것은 많은 입원 시설에서 식사 시간의 규칙이기도 합니다). 대화 주제는 음식만 빼고 어떤 것이든 될 수 있습니다. 식사 후반은 한입 더 먹기 위해 도움이 필요한 환자를 대하는 힘겨운 일이 된다 하더라도, 식사 초반은 가족이 그저 이야기하고 서로 교감하는 시간이 될 수 있습니다.

만일 당신의 딸이 식사 자리에 함께 한다면, 요리하는 사람은 그녀에게 저녁으로 무엇이 준비되는지 알려주고 먹을지 물어봅니다. 만일 그녀가 거부한다면, 그녀는 식사를 스스로 준비할 수 있어야 합니다. (다시 말하지만, 그녀를 위해 따로 식사를 준비하는 게 전문가와 상의한 치료 계획의 일부가 아니라면, 그녀를 위해 식사를 준비해 주지 마세요.) 만일 디저트가 당신 가족의 식사의 일부라면, 디저트를 없애서는 안 됩니다. 하지만 식이장애 환자에게 먼저 물어보지 않은 상태에서 디저트를 주어서는 안 됩니다. 만일 디저트가 그녀에게 문제가 된다면, 디저트가 준비될 것이라는 사실과 디저트가 나오기 전에 식탁을 떠나도 좋다는 이야기를 미리 하세요. 알코올 의존증 환자에게 술을 권하지 않는 것처럼, 디저트를 권할 필요는 없습니다.

규칙 6. 음식과 관련된 가사 일을 나누기 위해 기꺼이 타협하세요.

환자의 식이장애가 얼마나 심각하든지 간에, 그녀가 병원이 아니라 집에 살고 있다면, 모든 가족 구성원은 함께 사는 것을 조율할 방법을 찾을 필요가 있습니다. 불가피하게 가장 일상적인 상황이 불안으로 점철됩니다. 보통 장보기와 요리하기가 모두에게 가장 스트레스가 되는 가사 일입니다.

누가 장보기와 요리를 해야 할지에 대해 흔히 질문을 받게 됩니다. 어떤 집의 경우, 식이장애 환자(예를 들어, 그녀가 배우자거나 나이 든 딸일 경우)가 장보기나 식사를 담당하게 됩니다. 만일 이것이 환자에게 불편하다면, 음식과 관련이 없는 다른 가사 일을 대신 맡도록 하는 것을 고려해 보세요.

어떤 어머니는 폭식증을 앓고 있는 16살 딸 앨리가 장보기를 담당했을 때 벌어졌던 일에 대해 이야기했습니다. 앨리가 음식을 조절할 때에는, 그녀가 사오는 음식들은 모두 저지방, 저염분, 그리고 무설탕인 음식이었습니다. 폭식을 할 때 그녀는 많은 양의 빵, 파스타, 그리고 초콜릿을 사오곤 했습니다.

가족들은 상의한 끝에 그녀가 담당하는 집안일을 장보기에서 빨래로 바꾸기로 했습니다. 매주 음식을 선택하지 않게 되자 앨리는 더 편안해 했습니다. 가족들 역시 앨리의 음식 문제로 인해 직접적으로 영향을 받지 않아서 안도했습니다.

규칙 7. 식이장애 환자의 행동이 다른 사람에게 영향을 준다면 환자는 그것에 대해 책임이 있습니다.

더러워진 화장실

구토를 하는 사람은 화장실을 깨끗이 치워서 다음 사람이 사용할 수 있는 상태로 만들 책임이 있습니다. 이 규칙은 단호하고 협상의 여지가 없어야 합니다.

달렌 존스는 이 부분에 동의했습니다. 그녀의 딸 도티가 아침 식사 후 구토를 했을 때, 달렌은 도티가 변기의 세밀한 부분까지 청소해야 한다고 주장했습니다. 도티는 "네, 엄마." 그리고 "알겠어요."라고 대답했지만 등교 시간이 될 때까지 아무 것도 하지 않았습니다. 달렌은 도티의 교육을 방해하고 싶지 않았고 학교가 우선이라고 생각했습니다. 그러나 도티가 학교에서 돌아올 때까지 화장실을 그대로 둘 수 없었기 때문에, 결국 달렌이 치우는 경우가 대부분이었습니다.

우리는 달렌이 아침마다 벌어지는 일에 대해 이야기했을 때, 확고하게 말했습니다. 도티는 반드시 등교 시간에 늦지 않게 화장실을 치워야 합니다. 만일 그렇게 하지 않아서 학교에 늦게 된다면, 그녀는 숙제를 하는 시간 외에는 컴퓨터를 사용할 수 없습니다(숙제를 하는 시간에도 메신저는 사용할 수 없으며, 사용할 경우에는 다음 날에도 컴퓨터를 사용할 수 없습니다). 컴퓨터를 쓰는 시간은 도티에게 대단히 중요한 것이었습니다. 이틀간 변기를 청소하지 않은 후 마침내 그녀는 변화하기 시작했습니다. 달렌은 도티가 구토하고 있다는 사실이 여전히 걱정스럽습니다. 그러나 중요한 것은, 그녀가 도티로 하여금 구토는 본인이 책임져야 할 일이며 어떻게 대처할지 스스로 결정해야 한다는 사실을 알도록 했고, 그게 커다란 첫걸음이라는 사실입니다.

당신은 식이장애 환자의 책임을 대신 지거나, 행동의 결과를 수월하게 만들어줄 필요가 없습니다. 그런 도움은 오히려 환자가 자신의 행동을 책임지고 성장해 나가는 것을 방해하기 때문입니다.

사라진 음식 채워놓기

폭식을 하는 사람은 다음 사람이 사용할 수 있도록 부엌을 깨끗이 치울 책임이 있습니다. 여기에는 음식을 채워놓는 것도 포함됩니다. 만일 폭식으로 인해 저장된 음식이나 가족이 함께 먹을 음식을 다 먹어버렸다면, 다른 사람이 불편을 겪지 않도록 곧바로 채워두어야 합니다.

환자가 모두의 음식을 먹어치워도 아무 대가를 치르지 않는다면, 본인 역시 그 막강한 권력이 불편할 것입니다. 한 17살 소녀는 지원 모임에서 그녀가 음식을 먹을 때마다 부모님이 아무 말 없이 음식을 보충해 두었을 때 마치 "살인을 저지르고도 빠져나간" 느낌이 들었다고 했습니다. 이것은 그녀에게도 편한 것이 아니었습니다.

이런 상황을 다루기 위하여 계획은 반드시 필요합니다.

비상 대책 세우기

실행하지 않는다면 규칙은 아무 의미도 없습니다. 규칙 뿐 아니라, 규칙이 지켜지지 않았을 때를 위한 계획도 반드시 필요합니다. 규칙이 깨졌을 때 어떻게 할지는 당신과 환자의 관계와 환자의 연령에 따라 달라집니다. 만일 환자가 당신과 함께 살고 있는 자녀이고 경제적으로 의존하고 있다면, 환자가 배우자나 룸메이트일 때보다 더 많은 권력과 다양한 선택지를 가지게 됩니다.

폭식증을 앓고 있는 18살 아비게일의 부모인 캐롤린과 닐 시몬스는 매일 한밤중에 일어나 집에 있는 음식을 폭식하는 딸 때문에 우리에게 연락했습니다. 시몬스 부부는 미칠 지경이었습니다. 아침에 냉장고를 열었을 때 모든 선반이 텅 비어 있는 일이 허다했기 때문입니다. 그들은 아비게일을 통제할 수 없다고 느꼈고 어떻게 해야 할지 몰랐습니다.

우리는 그들이 아비게일에 용돈을 주고, 모든 옷을 사 주고 있으며, 그녀의 외출에 대해 통제력을 가지고 있다는 것을 상기시켰습니다. 아비게일이 폭식한 음식에 대해 그녀가 베이비시터 일을 해서 번 돈으로 보상하는 규칙을 세웠습니다. 만일 돈이 다 떨어질 경우, 용돈에서 삭감하기로 했습니다. 용돈마저 다 떨어지면, 그녀는 원래 자신의 몫인 집안일 외에 다른 허드렛일을 해야 합니다. 각 일에 대해 비용을 정하고, 다양한 집안일을 함으로써 그녀가 음식으로 인해 진 빚을 갚아나갈 수 있게 했습니다. 밤에 하는 폭식은 때로는 끔찍할 만큼 멈추기 어렵습니다. 목표는 폭식을 멈추기 위해 그녀에게 벌을 주는 것이 아니었습니다. 목표는 그녀가 현실을 깨닫고 행동에 대해 책임을 져야 한다는 사실을 알게 하는 것이었습니다. 부모는 전부터 아비게일이 치료를 받기 원했지만 그녀가 완강히 거부했기 때문에 어차피 돈 낭비일 것이라고 생각하고 포기하고 있었습니다. 그런데 이런 과정을 통해 아비게일은 좌절감을 느끼고 결국 치료를 받기로 했습니다.

만일 환자가 친구나 배우자라면, 식이장애 환자가 행동에 대해 책임을 질 수 있도록 함께 계획을 세우세요.

소피와 캐론은 룸메이트였습니다. 캐론이 음식을 모두 먹어버렸기 때문에, 캐론의 폭식은 소피에게 영향을 미쳤습니다. 캐론은 생활비를 50달러 더 내기로 합의했습니다. 처음에 캐론은 동의했음에도 불구하고 돈을 내는 것을 미뤘습니다. 소피는 캐론에게 벌을 줄 수 없었습니다. 그녀가 할 수 있었던 일은, 캐론이 그들의 우정을 위협하고 있다는 사실을 알리는 것이었습니다. 캐론의 행동의 "결과"는, 합의나 관계에 책임을 질 수 없다면 그들의 관계가 결국 깨질 것이라는 사실이었습니다. 소피는 그렇게 말했고, 캐론은 우정을 중시했기 때문에, 더 이상은 합의에 따라 돈을 내는 것을 미루지 않았습니다.

또 다른 사례에서 주된 문제는 더러운 화장실이었고, 식이장애가 있는 룸메이트가 일주일에 두 번 청소부를 고용하기로 합의했습니다. 그녀는 약속을 지키지 않으면 룸메이트를 잃을 수도 있다는 것을 알았고, 그러기를 원하지 않았습니다.

비상 대책은 사업 계약서와 비슷합니다. 당신은 식이장애 환자와 명료하고 단순한 표현을 사용하여 합의 내용을 정합니다. 여기에는 그녀의 행동에 대한 결과가 무엇인지가 포함됩니다. 다음은 당신이 비상 대책을 세우는 데 도움이 될 만한 원칙들입니다.

- ***비상 대책은 환자의 행동이 당신에게 직접적으로 영향을 줄 때만 사용합니다.*** 식행동 문제가 당신의 일상 생활을 직접적으로 방해하지 않을 때는 사용하지 마세요.
- ***결과는 반드시 현실적이고 실행 가능해야 합니다.*** 만일 자녀가 청소년이라면, 경제적으로 보상하는 것이 유용할 수 있습니다. 만일 당신의 자녀가 아직 어려서 돈을 가지고 있지 않다면, 시몬스 부부처럼 집안일에 가격을 매겨 필요한 금액만큼 보상할 수 있도록 하세요.

현실적으로 가능하다면, 환자가 직접 음식을 채워놓도록 할 수 있습니다. 아비게일의 경우, 그것은 불가능했습니다. 시몬스 부부는 근교에 살고 있었고, 아비게일은 혼자 마트에 갈 방법이 없었습니다.

아이가 어릴 경우, 컴퓨터 사용처럼 중요하게 생각하는 것을 금지하는 것도 방법입니다. 이런 종류의 결과는 금전적 보상보다 더 즉각적이고 효과적일 때도 있습니다.

- ***일관성을 가지세요.*** 만일 당신이 "포기하고" 계약을 지키지 않는다면, 앞으로 모든 계약의 효과는 없어질 것입니다. 당신의 총을 꼭 쥐고 있을 준비를 하세요. 시험에 들 것이라고 생각하세요. 계획의 초기 단계에, 아이는 당신이 정말 심각한지 알려고 할 것입니다.

당신이 비상 대책을 실행하는 것을 피할 때 주로 사용하게 되는 변명은 아마도 "그럼 이번만 봐줄 거지만, 다음엔 약속대로 하는 거야." 또는 "벌금을 매겨야 하겠지만 너한테 돈이 없으니까."와 같은 것입니다. 당신이 이런 말을 하거나 생각하고 있다면, 당장 멈추세요. 당신이 결과를 집행하는 것을 피할 때마다, 자녀에게 결과와 책임을 피할 수 있다고 알려주는 것입니다.

- ***계획을 실행하는 것에 대해 사과하지 마세요.*** 무책임하게 행동한 것은 당신이 아닙니다. 벌칙에 대해 자녀가 화를 낼 것을 예상하고, 실제로 벌어졌을 때 그것을 무시하세요. 우리는 시몬스 부부에게 아비게일이 얼마나 반대하고, 소리지르고, 울든, 그들은 용돈에서 폭식한 음식의 금액을 제해야 한다고 했습니다. 아비게일이 처음에는 벌칙을 줄이려고 하겠지만, 그들이 단호한 입장을 고수한다면 결국 부모님이 진지하다는 사실을 깨달을 것이며, 그들 또한 모두의 이익을 지키기 위해 부모의 권위를 어떻게 사용하는지 배울 수 있습니다.
- ***부정적인 감정을 품고 있지 마세요.*** 당신이 계획을 실행했고 환자가 자신이 한 행동에 대해(동의한 방식으로) 대가를 치렀다면, 상황은 끝났고 잊으면 됩니다. 아비게일은 폭식을 했고 시몬스 부부는 사라진 음식만큼 용돈을 제했지만, 그들은 여전히 폭식에 대해 아비게일에게 화가 나 있었습니다. 우리는 그들에게 계약은 가족의 음식에 대한 아비게일의 책임에 관한 것이었고, 이미 처리되었다는 것을 상기시켰습니다. 이것은 폭식에 대한 벌이 아니었습니다.
- ***환자가 변화함에 따라서 규칙도 변화해야 합니다.*** 규칙은 개인의 변화를 반영할 수 있도록 유연해야 합니다. 예를 들어, 만일 당신이 자녀가 자신이 먹은 것에 대해 책임질 수 있도록 각자의 선반을 만들었다면, 기간 제한을 두고 실행하는 것이 좋습니다. 일정한 기간이 지난 후 환자가 더 이상 다른 사람의 음식을 먹지 않는다면, 각자의 선

반을 두는 것을 중단할 수 있습니다. 처음에 기간 제한을 두지 않았지만 변화가 유지되고 있다면, 자녀의 노력을 당신이 알아챘다는 것을 알려주세요. 그녀에게 합의 사항을 좀 더 그대로 둘지, 아니면 중단할지 물어보세요.

그녀를 위해 변명하지 마세요.

때로 식이장애는 더러운 화장실이나 사라진 음식보다 더 심각한 영향을 가져올 수 있습니다. 식이장애와 밀접하게 관련이 있는 고립감, 스스로에 대한 의식, 그리고 집착은 실직을 하거나, 친구들을 잃거나, 또 학교에서 문제가 생기는 결과를 초래할 수 있습니다. 식이장애 환자를 위해 변명을 하거나 문제를 덮는 것을 도와주지 마세요. 그것은 문제를 지속시킬 뿐입니다.

로리는 그녀의 룸메이트이자 좋은 친구인 칼라가 부탁을 했을 때 돕고 싶었습니다. 칼라는 전날 특히 심하게 구토해서 아침에 얼굴이 심하게 붓고 무척 우울한 상태였습니다. 그녀는 그런 상태로 직장에서 동료를 만나고 싶지 않았습니다. 그녀는 로리에게 상사에게 대신 전화해서 그녀가 심한 감기에 걸렸다고 말해 달라고 했습니다. 로리는 그렇게 했습니다. 몇주 후, 칼라는 전화로 그녀가 바이러스성 장염에 걸렸다고 말해 달라고 했습니다. 칼라와 함께 사는 것이 불안해진 상태에서, 로리는 식이장애 환자의 가족과 친구를 위한 지원 모임에 참석했습니다. 그녀는 모임의 사람들에게 그녀가 처한 곤경에 대해 이야기했습니다. 모임에서는 만장일치로 로리에게 칼라가 쉽게 넘어갈 수 있도록 돕는 것을 멈추라고 강력하게 충고했습니다. 칼라가 자신의 문제로 인한 다양한 결과에서 도망치면 칠수록, 그녀에게 더 좋지 않을 뿐이었습니다.

"그것은 힘든 교훈이었어요." 로리는 말했습니다. "저는 칼라를 위해 거짓말을 하는 것이 우정인 줄 알았어요. 이제 저는 진짜 친구라면 진실로부터 숨도록 돕지 않는다는 것을 알아요. 이제는 그녀가 제게 부탁할 때마다, 너를 정말로 걱정하기 때문에 그런 방법으로는 도울 수 없다고 말해요."

규칙 8. 전문가의 지원을 받아 짜여진 치료 프로그램의 일부가 아니라면, (환자가 요청한다 하더라도) 환자의 행동을 모니터하지 마세요.

가족 중 누군가가 식이장애를 앓고 있을 때, 가족의 생활이 환자를 중심으로 돌아가는 것은 흔한 일입니다. 주로 혼자 있을 때 폭식을 하는 청소년 자녀는 폭식을 하지 않기 위해 저녁에 부모님께 집에 있어달라고 부탁할 수 있습니다. 다른 경우, 부모가 음식의 유혹에 취약한 자녀를 혼자 내버려두지 않을 수도 있습니다.

보통, 외출을 할지 집에 머물지는 당신이 그 시간을 어떻게 보내고 싶은지에 따라 결정되어야 합니다. 환자의 섭식을 통제하려는 목적으로 결정을 내려서는 안 됩니다.

어린이나 청소년의 경우, 폭식이나 구토가 정말로 음식과 관련된 것이 아니라 도움을 요청하는 것일 때도 있습니다. 그것은 부모님의 관심이 필요하다는 표현일 수 있습니다. 이것은 가족치료에서 다루기 좋은 주제입니다. 가족 구성원 모두가 부모님이 집에 있는 것이 어떤 의미를 가지는지 이야기할 기회를 갖는 것입니다. 그러면 딸과 함께 집에 머물기로 한 부모의 결정은 폭식을 통제하려는 것이 아니라 아이의 진정한 욕구에 대한 반응일 것입니다.

다른 사례에서, 특히 내과적으로 위험한 어린 거식증 환자가 있을 때, 아이가 먹는 것이 최우선으로 중요한 일이며 가족 전체가 아이를 변화시킬 수만 있다면 무엇이든지 할 준비가 되어 있는 경우도 있습니다. 이것은 전문가로 구성된 팀과 함께 할 때 가장 효과적입니다. 만일 당신이 이런 방향을 선택한다면, 환자의 식사를 모니터하는 것에 초점을 맞출 것입니다. 여기서 가장 중요한 것은, 무엇이 효과적이고 무엇이 그렇지 않은지 평가하는 것입니다. 만일 모니터하는 것이 아이의 건강과 섭식의 호전에 도움이 되지 않거나, 가족 내 싸움을 초래하고 관계를 악화시킨다면, 혼자 계속하지 마세요. 음식 문제를 다루는 데 있어서 딸에게 필요한 것이 더 많이 돕는 것인지 아니면 내버려 두는 것인지 전문가와 상의하세요. 프로그램이 섭식 문제에 정말로 도움이 되고 있다 하더라도, 작업으로 인해 일어나는 감정들에 집중하세요. 부모가 아이의 재섭식에 적극적으로 참여할 경우, 아이의 회복을 돕기 위해 다른 모든 것은 제쳐두게 됩니다. 그러나 분명히 알아야 할 것은, 이렇게 초점을 맞추는 경우 어느 정도의(또는 아주 강렬한) 분노와 원망이 불가피하게 생겨날 수 있습니다. 만일 아이의 재섭식 프로그램에 참여하고 있다면, 당신 자신의 감정을 털어놓을 곳이 있어야 합니다.

환자가 당신에게 과도하게 의존하게 만드는 것은 대부분의 경우 대단히 해롭습니다. 이것은 환자로 하여금 통제감을 발달시키지 못하게 합니다. 때로는 현장 감독처럼 행동하는 것이 아니라 환자 스스로 자신을 위해 여러 시도를 하도록 지지하는 것이 환자를 사랑하고 존중하는 것일 수 있습니다. 전문가는 이런 부분에서 당신을 도울 수 있습니다. 예를 들어 만일 딸이 당신에게 자신의 체중을 측정해 달라고 하거나 무엇을 먹었는지 보고하고자 한다면, 이것이 치료 프로그램의 일부가 아닌 이상 거절하세요. 만일 딸이 힘들어 한다면, 그녀가 지원 모임이나 치료를 통해 도움을 얻도록 계속 격려하세요. (도움을 청하는 것에 대해서는 6장을 참고하세요.)

식이장애 환자와 같이 산다는 것에 대한 질문과 답변

다음은 집안 내 규칙에 관한 흔한 질문입니다.

Q. 지난 주에 화장실에서 15살 딸의 변비약을 발견했습니다. 딸은 거식증 치료 중이지만 여전히 음식을 먹고 나면 "배를 납작하게 하기 위해서" 변비약을 사용하고 있어요. 저는 그것을 버렸습니다. 잘못한 걸까요?

A. 지갑이나 서랍과 같은 딸의 사적인 물건을 뒤지지는 마세요. 그렇지만, 만일 아이가 변비약이나 이뇨제, 다이어트 약을 욕실 선반처럼 눈에 띄는 곳에 두었다면, 그것을 버리고 그것에 대해 이야기하세요. 그것은 도움을 요청하는 것일 수 있습니다. "아직도 네가 변비약을 먹고 있는 것을 알았어. 나는 그럴 때마다 네 건강이 걱정되고, 네가 멈출 수 있도록 도와야 한다고 생각해."라고 말하세요. 거식증 환자들이 모두 그렇듯이, 당신의 딸 역시 내과적인 진료가 필요합니다. 의사와 다른 치료자에게도 변비약에 대해 알리세

요. 딸에게 당신이 그들에게 연락한다는 사실을 알리세요. (아직 딸이 치료를 받고 있지 않다면, 어떻게 진행할지에 대한 조언을 얻기 위해 '4. 더 이상 비밀은 없다'를 읽는 것을 권합니다.)

Q. 제 아내는 거식증으로 입원 치료를 받았습니다. 이제 퇴원한 지 두 달이 되었습니다. 어느 날 저는 아내가 다이어트 식품을 구매했다는 것과 식사량이 줄었다는 것을 눈치챘어요. 지난번에 아내와 상의 없이 치료자에게 연락했을 때, 아내는 저에게 무척 화를 냈지만, 제가 아무것도 하지 않으면 아내가 체중을 너무 많이 줄일까봐 두렵습니다. 제가 어떻게 해야 할까요?

A. 당신이 부인의 식사가 변한 것을 안다고 이야기하세요. 부인의 행동이 당신을 얼마나 두렵게 하는지 이야기하세요. 그녀가 그것에 대해 무엇인가 하는 것이 중요하다고 말하고, 치료자와 상의하라고 권하세요. 그녀가 치료자와 상의하지 않는다면, 당신이 그녀의 식사로부터 물러나 있기 어렵다고 설명하세요. 문제가 있다는 것을 그녀가 아는지 확인할 필요가 있습니다. 당신이 함께 치료를 받고 있다면, 부부 상담에서 이 주제를 꺼내세요. 그녀의 식사량이 계속 적다면, 당신이 치료자에게 연락할 것이라고 이야기하세요. 다만, 당신이 전화한다는 사실을 부인이 분명히 알도록 해야 합니다. 아마도 치료자는 이야기를 듣고 특별히 코멘트를 하지는 않을 것입니다. 만일 당신이 치료자에게 아무 말도 하지 않는다면, 당신은 부인의 식사를 계속 모니터하게 될 것이며, 그것은 당신이 원하는 일이 아니라고 이야기하세요.

Q. 이런 규칙을 정하는 건 어떨까요? 딸에게 밖에서 뭘 하든 상관없

지만, 집 안에서는 폭식 구토를 하면 안 된다고요.

A. 당신이 실천할 수 있는 규칙만 만들어야 합니다. 실천할 수 없는 규칙은 당신을 무력하게 하고, 그런 규칙이 늘어날수록 상황은 더 악화될 뿐입니다. 아이가 폭식 구토를 멈추도록 하는 것은 불가능합니다. 치료를 받는 것, 그리고 집에서 폭식한 음식을 보상하거나 구토 후 깨끗이 치우는 행동에 대한 규칙을 만드세요. 그것은 실천할 수 있는 규칙입니다.

Q. 남편과 저는 이혼했고, 딸은 폭식증 진단을 받았습니다. 우리는 함께 치료자를 찾아갔고, 치료자는 우리에게 아이가 먹은 음식을 대신 채워주지 말 것과, 다른 가족 구성원의 음식을 먹었을 경우 그것에 대해 보상하도록 하라고 알려주었습니다. 우리는 공동 양육권을 가지고 있고, 딸이 제 집에 있을 땐 규칙을 지키도록 할 수 있지만, 전 남편은 그렇게 하지 못합니다. 제가 무엇을 할 수 있을까요?

A. 이혼을 했든 안 했든, 부모의 의견 일치는 어린이나 청소년의 회복에 영향을 미치는 가장 중요한 요인 중 하나입니다. 통일된 입장을 만드는 것이 시작입니다. 함께 살든 그렇지 않든, 모든 부부는 이런 면에서 치료자나 지원 모임의 도움이 필요할 수도 있습니다.

어쩌면 결국 전 남편을 변화시키기 위해서 할 수 있는 일이 없을 수도 있습니다. 이런 경우, 당신은 전 남편이 어떻게 하는지와 관계없이, 당신의 집에서 지킬 규칙들을 만들어야 합니다.

다음 상담 때, 치료자에게 당신이 관찰한 것과 당신이 받는 스트레스에 대해 이야기하세요. 치료자는 당신의 전 남편이 왜 규칙을 지키는 데 어려움을 겪는지 탐색할 수 있습니다.

Q. 우리 딸은 25살이고 폭식증 환자예요. 딸은 우리와 함께 사는데, 가끔 폭식과 구토를 합니다. 그럴 때면 집에 있는 음식을 모조리 먹어치우고, 화장실을 엉망으로 만들어요. 먹은 음식을 보상하게 하거나 화장실을 치우게 하려는 우리의 시도는 다 실패했어요. 딸은 치료를 받는 것도 거부합니다. 우리가 무엇을 할 수 있을까요?

A. 같이 사는 것 외에 경제적으로 지원을 하고 있나요? 만일 그렇다면, 경제적인 영향력을 이용해서 함께 살고 싶다면 치료를 받아야 한다고 하세요. 그리고 책임에 대한 규칙이 존중되어야 한다고 하세요. 만일 당신의 딸이 경제적으로 독립되어 있다면, 나가서 사는 것에 대해 이야기하세요. 25세라면, 그녀는 이미 성인이고 혼자 살 수 있습니다. 만일 딸이 집에서 지켜야 할 규칙을 거부한다면, 떠나라고 할 수 있습니다. 마치 딸을 버리는 것 같은 느낌이 들기 때문에 쉽지 않을 것입니다. 그러나 부정적인 행동에 반응하지 않는 것은, 그녀가 아무렇게나 행동해도 그것에 대해 책임을 지지 않아도 된다고 가르치는 것이나 마찬가지입니다. 그녀의 행동을 참는 것은 그녀의 회복과 독립을 돕지 않는 것이라고 말하세요. 만일 그녀가 당신의 도움을 받아 문제를 해결하려 한다면 당신은 기꺼이 그녀와 함께 살면서 도울 마음이 있습니다. 그러나 그녀가 그렇게 하지 않기 때문에, 그대로 둘 수 없다고요.

당신과 남편을 위해서 부부 상담이나 지원 모임을 알아보세요.

Q. 우리는 각 가족마다 좋아하는 음식을 보관하는 선반을 마련했어요. 그러나 우리 15살 딸은 계속해서 먹지도 않는 음식을 사 모으고 있어요. 만일 딸이 특별한 음식을 살 거라면, 그 음식이 쓰레기가 되지 않도록 할 책임도 있지 않나요?

A. 식이장애가 있는 사람들은 무엇을 먹을 것인지에 대한 결정 앞에서 당황하고 혼란스러워합니다. 딸이 자신의 입맛, 필요한 양, 그리고 즐기거나 편하게 느낄 음식을 알게 되려면 연습이 필요합니다. 지금은 실제 필요한 양보다 많은 음식이 있는 것이 그녀에게 도움이 될 수 있습니다. 일부 음식은 당연히 쓰레기통에 버려질 것이라고 예상하세요. (다만, 쓸 수 있는 금액의 상한선을 정할 수는 있습니다.)

Q. 폭식하지 않기 위해 노력 중이고 디저트도 평소 먹지 않는 아내가 내 디저트를 한 입만 먹어도 되는지 물을 때, 제가 뭐라고 말해야 할까요?

A. 왜 안 되겠어요? 부인이 무엇을 먹고 먹지 않을지를 결정하는 것은 당신의 일이 아니라는 것을 기억하세요. 당신이 이런 상황을 불편하게 느낀다면, 그녀가 달콤한 음식을 피하고 있다는 것을 알고 있기 때문에 당신이 불편하게 느낀다는 사실을 그녀에게 이야기할 수 있습니다. 그럴 때 당신이 뭐라고 말해주면 가장 도움이 되는지 부인께 물어보세요. 어떻게 말하면 가장 좋을지에 대해 부인보다 당신이 더 잘 알아야 한다고 생각하지 마세요.

Q. 제 아내는 폭식증이 있고 현재 치료 중입니다. 아내는 장을 볼 때, 폭식할까봐 겁이 나서 디저트 종류는 전혀 사지 않아요. 하지만 저나 세 아이들은 디저트를 좋아하고, 아내도 그걸 알고 있습니다. 아내가 자기한테 필요한 것뿐 아니라 우리, 특히 아이들이 원하는 것에 대해서도 챙겨야 할 책임이 있지 않나요?

A. 꼭 그렇지는 않습니다. 식이장애를 앓고 있을 때, 어머니나 배우자로

서의 역할을 평소처럼 수행하기 어려울 때가 있습니다. 말씀하신 내용이 그 중 하나입니다. 식이장애를 앓고 있는 사람에게 디저트를 사오라고 하는 것은 알코올 의존증 환자에게 술을 사오라고 하는 것과 다르지 않습니다. 지금이 바로 당신이 참여해서, 당신과 아이들이 좋아하는 디저트를 사는 역할을 맡을 때입니다. 당신이 디저트를 먹지 않을 이유는 없지만, "음식 문제"를 가진 사람이 꼭 디저트를 고르는 역할을 해야 하는 것은 아닙니다. 음식 장보기는 지금 부인이 하기 적당한 업무가 아닙니다. 할 일을 바꾸세요. 당신이 음식 장을 보고, 부인에게 다른 집안일을 하도록 하세요.

Q. 저는 여자친구와 도움을 될 것 같은 계획을 짰어요. 여자친구는 폭식을 할 때마다 제게 말을 하기로 했습니다. 사실 이건 여자친구의 아이디어였어요. 누가 알고 있다는 사실만으로 폭식을 멈추는 데에 도움이 된다고 하더라구요. 계속 이렇게 하면 될까요?

A. 경험상 이런 종류의 약속은 장기적으로 도움이 되지 않습니다. 처음에는 폭식할 때마다 고백해야 한다는 사실이 폭식을 줄여줍니다. 그러나 폭식과 구토는 자신의 삶에서 통제감을 느끼려는 시도라는 점을 고려할 때, 누군가에게 말해야 한다는 사실은 통제감을 빼앗아 갑니다. 그러면 역설적으로, 환자가 다시 통제감을 회복하는 방법은 폭식과 구토를 다시 시작하는 방법 밖에 없습니다. 그리고 당신과 여자친구는 폭식을 가지고 힘겨루기를 하게 됩니다. 그녀를 신경 쓰고 있다는 것을 보여줄 방법이 있습니다. 우리는 폭식할 때마다 보고 받는 역할은 그만두라고 권합니다. 대신 이렇게 말하세요. "미안하지만 너의 폭식은 네게 달려 있어. 나는 너를 걱정하고 네가 폭식하지 않기를 바라지만, 나는 너를 멈추게 할 수 없고 너를 감시하는 역할

을 해서는 안 돼. 그러나 만약 네가 원한다면, 네가 폭식할 것 같은 느낌이 들 때, 내게 전화해서 네가 힘들다는 것을 알려줘. 나는 폭식을 멈추는 일에 관여하고 싶지는 않지만, 네가 힘들 때 내가 있다는 사실을 아는 것만으로 힘이 될 지도 몰라."

당신은 그녀에게 폭식에 대한 이야기를 하기 위해 치료자를 만나거나 지원 모임에 참여하라고 제안할 수 있습니다.

돈과 재정

만일 당신이 식이장애가 있는 가족과 지출을 나눠서 부담하고 있거나, 아니면 당신이 그 사람의 지출을 모두 부담하고 있다면, 틀림없이 식이장애가 돈과 관련된 결정에 영향을 주고 어떻게 해야 할지 고민하게 만들 것입니다.

한 남편은 부인과 밖에서 저녁 식사를 하는 것에 대해 불평했습니다. 그는 어차피 버려질 음식을 위해 지불하느니 50달러를 변기에 버리는 편을 택하고 싶다고 했습니다. 돈 낭비는 그를 무척 화나게 했지만, 그는 어떻게 상황을 변화시킬 수 있을지 몰랐습니다.

좌절한 한 아버지는 15살 아들의 용돈을 깎아야 하는지 고민하고 있었습니다. 돈은 불가피하게 음식을 사는 데 쓰였고, 아버지는 폭식의 늪에 더 깊이 빠져드는 아들을 무력하게 바라보고만 있는 것처럼 느꼈습니다.

부모들은 다양한 사이즈의 옷을 사줌으로써 딸로 하여금 마음껏 식행동 문제를 지속하게 만드는 것이 아닌지 질문했습니다. 후아니타 헤인스라는 어머니는 가족 상담에서 평소 17살 딸 린다와 쇼핑하는 것을 즐겼다고 말했습니다. 그럴 때 그들은 오후 내내 점심 먹고 수다 떨고 웃으면서 상점을 둘러보고 다녔습니다. 후아니타는 린다에게 드레스나 블라우스를 사 주는 것을 즐거워했고, 린다 역시 함께 있는 시간을 좋아했습니다. 그러나 지금 후아니타는 예전에 즐거워했던 시간을 다시 제안하거나 참가하는 것을 꺼리고 있었습니다. 린다의 체중은 너무나 빠르게 오르락내리락해서 그녀의 어머니는 한두달 후면 커지거나 작아질 옷에 돈을 쓰는 게 무의미하다고 느꼈습니다. 게다가, 새로운 옷을 사주는 것이 린다의 체중에 대한 집착을 더욱 늘리는 건 아닌지 걱정스럽기도 했습니다. 린다와 어머니 모두 함께 하는 시간을 그리워했지만, 최근에는 그것에 대해 이야기하지 않았습니다. 쇼핑에 대해 생각하는 것만으로 둘 사이에 긴장감이 돌았습니다.

식이장애가 있을 때, 관계 안에서 돈은 특히 문제를 일으킵니다. 돈은 식이장애 환자의 행동에 직접적으로 영향을 미칠 수 있으며 당신이 통제할 수 있는 영역입니다. 그것은 쉽게 남용될 수 있는 부분입니다. 그리고 너무나 많은 사례에서 다른 사람을 돕고자 하는 시도가 돈이 가진 힘을 남용하는 것으로 변질됩니다.

규칙 9. 환자의 식행동을 통제하기 위해 돈을 사용하지 마세요.

지출, 용돈, 그리고 공동의 소비에 있어서 환자에게 식이장애가 없었다면 어떻게 하는 게 적절했을지 생각해서 결정하세요. 어린이나 청소년의 경우, 자녀의 식이장애가 아니라, 자녀의 연령과 집에서 하는 역할을 고려해서 용돈을 주세요. 친구들이 얼마 정도의 용돈을 받는지 반 아이들의 부모와 상의할 수 있을 것입니다.

앞서 언급된 과체중인 아들을 둔 아버지의 사례에서, 아버지는 아들의 연령에 맞는 용돈이 얼마인지 먼저 결정해야 합니다. 만일 아들이 용돈을 음식을 사는 데 소비하기로 결정한다면, 그건 아들의 선택입니다. 그러나 아버지는 불가피하게 벌어질 추가 용돈 요구에 일관되고 완강한 태도를 유지해야 합니다. 아들이 친구들과 영화를 보러 가기 위해 돈을 달라고 요청할 경우 그러기 어려울 수 있습니다. 아버지는 아들이 즐거운 시간을 보내기를 바라겠지만, 행동으로 인한 결과를 배우게 하려면 아버지는 단호한 태도를 유지해야 합니다.

후아니타 헤인스는 그녀가 여전히(사이즈와 상관 없이) 린다에게 선물로 옷을 사줄지 결정해야 합니다. 아마도 옷을 사는 것은 지금으로서는 너무 민감한 문제일 수 있습니다. 그렇다면, 그녀와 린다는 시간을 함께 보내기 위해 다른 활동을 찾아야 합니다. 이에 대해 솔직하고 열린 태도로 토의하는 것은 중요합니다.

많은 가족들이 자녀에게 체중을 줄이면 상금을 주겠다는 제안을 합니다. 그렇게 하지 마세요! 이것은 전혀 효과가 없으며 장기적으로 자녀에게 실패자라는 느낌만 갖게 할 뿐입니다. 게다가, 이것은 심각한 식이장애를 단순히 의지 부족의 문제로 취급하는 것입니다. 이것은 뇌물이나 마찬가지며, 자녀가 변화를 위해 내적인 결심을 할 기회를 빼앗습니다.

돈이 아이로 하여금 식이장애 치료를 받도록 하는 데 영향력을 미칠 수 있고 미쳐야 할 때가 있습니다. 이것은 5장에서 다뤄졌으며, 환자의 식행동을 통제하려고 하는 것과는 다릅니다. 돈의 영향력을 사용할 때에는 전문적인 도움을 받는 것이 좋습니다.

만일 당신의 배우자가 식이장애를 앓고 있다면, 당신은 경제적인 문제에 대해 한 팀으로 함께 협상하여 둘 다 동의할 수 있는 계획을 만들 필요가 있습니다. 앞서 나왔던 폭식증을 앓고 있는 부인의 저녁 식사 값을 지불하는 문제는 가족 내에서 돈이 어떻게 쓰이는지에 대한 부부의 합의에 따라야지, 부인의 식이장애에 따라 결정이 되어서는 안 됩니다.

룸메이트와 친구 역시 돈과 관련된 문제에 휘말릴 수 있습니다. 안드레아는 그녀의 룸메이트이자 폭식장애 환자인 린에게 지난 한 해 동안 다양한 체중 감량 프로그램을 위해서 500달러를 빌려주었습니다. 평소였다면 안드레아는 그렇게 많은 돈을 빌려주지 않았겠지만, 그녀는 친구가 곤경에 처했으니 도와줘야 한다고 생각했습니다. 번번이 프로그램을 지속하지 못하고 실패하는 린의 모습은 안드레아를 화나게 했고, 그녀는 린에게 다음 달까지 10kg을 감량하지 못한다면 모든 돈을 돌려달라고 말했습니다.

불행하게도, 친구의 음식과 체중 문제에 경제적으로 휘말린 사람은 드물지 않습니다. 안드레아는 앞으로 린에게 돈을 빌려줄지에 있어서 다른 친구를 대할 때와 동일하게 결정을 내려야 하며, 빌린 돈을 어떻게 갚을 계획인지 먼저 들어야 한다는 조언을 들었습니다.

우리는 린과 안드레아를 도와서 500달러를 갚는 계획을 세우도록 했고, 체중 감소 여부와 상관 없이 린은 앞으로 18개월 동안 나눠서 돈을 갚기로 했습니다.

염두에 두어야 할 것은, 돈과 관련된 결정은 환자의 식행동을 지배, 감시하거나 통제하려는 시도가 되어서는 안된다는 것입니다.

돈과 재정에 대한 질문과 답변

Q. 제 딸은 폭식증 환자입니다. 딸은 용돈을 모두 음식을 사는 데 써요. 저는 딸이 돈을 더 달라고 해도 절대 주지 않습니다. 저는 딸에게 네가 받는 돈은 그게 전부고, 무엇에 써야 할지 선택을 해야 한다고 말합니다. 그러면 딸은 남편에게 가서 용돈을 더 달라고 하고, 남편은 매번 돈을 줍니다. 제가 어떻게 해야 할까요?

A. 당신과 남편이 한 팀이 되는 것은 매우 중요합니다. 서로 돕지 않으면 효과적인 규칙을 만들 수 없습니다. 돈을 더 줌으로써 남편이 딸에게 보내는 메시지에 대해 남편과 이야기해 보세요. 남편도 딸의 건강에 대해 중요하게 생각하면서, 자신도 모르는 사이에 딸이 폭식을 하도록 장려하고 있다고 이야기하세요. 남편이 그걸 원하지 않는다는 것을 알고 있다고 하세요. 그리고 그게 바로 용돈을 더 주지 않는 중요한 이유라고요.

그렇게 해도 남편이 변하지 않는다면, 당신은 변함없이 돈에 대한 규칙을 명료하고 예측 가능하게 지켜야 합니다. 남편은 딸의 문제를 어떻게 다루고 싶은지 스스로 결정해야 합니다. 남편이 무엇을 하든, 당신의 규칙은 여전히 도움이 될 것입니다. 기억하세요. 여기서 목표는 폭식을 멈추는 것이 아니라 자신이 먹는 것에 대해 심사숙고하기를 기대한다는 메시지를 딸에게 전하는 것입니다.

Q. 집에서 돈이 자꾸 사라집니다. 저희는 폭식증이 있는 17살 된 딸이 훔친다는 것을 알고 있습니다. 남편과 저는 어떻게 해야 할지 모르겠어요. 딸에게 물었지만, 딸은 계속 아니라고 하고, 돈은 계속 없어집니다. 어떻게 해야 할까요?

A. 훔치는 것은 심각한 일입니다. 가족치료사에게 연락해서 도움을 청하세요. 왜냐하면 딸이 훔친 것이 아니라고 해도, 가족 내 신뢰가 깨진 것은 분명하기 때문입니다. 그리고 그것 자체가 걱정할 만한 일입니다. 어렵겠지만 일단 당신의 돈과 귀중품을 금고에 넣고 잠가두세요. 딸을 믿을 수 없다는 것이 당신에게도 무척 속상한 일이지만, 지금으로서는 당신 자신을 보호해야 한다고 이야기하세요. 당신이 딸을 다시 믿을 수 있는 방법을 찾고 싶다는 것, 그 첫걸음으로 어디서부터 잘못되었는지 이해하기 위해 전문가를 만나고자 한다고 이야기하세요.

Q. 우리 딸이 16살이 되었을 때, 신용카드를 만들어줬어요. 대신 사용하기 전에 우리에게 허락받기로 약속했지요. 몇 달간 딸은 책임감 있게 카드를 사용했어요. 그런데 최근 딸은 우리에게 묻지도 않고 옷을 사기 시작했어요. 그리고 우리는 영수증은 봤지만 옷은 본 적이 없어요. 그래서 딸이 음식을 살 돈을 벌기 위해 학교에서 옷을 팔지도 모른다고 생각해요. 최근에 딸이 폭식증을 앓고 있다는 사실을 알게 되었습니다. 우리가 어떻게 해야 할까요?

A. 딸이 정말로 옷을 팔았든 팔지 않았든, 그녀는 카드를 남용하고 있습니다. 딸에게 카드와 관해서 처음 했던 약속이 여전히 유효하다고 이야기하세요. 다음에 만일 또 당신의 허락을 받지 않고 사용한다면, 카드 사용을 중

지시키겠다고요. 만일 계속 딸을 믿을 수 없다면, 또는 딸이 계속 규칙을 어긴다면, 가족치료사와 상의하는 것을 추천합니다.

Q. 우리 딸은 26살이고 지금 혼자 살고 있어요. 딸은 월급을 꽤 많이 받지만 늘 우리에게 돈을 달라고 합니다. 우리는 돈이 어디로 나가는지 도무지 알 수가 없었어요. 딸은 휴가를 가거나 옷을 사는 것도 아니고, 사는 집의 월세도 그리 비싸지 않아요. 그 후 우리는 딸에게 폭식증이 있다는 사실을 발견했고, 음식을 사는 데 돈을 모두 쓰고 있다는 것을 알게 되었어요. 딸은 여전히 우리에게 돈을 달라고 합니다. 어떻게 해야 할까요?

A. 먼저 매달 딸의 수입을 고려할 때 딸에게 얼마만큼의 돈을 추가로 줄지 결정하세요. 당신이 어떻게 느끼는지 딸에게 알릴 필요가 있습니다. 폭식을 더 하기 위해 돈을 쓰는 것을 바라지 않는다고요. 그러나 돈을 제한한다고 해서 폭식이 줄어드는 것은 아닙니다. 당신이 딸에게 주는 돈의 액수는 그녀가 무엇을 먹는지에 따라 결정되어서는 안 됩니다. 그 돈을 어디에 사용할 것인지는 딸에게 달려 있습니다. 그러나 당신은 식이장애와 상관없이 지금 딸에게 경제적 도움이 정말로 필요한지 질문할 수는 있습니다.

치료를 권하고, 만일 딸이 치료비를 감당할 수 없다면, 가능하다면 치료비야말로 당신이 기꺼이 도와줄 부분이라고 이야기하세요.

Q. 제 16살 딸이 음식을 훔치다가 붙잡혔습니다. 우리가 딸의 변호사 비용을 대줘야 할까요?

A. 단순히 딸에게 변호사 비용을 주는 것만으로는 행동의 결과를 가르

칠 수 없습니다. 빌려주고, 부분적으로라도 갚는 것에 대해 계약을 하세요. 이것은 그녀로 하여금 조금이라도 돈을 벌기 위해 아르바이트를 하게 만들 수 있습니다. 훔치는 것은 더 심각한 문제의 징후일 수 있습니다. 딸이 가지고 있는 다른 어려움에 대해 이야기하고 당신이 어떻게 도울 수 있는지 질문하는 기회로 삼으세요.

Q. 제 아내는 폭식증을 앓고 있고 돈을 대부분 음식을 사는 데 쓰고 있어요. 그녀는 일을 하지 않습니다. 폭식증이 있기 전에는 아내에게 제 월급을 모두 주고 두 아이를 돌보는 것을 포함한 살림을 꾸려나가도록 했어요. 이제는 아내가 돈을 낭비하고 있다는 생각이 들어요. 그녀가 돈을 함부로 쓰는 것을 제가 어떻게 막을 수 있을까요?

A. 부인에게 당신의 걱정에 대해 이야기하세요. 당신은 그녀가 그만큼의 금액을 음식에 지출하는 것을 감당할 수 없고, 그것이 가족의 돈을 모두 고갈시키고 있다고 이야기하세요. 지금은 그녀가 지출을 조절할 수 없는 것처럼 보이니, 당신이 재정을 담당해야 합니다. 가족 네 명을 위한 식비 지출이 얼마 정도면 적절한지 상의하세요. 결정이 되면, 그녀는 지금은 음식 장보기를 할 수 없으니, 당신이 그 일을 해야 할 것입니다.

여전히 부인에게는 당신의 간섭 없이 개인적으로 쓸 수 있는 용돈이 필요합니다. 만일 그녀가 그것을 음식에 사용하기로 결정한다면, 그것은 그녀의 일입니다.

Q. 제 룸메이트는 집의 음식을 다 먹어치워요. 우리는 각자의 선반을 만들었고, 그녀는 제 음식을 먹지 않기로 했지만, 여전히 제 음식을

먹습니다. 그것은 제게 경제적으로 부담이 돼요. 제가 할 수 있는 일은 무엇인가요?

A. 그녀에게 당신이 그녀의 폭식을 감당할 수 없고, 그게 당신의 삶에도 문제가 된다고 이야기하세요. 당신은 그녀의 음식 비용을 댈 수 없습니다. 그녀가 먹은 당신의 음식에 대해 비용을 지불하도록 하세요. 만일 그녀가 전반적으로 비협조적이라면, 계속 함께 살 수 없다고 이야기하세요.

Q. 제 룸메이트는 제게서 계속 돈을 빌리고 갚지 않아요. 이것은 전에 없었던 모습이에요. 그녀에게 음식과 관련된 문제가 있고 체중에 대해 불안해하는 것은 알고 있었어요. 저는 그녀의 감정을 다치게 할까봐 걱정되지만, 돌려받지 못할 돈을 계속 빌려줄 수는 없어요. 제가 어떻게 해야 할까요?

A. 이런 경우, 당신의 감정에 대해 생각하는 것은 중요합니다. 룸메이트에게 돌려받지 못하는 돈을 계속 빌려주는 것을 감당할 수 없다고 이야기하세요. 당신은 더 이상 돈을 빌려주지 않을 거고, 그동안 빌린 돈을 갚기를 원한다고 말하세요. 만일 그녀에게 돈이 없다면, 어떻게 돈을 갚을지 두 사람 모두 동의할 수 있는 계획을 세우세요.

Q. 저희 부부는 맞벌이여서, 아내에게는 자신의 수입이 있어요. 아내는 폭식증을 앓고 있고 대부분의 월급을 음식을 사는 데 씁니다. 우리의 생활비를 위해서는 아내의 월급이 필요해서, 폭식은 우리를 경제적으로 힘들게 하고 있어요. 제가 무엇을 할 수 있을까요?

A. 부인에게 그녀의 폭식이 당신에게 경제적으로 어떤 영향을 미치고 있

는지 이야기하세요. 살림을 꾸려나가기 위해 어느 정도의 금액이 필요한지, 그리고 각자 월급에서 얼만큼 기여해야 하는지 파악해 보세요. 각자 돈을 내면, 그것을 하나의 통장에 넣으세요. 당신이 이 통장의 금액을 관리해야 합니다. 다만 각자 어느 정도의 용돈을 가질 수 있어야 합니다. 부인이 생활비를 내고도 자신이 쓸 수 있는 돈이 있어야 합니다. 그래서 그녀가 그 돈을 음식에 사용하기로 한다면, 그것은 그녀에게만 영향을 미칠 것입니다.

외식, 접대, 그리고 음식

점심이나 저녁식사, 가벼운 술자리, 차 모임은 사람들이 서로 어울리는 자연스럽고 즐거운 방식입니다. 그러나 식이장애 환자의 경우, 그런 정상적이고 쉬운 사회적 활동이 긴장과 불안으로 가득 찬 자리가 될 수 있습니다.

캐시가 친구들에게 처음으로 폭식증이 있다는 사실을 털어놓았을 때, 친구들은 함께 식사하자는 제안을 하기 두려워했습니다. "저는 갑자기 영화 보러 가자는 제안을 50개쯤 받았어요. 영화 보면서는 대화를 할 수 없으니까요." 캐시의 친구들은 살얼음판을 걷는 느낌이었습니다. 이것은 흔한 일입니다. 아무도 상황을 악화시키고 싶지는 않으니까요.

재니스의 경험은 반대였습니다.

친구가 제게 식사 제안을 할 때마다, 저는 공황 상태에 빠졌어요. 일단 미루기는 했지만, 사람들 앞에서 식사한다는 생

각에 공포에 질렸어요. 한 주 내내 뭘 해야 할지, 무엇을 먹어야 할지, 구토를 하게 될지에 대해 생각하곤 했죠.

규칙 10. 다른 사람이 무엇을 필요로 할지 예측하지 마세요. 질문하세요!

당신은 다른 사람에게 어떤 것이 불편할지 알 수도 없고 예측해서도 안 됩니다. 예를 들어, 옷을 쇼핑하는 것은 체중에 민감한 사람에게는 식사만큼이나 불안한 일일 수 있습니다. 확실히 알 수 있는 방법은 질문하는 것입니다. 협상할 준비를 하세요. 음식이나 체중과 관련이 없으면서 함께 할 수 있는 수많은 활동이 있습니다. 박물관, 강의, 긴 산책 등을 생각해 보세요.

상황을 감정적으로 받아들이지 마세요. 그 사람이 먹지 않는 것은 당신을 속상하게 하려는 것이 아닙니다. 당신이 상처를 받았다면, 그것은 음식 문제가 당신과 그 사람의 관계에까지 영향을 미치고 있다는 것을 의미합니다. (8장을 참고하세요.) 그 사람이 레스토랑에서 편할 수 없다는 사실을 존중하세요. 이것은 회복 중인 알코올 중독자가 바에 갈 수 없는 것과 마찬가지입니다. 그 사람에게 좀 더 조절감이 생긴다면, 다시 레스토랑에 가고 싶어할 것입니다.

규칙 11. 외식을 의지의 문제로 치부하지 마세요.

당신은 외식을 좋아하는데 당신의 배우자는 레스토랑에서 먹기를 불편해 한다면 난처할 것입니다. 그녀와 함께 이야기해 보세요. 그녀가 먹지는 않더라도 레스토랑에 같이 있어주는 것은 할 수 있나요? 그녀에게 "더 안전하게" 느껴지는 레스토랑이 있나요? 그녀가 먹을 수 있는 음식이 있는지 먼저 메뉴를 보는 것도 좋습니다. 이것이 "정상적인" 행동이 아니라고 해서 걱정하지 마세요. 누군가 식이장애를 앓고 있다면, 모든 일이 정상적이기를 기대할 수는 없습니다. 식사를 미리 계획하는 것이 외식을 좀 더 수월하게 만들어 줄 수 있다면, 그렇게 하면 됩니다.

함께 갔는데 당신만 혼자 먹고 있는 상황이 불편할 수 있습니다. 당신이 편해지기 위해서 그녀에게 먹으라고 강요하지 마세요. 대신 다음에는 함께 할 수 있는 다른 활동을 계획해 보세요.

직업 때문에 누군가를 접대해야 하고, 배우자가 동석해야 하는 경우가 있습니다. 사업상의 저녁 식사에 그녀가 참석하고자 한다면, 최대한 협조하려는 그녀의 노력에 고마움을 표현하세요. 다만 그녀가 먹는 것까지는 기대하지 마세요. 만일 그녀의 먹는 습관이 방해가 된다면, 그녀를 동석시키지 마세요.

당신이 부모고 자녀가 먹기를 거부한다면, 당신은 레스토랑에 갈 때 자녀를 데려가지 않기로 결정할 수 있습니다. 만일 당신이 불편할 것이라고 생각된다면, 아이를 두고 가는 것이 더 낫습니다.

외식과 접대에 대한 질문과 답변

Q. 손님을 치를 때, 아내는 사람들 앞에서는 전혀 먹지 않아요. 그

러나 사람들이 모두 가고 나면 남은 음식을 모두 먹습니다. 아내 말로는 사람들 앞에서 먹기에는 너무 겁이 난다고 해요. 저는 아내가 마음 편하게 즐길 수 있었으면 좋겠어요. 제가 어떻게 해야 할까요?

A. 손님을 치르는 것이 지금 부인에게 너무 힘든 일인지 이야기해 보세요. 집에서 손님을 치르는 것과 식당에서 사람들을 만나는 것 중 무엇이 더 힘든지 파악해 보세요. 둘 다 힘들다면, 당분간은 부인을 위해 사람들을 초대하지 않는 게 좋습니다. 어떻게 하면 상황이 좀 더 쉬울지 부인과 상의해 보세요. 당신에게 있어 사람들을 만나는 것은 중요하지만, 당분간은 먹는 것을 포함하지 않는, 콘서트, 연극, 또는 영화 같은 활동을 할 수 있다고 이야기해 보세요.

Q. 제 아내는 거식증을 앓고 있지만 위험할 정도로 저체중은 아닙니다. 아내는 레스토랑에 가는 것을 싫어하지만, 저는 사업 때문에 종종 가야 합니다. 아내는 저와 같이 가겠다고 했지만, 저는 아내의 이상한 식습관이 사람들의 눈에 띌 것 같고, 동료들이 어떻게 생각할지 걱정스럽습니다. 제가 어떻게 해야 할까요?

A. 지금은 당신이 결단을 내려야 할 때입니다. 당신은 부인에게 식습관을 바꾸거나 음식에 대해 걱정하지 말라고 할 수 없습니다. (그녀가 그렇게 할 수 있다면, 당신이 부탁하지 않아도 그렇게 했을 테니까요.) 당신은 그녀를 동반하는 대신 그녀가 원하는 대로 먹게 두는 것과, 아니면 혼자 저녁 식사에 참석하는 것 중에서 선택해야 합니다.

Q. 제 아내는 폭식증으로 치료 받고 있지만, 여전히 가족 행사에서

아무 것도 먹지 않으려고 해요. 부모님과 장인 장모님 모두 제게 무슨 일이 있는 건지 묻습니다. 저는 우리가 왜 참석할 수 없는지에 대해 온갖 변명을 만들어 냈지만, 그렇게 오래 버틸 수 있을 것 같진 않아요. 제가 어떻게 해야 할까요?

A. 부인이 모든 행사에 참석하기를 기대할 수는 없습니다. 부인에게 정말 중요한 행사가 무엇인지 이야기하고, 몇 개나 참석할지 타협하세요. 당신 혼자 참석해야 하는 경우도 생길 것입니다.

부인이 폭식증에 대해 가족 중 누군가에게 알리고 싶은지 물어 보세요. 부인이 말하고 싶어한다면, 그 사람과 폭식증에 대해 이야기하는 것은 당신이 아니라 부인이 결정할 일입니다. 부인이 왜 먹지 않는지에 대한 질문을 받았을 때, 당신이 뭐라고 대답할지에 대해 상의하세요.

Q. 제 15살된 딸이 거식증을 앓고 있습니다. 우리가 어머니 집에 가거나 가족 행사에 가면, 어머니는 딸이 얼마나 적게 먹는지 매번 이야기합니다. 저는 그 당황스러운 상황을 겪지 않도록 제발 저를 위해서라도 먹으라고 딸에게 애원하고 있어요. 딸은 여전히 먹지 않고, 저와 딸의 관계는 악화되고 있습니다. 제가 어쩌면 좋을까요?

A. 당신의 어머니가 당신과 딸의 관계에 어느 정도까지 개입하기를 원하는지 결정해야 합니다. 당신은 어머니에게 딸의 거식증에 대해 이야기하고 싶을 수도 있습니다. 한편, 지금 같은 상황에서는 어머니가 얼마나 도움을 줄 수 있을지에 따라 이야기하는 것이 상황을 더 악화시킬 가능성도 있습니다. 그러나 딸에게 어머니와 당신의 관계를 좋게 하도록 도와달라고 하지는 마세요. 여기서의 문제는 사실 당신과 어머니 사이에 있습니다. 어머니의

참견에 한계를 설정할 필요가 있습니다. 당신은 단순하고 확고하게, 딸의 식행동에 대해 더 이상 어떤 질문도 하지 말아 달라고 이야기할 수 있습니다.

조언이나 의견 제시하기

식이장애 환자의 주변 사람들은 조언이나 의견을 요청 받았을 때 느끼는 곤란함에 대해 이야기합니다. "나 어때?" "내가 어떻게 해야 할까?" "나 너무 뚱뚱해?" "나 너무 말랐어?" 이런 질문에 당신은 어떻게 반응하나요?

규칙 12. 조언이나 의견을 제시하지 마세요.

식이장애 환자들은 종종 주변 사람으로부터 괜찮다는 말을 듣고 싶어 합니다. 그럴 때, 그들에게 얼마나 근사하게 보이는지, 또는 그들의 식습관이나 체중, 옷차림에 대해 조언을 함으로써 안심시켜 주고 싶은 유혹을 느끼게 됩니다.

이런 요청은 불안과 확신 없음을 보여주는 신호입니다. 당신의 제안이나 확인은 기껏해야 일시적인 안도감을 줄 뿐입니다. 그러나 장기적으로 봤을 때, 그것은 판단력과 자기 가치감을 발달시키는 것을 방해하게 됩니다.

지지적으로 대해 주세요. 당신이 신경 쓰고 있다는 것, 그리고 그녀가 다른 좋은 자질과 특성을 배제한 채 체중과 외모만을 강조하는 모습을 보는 것이 안타깝다는 것을 이야기하세요.

규칙 13. 치료자 역할을 하지 마세요.

당신이 치료자나 전문가의 역할을 함으로써 환자로 하여금 외부의 누군가에게 이야기할 필요성을 느끼지 못하게 하고 있지는 않은지 주의할 필요가 있습니다. 혹시 항상 "옳은" 말을 하고, "옳은" 질문을 하고, 문제를 조금이라도 해결하기 위해 먹는 것과 관련된 끝없는 걱정에 귀 기울여야 한다는 부담을 느끼고 있나요? 만일 당신이 그렇게 하고 있다면, 이런 책임으로부터 물러나서 이런 방법으로는 그녀를 도울 수 없다고 이야기하세요. 이것은 그녀로 하여금 다른 어딘가에서 도움을 구하게 해 줄 것입니다. 그녀가 치료를 받고 있든 아니든 간에, 물러나는 것은 당신의 짐을 줄여주고 관계 안의 스트레스를 완화시켜 줄 것입니다. 당신이 원한다 해도 이런 도움을 줄 수는 없습니다. 당신이 객관적이 되거나, 상황으로부터 충분히 거리를 둘 방법은 없습니다. 우리는 물러나는 것이 어렵다는 사실을 잘 알고 있습니다. 당신은 마치 사랑하는 사람을 포기하는 것처럼 느낄 수 있습니다. 그렇지만 그게 아니라는 것을 명심하세요. 그녀가 이야기하는 음식과 체중에 관한 생각이 자신에 대한 부정적인 감정 때문이라는 것을 알고 있다고 이야기하세요. 이런 감정을 해소하고 스스로에 대해 더 긍정적인 생각을 가지게 되는 방법이 있지만, 당신은 그런 방식으로 그녀를 도울 수 없다고 하세요. 그러나 그녀의 마음 속에 병에 대한 것 외에 다른 생각들이 있다면, 당신은 언제든 듣고 도울 준비가 되어 있다고요.

규칙 14. 체중과 외모에 대해 코멘트하지 마세요.

식이장애 환자에게 그녀가 예쁘거나 날씬하다고 이야기하는 것은 칭찬으로 받아들여지지 않을 가능성이 높습니다. 그런 말은 당신이 외모와 체중을 관찰하고 평가하고 있다는 의미로 이해됩니다. 칭찬임에도 불구하고, 이런 언급은 그녀가 이전에는 어떻게 보였고 앞으로는 어떤 모습일지에 대한 엄청난 불안을 불러일으킵니다. 당신이 의례적으로 한 것이든 그녀를 돕기 위해 한 것이든 간에, 의도와 관계 없는 영향을 가져올 수 있습니다.

27세 폭식장애 환자인 바바라는 이렇게 말했습니다:

> *제가 과하게 예민하다는 것을 알지만, 상사는 제가 예쁘다고 생각할 때마다 항상 이야기를 해요. 하루는 그가 제가 정말 말라 보인다고 말했어요. 저는 화가 났어요. 전에는 저에 대해 뚱뚱하다고 생각했을 게 분명하다는 생각이 들었거든요. 게다가 그가 제 외모를 의식하고 있다는 것이 저를 불편하게 했어요. 저는 체중에 대해 지나칠 만큼 걱정하고 있어요. 그가 이런 말을 안 했으면 좋겠어요. 제가 만일 그가 좋아하는 체중이 아니라면, 조용히 머릿속으로 저를 비판하고 있을 것만 같아요. 저는 현미경으로 관찰 받고 있는 느낌이에요.*

조언과 의견들에 대한 질문과 답변

Q. 제 딸은 가끔 제게 "나 너무 뚱뚱해?" 또는 "엄마는 내가 살을 빼야 한다고 생각해?"라고 물어요. 딸은 과체중이고 저는 딸에게 체중을 줄이라고 이야기해 왔지만, 아무 것도 변하지 않았고 저는 완전히 좌절했어요.

A. 딸의 질문에 대답해야 한다고 생각하지 마세요. 당신이 딸의 외모와 체중에 대해 엄청나게 신경 쓰고 있다고 하더라도, 딸에게 그렇게 말하는 것은 별로 도움이 되지 않습니다. 아마도 딸은 이미 당신이 어떻게 느끼는지 알고 있을 거예요. 그러니 그렇게 말하는 것은 이미 딸이 과도하게 걱정하고 있는 주제에 대한 걱정과 불안을 더욱 자극하는 것 밖에 안 됩니다. 체중이 얼마여야 하는지 딸이 스스로 결정하는 것은 중요합니다.

딸이 어떻게 느끼고 있는지 당신이 신경 쓰고 있고, 딸이 자신의 체중에 대해 가지는 생각이 당신에게 가장 중요하다고 이야기하세요. 그녀는 자신이 어떻게 보이고 싶은지, 그리고 그런 자신의 목표를 방해하고 있는 것이 무엇인지 알아야 합니다.

Q. 제 딸은 폭식증을 앓고 있어요. 남편과 저는 모두 외모에 신경을 쓰는 편이에요. 딸의 체중이 증가하는 것도 싫지만, 구토를 통해서 체중을 조절하길 바라지는 않아요. 우리가 어떻게 해야 할까요?

A. 딸의 체중에 대해 코멘트하지 마세요. 당신은 그녀에게 많은 부담을 주고 있을 수 있습니다. 가족 안에서 당신이 체중과 외모에 대해 얼마나 많이 이야기 하는지 알아보세요. 멋진 외모를 갖는다는 것은 당신에게 얼마나 중

요한 일입니까? 때로는 당신의 원가족으로부터의 가르침이 당신으로 하여금 외모와 체중으로부터 다른 곳으로 시선을 돌리기 어렵게 만들 수 있습니다. 만일 그렇다면, 외모에 과도한 가치를 부여하는 문제에 대해 다뤄볼 필요가 있습니다. 그것은 자녀에게 해로운 영향을 미치고 있을 수 있습니다. 이런 작업은 치료를 통해 가장 잘 이뤄집니다.

Q. 제 남편은 끊임없이 먹어요. 남편은 소아 비만이었지만 우리가 약혼하기 전에 체중을 줄였어요. 이제 그는 조금씩 살이 찌고 있어요. 그는 제가 아직도 그에게 매력을 느끼는지 물어요. 체중을 줄이겠다는 결정을 내리는 이유가 제가 되어서는 안 된다고 생각하기 때문에 저는 그렇다고 대답해요. 그렇지만 저는 사실을 말하고 있지 않아요. 제가 말을 해야 할까요?

A. 네. 그에게 당신이 어떻게 느끼는지 이야기하세요. 만일 그가 또 물으면, 당신은 "나는 당신을 사랑해. 하지만 몸을 관리했을 때의 당신에게 더 끌리는 건 사실이야."라고 말할 수 있습니다. 말하기 어렵고 어떤 면에서 잔인하게 느껴질지 모르지만, 당신의 감정을 숨기는 것이 더 나쁩니다. 부드럽게, 사랑을 담아서 이야기하세요. 부부의 경우, 성적인 매력은 관계의 일부이기 때문에, 질문에 대답하는 것이 필요합니다. 그러나 당신이 부모-자녀 관계나 친구 관계라면 다르게 반응해야 합니다.

Q. 과체중이고 끊임없이 먹는 제 딸이 다이어트 프로그램에 들어갈지 제게 묻더군요. 그리고 딸은 제가 같이 가기를 원합니다. 같이 하면 좀 더 수월할 거라고요. 제가 어떻게 하면 좋을까요?

A. 그녀가 가기를 원한다면, 지지해주는 것은 좋습니다. 그녀가 혼자 가기 수줍어한다면, 처음 한 번은 같이 가서 그녀를 도울 수 있습니다. 그러나 그녀가 적응하고 나면, 당신의 삶으로 돌아가세요. 다이어트 프로그램이 당신이 원했던 거라면 해도 되지만, 다른 프로그램으로 들어가는 게 좋습니다. 같은 프로그램에 참여한다면 딸의 음식 문제에 과도하게 관여하게 될 수 있습니다. 또한, 누가 더 많은 체중을 감량하거나 누가 더 건강하게 먹는지에 대해 딸과 경쟁하는 상황이 될 수도 있습니다. 만일 당신이 그녀와 같이 프로그램에 참여하게 된다면, 누가 "더 잘하는지"에 대해 이야기하지 마세요. 그리고 다이어트 외에 함께 시간을 보낼 수 있는 다른 것을 만드세요.

Q. 제 10대 딸은 데이트를 하기에는 너무 뚱뚱하다고 생각해서 모든 데이트 신청을 거절합니다. 저는 계속해서 그렇지 않다고 이야기하지만 딸은 제 말을 듣지 않아요. 제가 어떻게 해야 하나요?

A. 딸이 느끼는 공포와 불안은 괜찮다는 말로 달래질 수준의 것이 아닙니다. 그녀가 데이트를 하도록 하기 위해 당신이 할 수 있는 일은 없습니다. 딸에게 치료를 받거나 청소년 지원 모임에 참석해서, 스스로에 대해 너무 부정적으로 생각하지 않도록 도움을 받으라고 이야기하세요.

Q. 폭식증이 있는 제 룸메이트는 외출하기에 너무 뚱뚱하다는 생각이 들 때마다 데이트 약속을 취소해 버립니다. 그녀는 이렇게 할 때 자신이 너무 배려가 없어 보이는지 묻곤 합니다. 제가 어떻게 해야 할까요?

A. 전반적으로 그녀는 사려 깊은 사람이지만, 이런 상황에서는 그녀가

실제로 배려 없이 행동하고 있다고 말하세요. 이것은 그녀가 힘든 시간을 보내고 있다는 뜻으로 보인다고요. 데이트를 하고 싶으면서도 두려움 때문에 겪는 갈등은 괴로울 것입니다. 지원 모임이나 전문가를 찾아서 그녀가 겪고 있는 문제에 대해 이야기하라고 권하세요.

CHAPTER 8

거리를 두기가 어려울 때

너무 깊게 개입하게 되는 이유 이해하기

이 책을 읽고 7장의 지침을 적용해 본 분들이 환자에게 도움을 줄 방법을 찾아가는 과정은 모두 달랐을 것입니다. 노력이나 의도와 관계없이, 변화를 얻기가 비교적 쉽다고 느낀 분들도 있겠지만, 거의 불가능하다고 느낀 분들도 있을 것입니다. 모든 경우에, 변화는 시간이 필요한 과정입니다.

만일 아무리 노력해도 반복해서 오래된 문제로 돌아가는 것처럼 느껴진다면, 그것은 당신이 나약하거나 실패했다는 의미가 아닙니다. 실패한 것처럼 느낄 수 있지만 그것은 정상입니다. 늘 그렇듯이, 시련은 또한 기회이기도 합니다. 당신이 계속해서 오래된 행동 패턴으로 돌아가고 있다면, 환자에 대한 걱정이 당신의 삶에서 어떤 의미인지 질문해 볼 기회입니다. 어쩌면 다른 더 어려운 문제에 직면하는 대신 환자에 대해 걱정하고 있을지도 모릅니다. 또는 당신의 원가족에서 배운 방식 그대로 식이장애를 가진 자녀와의 관계에 적용하고 있을지도 모릅니다. 당신이 얼마나 깊게 관여되어 있는지에 따라 벗어나기 위해 필요한 노력의 정도가 달라집니다.

지니 스톤은 딸 니키가 겪고 있는 폭식증으로부터 거리를 두기 위해 노력하고 있습니다. 15세인 니키는 치료를 받고 있었고 식행동 문제를 해결하기 위해 노력하고 있었습니다. 남편과 지원 모임에 다니고 있는 지니는 니키를 위해 최선을 다하고 싶어 했습니다. 하지만 그녀에게 쉽지 않은 일이었습니다.

저는 니키에게 무엇을 먹는지 그리고 구토하는지 더 이상 묻지 않아요. 하지만 여전히 니키가 사용한 뒤에 화장실에 들어가서 토했는지 확인해요. 밤이면 니키가 부엌에 가는 소리를 듣기 위해서 귀를 기울이고 있는 저를 발견해요. 최근에는 심지어 사탕 껍질이나 다른 폭식의 흔적이 있는지 확인하려고 니키의 방 쓰레기를 뒤지기 시작했어요.

멈추고 싶지만 멈출 수가 없어요. 제가 니키의 식이장애의 원인일 거예요. 니키는 제 딸이에요. 제가 니키에게 날씬해져야 한다고 너무 강조한 건 아닌지, 아니면 제가 집에 음식을 너무 많이 두었던 게 아닌지 계속 고민해요. 니키가 어렸을 때 남편과 저는 정말 많이 싸웠는데, 어쩌면 그게 아이를 불안정하게 만들었을지도 몰라요. 무엇이 됐든, 저는 제가 이 문제를 만들었다는 생각을 떨쳐 버릴 수가 없어요. 어떻게 하면 제가 한 발 물러나서 아이의 식이장애를 낫게 하려는 노력을 하지 않을 수 있을까요?

지니는 니키의 행동이 자신의 잘못이라고 느꼈습니다. 식행동 문제에 관여하지 않는 것은 딸을 포기하는 것이라는 믿음과 죄책감 때문에 그녀는 같은 방식을 반복했고, 그것은 다음과 같은 결과를 가져왔습니다. 니키는 자신의 행동에 책임을 질 수 없었습니다. 지니는 니키의 문제에 관여하느라 자신의 삶과 결혼 생활을 돌보지 못했습니다.

조디 블러벨트에게 있어서 관여하는 것은 사느냐 죽느냐의 문제였습니다. 18살인 그녀의 딸 매디는 대학 1학년 중간에 집에 돌아오게 되었습니다. 167.5cm인 매디의 체중은 44kg이었습니다. 조디는 딸을 본 순간, 겁에 질렸습니다. 다행히 매디도 두려워하고 있었기 때문에 집에 돌아오자마자 조금씩 더 먹기 시작했습니다. 의사와 치료 팀은 외래에서 치료를 시작하기로 합의했습니다. 이것은 복잡한 결정이었지만, 매디는 체중을 회복해야 한다는 동기를 가지고 있었고 전에 어떤 치료도 받은 적이 없었기 때문에, 첫 단계로 1주일에 한 번씩 심리치료사, 영양사, 지원 모임, 그리고 의사를 만나기로 했습니다. 매디의 체중을 측정하는 영양사는 1주일에 0.5kg 씩 체중을 회복하기 위한 식단표를 준비했습니다.

혼자 매디를 키우고 있는 조디는 치료 프로그램 외에 1주일에 한 번 가족치료에 참여했습니다. 그녀의 역할은 매디의 식단에 따라 식사를 제공하고 매디가 먹기 위해 하는 노력을 지지하는 것이었습니다. 그러나 매디가 무엇을 먹는지에 대해 코멘트하거나, 매디를 먹이는 것은 그녀의 역할이 아니었습니다.

"그것은 정말 어려웠어요." 조디는 말했습니다.

매디는 한 입 한 입 힘겹게 먹곤 했어요. 그녀는 치료 프로그램을 따라가고 있었고, 실제로 매주 체중이 늘고 있었죠. 그러나 매 식사마다 저는 매의 눈으로 그녀를 노려보고 있었어요. 제대로 먹지 않으면 덮칠 것처럼요. 저는 계속해서 그녀에게 더 먹으라거나 더 빨리 먹으라는 코멘트를 하곤 했어요. 많은 싸움이 있었어요. 모든 게 너무 느리게 진행되는 것처럼 느껴졌어요. 그녀는 한 걸음 앞으로 갔다가, 또 한 걸음 뒤로 가곤 했어요. 그것은 정말 화나는 일이었고, 아무 말도 하지 않는 건 불가능했어요. 다른 분들은 어떻게 뒤로 물러서서 아이가 죽어가는 것을 지켜볼 수 있나요?

조디는 딸이 무엇을 먹는지에 관여할 수 있는 가장 중요하고 타당한 이유를 가지고 있었습니다. 매디는 죽을 수도 있었기 때문입니다. 그러나 조디가 음식을 두고 갈등하는 데서 물러서야만 하는 여러 가지 이유가 있었습니다. 매디는 곧 독립을 해야 하는 청소년이었고, 강력한 치료팀이 함께 하고 있었으며, 무엇보다 중요한 건 매디가(비록 작은 것들이지만) 스스로를 돌보고 발전하는 단계를 밟아나가고 있었기 때문입니다.

엄청난 노력과 많은 지지 속에서, 조디는 딸이 건강과 자기 자신을 돌보는 일에 있어서 자신의 목소리를 스스로 찾도록 도울 수 있었습니다. 매디는 실제로 대학에 돌아갈 수 있는 체중 범위까지 회복했습니다. 천천히, 그리고 많은 어려움을 겪으면서요. 그러나 거식증의 위기를 통해서 매디와 조디가 알게 된 것은 그동안 조디가 딸이 고통을 겪지 않도록 무슨 일이든 해 왔다는 사실이었습니다. 언제나 그녀에게는 딸을 돌볼 수밖에 없는 타당한 이유가 있었습니다. 매디가 쉽게 해결할 수 없는 상황을 앞에 두고 혼자 자신의 삶을 책임져 나가는 것은, 어머니와 딸 모두 전에 한 번도 해 본 적 없는 일이었습니다.

과도한 개입의 징후들

때로는 지니 스톤의 사례처럼, 당신이 계속해서 개입하고 있다는 사실을 알게 될 때도 있습니다. 다른 경우, 이것은 미묘하게 나타납니다. 다음은 당신이 물러서기 어려워하고 있다는 사실을 알려주는 징후들입니다.

- 우리가 7장에서 논의했던 규칙을 따르는 데 어려움을 겪고 있을 때; 예를 들어 여전히 회유하고, 화를 내고, 코멘트하며, 애원하고 있을 때
- 당신이 원하지 않음에도 불구하고 당신의 딸, 배우자, 또는 친구의 식행동과 체중 변화가 당신의 기분을 좌지우지해서 그 날 하루를 "좋은 날" 또는 "나쁜 날"로 만들어 버릴 때
- 당신이 식이장애 환자의 행동에 집착하고 있을 때
- 당신의 집착이 당신이 해야 하는 일을 하지 않도록 만들 때
- 탐정처럼 행동하면서 폭식, 구토, 운동과 같은 행동이 비밀스럽게 일어나는지 증거를 찾기 위해 보고 듣고 있을 때

합리화

당신은 당신의 상황이 다른 사람과 다르고 당신이 식이장애에 관여해야 하는 타당한 이유가 있다고 생각하고 있을지도 모릅니다. 항상 관여하게 되는 데에는 그것을 합리화하는 두려움, 생각, 그리고 타당할 이유가 있습니다. 지니 스톤의 경우, 자신의 책임이니 나아지도록 해야 한다는 생각은 그녀가 니키의 식사에 더욱 집착하도록 만들었습니다. 폭식을 하는 남편을 둔 폴라의 경우, 그녀는 남편이 스스로 자신의 식단을 관리할 수 없기 때문에 남편에게 무엇을 먹어야 하는지 제시하는 것을 멈출 수 없었다고 말했습니다. 그녀가 아무 말도 하지 않는다면, 그는 아무렇게나 먹어서 너무 뚱뚱해지고 결국 건강을 잃을 것이라고 그녀는 확신하고 있었습니다. "그가 죽는다면, 그건 내 문제가 되는 거 아니겠어요?" 그녀는 물었습니다. "제 말은, 그의 죽음은 확실히 제 삶에 영향을 미칠 거라는 이야기예요!" 이러한 이유로 그녀는 남편의 식행동에 얽매여 있었습니다. 그녀의 두려움은 이해할 만합니다. 그러나 문제는, 폴라의 개입으로 나아진 게 없었다는 사실이었습니다.

어떤 사람들은 식이장애 환자가 그들에게 상처를 주기 위해 그렇게 행동한다고 믿기도 합니다. "그녀가 나를 사랑한다면 멈출 거예요."는 우리가 흔히 듣는 말입니다.

예를 들어, 존은 아내 비키가 폭식을 멈추는 것이 그에게 얼마나 중요한 일인지 알고 있다고 말했습니다. 그녀가 존을 사랑한다면 폭식을 멈출 거라고요. 그는 그녀가 그에게 어떤 일을 저지르고 있는지 알려주고 싶었기 때문에, 음식에 대한 논쟁을 멈출 수 없었습니다.

모든 사람은 관여해야만 하는 각자의 이유를 가지고 있지만, 그것은 각자의 삶에서 더 중요한 갈등과 딜레마를 가리는 역할을 할 뿐입니다. 지니 스톤은 어머니로서 어디까지 자신의 책임인지 구분하는 데 어려움을 겪고 있었습니다. 그녀는 원가족에서 가졌던 오래된 생각을 고집하는 게 아닐까요? 폴라는 왜 그렇게 남편이 무능하다고 느끼는지 생각해 볼 필요가 있었습니다. 그는 정말로 무능할까요? 아니면 이것이 그녀가 배운 남자를 대하는 방식일까요? 존은 비키가 먹는지 여부를 가지고 사랑을 측정하고 있었습니다. 왜 그는 비키의 사랑을 이런 방식으로 측정할까요? 이것은 그의 원가족으로부터 전해진 유물일까요?

당신의 관여를 합리화하는 것은 표면적으로는 좋게 들릴지 모르지만, 그것은 식이장애를 지속시키고 관계와 당신의 삶에서 다뤄야 할 부분을 가립니다. 당신이 두려워한다는 것을 알고 있습니다. 당신이 최선을 다하고 있다는 사실도 알고 있습니다. 그러나 만일 당신의 노력이 도움이 되지 않는다면, 그리고 실제로 상황이 악화되고 있다면, 방법을 바꿔야 할 때입니다.

당신이 가지고 있지만 알지 못하는 이유들이 당신으로 하여금 식이장애에 관여하게 만듭니다. 그리고 그것이 당신이 관여하는 것을 합리화하도록 만듭니다. 식이장애가 문제를 가진 사람에게 일정한 기능을 하는 것처럼, 당신에게도 어떤 기능을 하고 있을 수 있습니다. 그러나 당신이 치러야 할 대가는 큽니다. 이것은 당신으로 하여금 당신의 딸, 배우자, 또는 친구와 식행동 문제라는 좁은 통로를 통해서만 관계를 맺게 합니다.

혼자 해결하려고 하지 마세요

당신이 관여하는 방식을 바꾸기 어렵게 하는 정서적인 문제는 다양하고 복잡합니다. 알코올 중독 환자들을 치료해온 치료자들은 이 문제를 다루기 위해서는 환자의 가족과 친구를 도울 필요가 있다는 사실을 오래 전에 깨달았습니다. 알아넌(Al-Anon; 알코올 중독자 가족들로 구성된 자조 모임)은 이 목적을 이루기 위해 설립되었습니다. 식이장애 전문가 모임에서도 가족과 친구를 도울 필요가 있다는 목소리가 점점 커지고 있습니다. 전문가 또는 지원 모임의 도움을 받는 것은 때로는 당신이 음식 문제에서 물러설 수 없는 기저 원인을 탐색하고 해결하는 유일한 방법입니다.

당신의 개입: 그것이 의미하는 것

사람들이 역기능적 방식에서 벗어나지 못하는 데에는 수많은 이유가 있습니다. 각 상황은 저마다 독특합니다. 그러나 식이장애 환자와의 관계에 대해 많은 사람들과 이야기를 나눠본 결과, 우리는 사람들이 환자를 돕는 방식을 바꾸지 못하는 몇 가지 공통적인 이유를 발견할 수 있었습니다. 다음 내용은 이러한 요인에 대해 다루고 우리가 관찰한 몇몇 상황에 대해 살펴볼 것입니다.

가족 규칙의 영향

3장에서 이야기했듯이, 오래된 가족 규칙은 때로 변화를 어렵게 합니다. 가족 규칙이 식이장애 환자의 변화를 어렵게 한 것과 마찬가지로, 당신이 환자를 돕는 방법을 찾는 것을 방해할 수 있습니다.

지니 스톤의 사례에서, 규칙은 그녀가 딸을 돕는 방식을 가이드하고 있었습니다. 좀 더 정확하게 표현하면, '잘못' 가이드하고 있었습니다. 그녀의 원가족 안에서, 문제에 뛰어들어 고치려고 하지 않는 것은 곧 딸을 포기하는 것이며 부모로서 책임을 다하지 않는 것이었습니다.

로니와 릴리의 상황은 오래된 가족 규칙이 현재의 관계에 어떻게 영향을 미치는지 또다른 사례를 보여줍니다. 로니와 릴리는 대학 룸메이트였습니다. 로니는 릴리와 1년 정도를 함께 생활했고, 그동안 릴리의 체중은 52kg에서 44kg으로 줄어들었습니다. 로니는 원가족 안에서 아버지에게 했던 것과 같은 방식으로 반응했습니다.

로니의 가족 안에서, 그녀는 아버지의 기분을 푸는 역할을 했습니다. 아버지가 기분 나쁜 상태로 집에 오면, 어머니가 아니라 로니가 아버지의 기분을 달래기 위해 애를 썼습니다. 그녀는 아버지의 하루가 어땠는지 묻고, 어떤 문제에 대해서든 공감해 드리곤 했습니다.

로니는 릴리에 대해서도 같은 역할을 했습니다. 그녀는 릴리와 함께 있기 위해 때로 수업을 빠지곤 했습니다. 그녀는 릴리를 먹게 할 수만 있다면 모든 문제가 해결될 거라고 생각했습니다. 그녀는 릴리가 좋아하는 간식을 사서 방 여기 저기에 두곤 했습니다. 외모가 어떻게 보이는지 릴리가 물으면, 로니는 그녀가 예쁘다고 말해줌으로써 자신감을 높여주려고 했습니다. 그녀는 릴리의 늘어나는 운동에 대해서는 아무 말도 하지 않았습니다.

로니의 시도는 좋은 의도에서 시작되었지만, 릴리의 체중이 더 줄어드는 것을 묵인하는 결과를 가져왔습니다. 릴리가 더욱 마를수록, 로니는 더 묻지 않았고, 릴리는 변화하지 않았습니다. 로니는 화가 났고, 릴리는 로니가 점점 더 그녀를 면밀히 지켜본다는 사실 때문에 짜증스러워 했습니다.

어느 날 오후, 로니는 대학 보건 센터에서 주관하는 식이장애 강의를 듣게 되었습니다. 그 날 로니는 그녀와 릴리의 상황이 집에서의 상황과 다르다는 생각을 하게 되었습니다. 집에서는 그녀가 아버지를 기분 좋게 할 수 있었을지 모르지만, 지금은 그녀가 했던 모든 시도가 릴리의 심각한 질환 앞에서 아무 소용 없었다는 사실을 깨달았습니다. 그녀는 릴리를 변화시킬 수 있다는 생각을 버리고, 함께 보건 센터에 가서 도움을 받자고 권했습니다.

당신이 정말로 도움이 되는 행동과 환자로 하여금 스스로를 돌볼 수 없게 만드는 오래된 가족 규칙을 구분하는 것은 매우 중요합니다.

연막이 필요할 때

도움 되지 않는 방식에 계속 머무르는 것은 종종 당신의 삶에 존재하는 다른 어려움을 피하기 위해서 입니다.

폭식증에 걸린 딸을 둔 39세 메리 제임스는 지원 모임에서 그녀가 겪은 상황에 대해 이야기했습니다:

남편 마크와 저는 지난주에 우리 딸 도리스의 치료사와 만났어요. 치료사는 제가 도리스의 식습관에 과도하게 개입하는 것을 걱정하고 있었어요. 선생님은 제게 만일 도리스에 대해 생각하지 않는다면 무엇에 대해 걱정하고 있을지 물었어요. 긴 침묵, 그리고 마크가 보내는 불편한 시선을 몇 차례 받은 후, 저는 남편이 술 마시는 것을 얼마나 싫어하는지 이야기했어요. 제가 너무 작게 말해서 선생님은 못 들었고, 저는 한 번 더 이야기해야 했어요. 저는 한 번에 하나 이상 신경 쓸 수 없을 것 같아요. 그리고 사실, 저는 마크의 음주 문제를 다루고 싶지 않아요. 저는 제가 알코올 중독자와 살고 있다는 생각 자체를 견딜 수가 없어요.

딸의 문제에 개입하는 동안, 메리는 스스로에게 지금은 마크의 문제에 직면할 때가 아니라고 말할 수 있었습니다. 그러나 그녀의 지원 모임과 치료사는 모두 동의하지 않았습니다. 메리는 알아넌(Al-Anon) 모임에, 그녀의 남편은 익명의 알코올 중독자들(AA) 모임에 참석하도록 권유 받았습니다. 치료사는 부부에게 더 이상 술 문제를 덮고 넘어갈 수 없다고 이야기했고, 부부 상담을 추천했습니다.

물질 남용은 식이장애 환자의 가족 안에서 종종 나타나는 문제이며, 식행동 문제에 초점을 맞추는 것은 다른 가족 구성원의 약물, 알코올, 또는 식행동 문제를 숨기는 역할을 합니다. 이것은 가볍게 다룰 수 없는 문제입니다. 다른 문제를 다루기 전에 식이장애 환자의 문제가 먼저 해결되어야 하는 것은 아닙니다. 만일 당신이 (비밀스럽게라도) 당신 자신 또는 배우자의 음식, 알코올, 또는 약물 문제에 대해 걱정하고 있었다면, 다른 누군가의 식이장애에 초점을 맞추는 것이 당신이 집중해야 할 문제로부터 주의를 분산시키도록 해 주고 있을 가능성이 있습니다. 만일 약물 또는 알코올 남용과 관련하여 질문이 있다면, 익명의 알코올 중독자들(AA) 또는 익명의 약물 중독자들 모임(또는 알아넌과 같은 관련된 모임)에 나가서 정보와 지지를 구하거나, 전문가를 만나야 합니다.

그러나 식이장애에 집중함으로써 희미해지는 문제는 약물 남용 뿐이 아닙니다.

20살 베티 조는 대학 내 지원 모임에서 룸메이트 데비의 식이장애가 어떻게 그녀에게 연막 역할을 했는지 이야기했습니다:

> *데비의 거식증이 시작되었을 때, 저는 어쩌면 제 삶에 대해 잊어버렸는지도 모르겠어요. 저는 데비를 걱정하고, 그녀가 어떤지 항상 확인하곤 했어요.*
>
> *우습게 들리지만, 그 때가 제 삶에서 가장 평화로운 시기였어요. 다른 누군가에 대해 걱정하고 제 자신에게 집중하지 않는 게 좋았어요. 그 전에 저는 무척 힘들었고 제가 할 수 있는 일은 아무 것도 없었어요. 부모님은 제가 대학에 입학하자 이혼했고, 각자 제게 전화해서 서로에 대한 험담을 늘어놓곤 했어요. 저는 부모님의 행동을 어떻게 멈춰야 할지 몰랐어요. 그러나 데비의 어려움은 제게 주제를 피할 수 있는 구실을 마련해 주었죠. 부모님에게 데비에 대한 이야기를 하면, 그들도 데비를 걱정하게 되었고, 대화의 주제는 서로에 대한 험담에서 벗어나 데비의 거식증으로 옮겨 간다는*

사실을 알았어요.

그러나 데비가 치료를 시작한 후, 모든 게 달라졌어요. 데비는 제가 그녀에 대해 걱정하는 것을 원하지 않았어요. 그녀는 제게 부모님과 그녀의 이야기를 하지 않겠다고 약속해 달라고 했어요. 부모님이 전화했을 때, 저는 제가 두려워하던 대화로 돌아오게 되었어요. 어느 날 밤, 저는 기숙사 상담 선생님에게 그것에 대해 이야기했어요. 선생님은 부모님과 통화하는 것이 좋지만, 서로에 대한 험담을 듣지 않겠다고 부드럽게 이야기하라고 권유했어요. 만일 그래도 계속 한다면, 저는 이렇게 말하기로 했어요. "죄송하지만 저는 이 이야기를 듣지 않을래요. 먼저 끊을께요."

몇 차례의 끔찍한 통화 후, 저는 부모님 한 쪽이 다른 쪽에 대해 안 좋은 이야기를 시작하면 전화를 끊을 수 있게 되었어요. 몇 번 전화를 끊자, 부모님은 모두 서로에 대한 험담을 멈췄어요. 저는 제가 부모님의 행동에 대해 얼마나 화가 나 있었는지 알 수 있었고, 벗어날 수 있어서 감사했어요. 저는 이제 부모님의 전화를 기다릴 때도 있어요. 데비를 걱정하는 동안에는, 감정을 차단시키고 제 문제를 잠시 제쳐 둘 수 있었던 거예요.

공백을 채워야 할 때

식이장애에 초점을 맞추는 것은 당신 삶에 빠져 있는 무엇인가를 보상해 줄 수도 있습니다. 사실, 당신은 그것이 없다는 사실조차 모르고 있을 수도 있습니다.

공백은 항상 거기 있었을 수도 있고, 당신이 당신 자신과 맺는 관계를 내버려둔 채 다른 사람에게 몰두한 결과 생겨난 것일 수도 있습니다.

톰은 13세 딸 몰리가 거식증에 걸렸을 때 40세였습니다. 그와 아내 캐시(38세)는 5년간 몰리의 문제에 몰두해 있었습니다. 그들은 많은 의사들을 만났고, 몰리의 입퇴원을 함께 했으며, 엉망인 식사, 감정 다툼, 그리고 딸이 죽을지도 모른다는 두려움 속에서 5년간 고통스러운 싸움을 해왔습니다. 마침내 이제 그들은 힘든 시간을 지나온 것처럼 보였습니다. 몰리는 안정적으로 치료를 받고 있었고, 건강한 체중을 유지하고 있었습니다. 그녀는 처음으로 집을 떠나 다른 주에 있는 대학에 입학했습니다. 캐시와 톰은 최근 딸로부터 생기 넘치는 편지를 받았습니다. 그녀는 학교를 마음에 들어했고, 심지어 데이트를 시작했다고 했습니다. 하지만 톰은 여전히 힘들어하고 있었습니다.

> *어느 날 아침 눈을 떴을 때 제가 죽을 만큼 겁에 질려 있다는 사실을 깨달았어요. 캐시와 저는 몰리의 문제에 너무 몰두해 있느라 지난 5년간 몰리에 대한 걱정 외에는 한 게 없었던 거예요. 저는 캐시와 제가 얼마나 다른지에 대해 생각하기 시작했어요. 캐시는 너무나 조용하고 내성적이고, 저는 외향적이고 의욕이 넘치고 항상 뭔가를 하려고 해요. 저는 최근에 우리가 함께 시간을 보낸 적이 거의 없다는 생각이 들었어요. 우리는 항상 집에서 각자 방에 들어가 있었죠. 저녁 식사를 하는 30분간 몰리와 대학생인 아들 이야기를 하*

는 것 외에는, 정말로 할 이야기가 없어요. 저는 우리가 언제 마지막으로 함께 침대에 들었는지 기억나지 않아요. 저는 아이들이 미치도록 그리워요. 집은 이제 너무 조용해요. 저는 남은 인생을 죽은 결혼 생활 속에서 보내면서, 뭔가 할 일이 있도록 손자 손녀만을 기다릴까봐 두려워요.

그 날 아침 톰을 깨운 것은 그와 캐시가 몰리의 문제를 다루느라 그들의 결혼 생활을 방치하고 있었다는 사실이었습니다. 무엇인가가 빠져 있었지만, 그와 캐시 모두 이것을 직면하고 싶어 하지 않았습니다. 아이들이 집에 있는 한, 그리고 몰리가 병을 앓고 있는 한, 톰은 결혼 생활의 문제를 생각할 겨를이 없었습니다. 그러나 몰리가 회복하고 그와 캐시만이 집에 남자, 그는 오랫동안 몰리에게 몰두함으로써 해결되지 않은 문제를 미뤄둘 수 있었다는 사실을 깨달았습니다.

톰과 캐시는 몰리의 치료사를 찾아가 가족치료사를 추천 받았고, 치료를 받기 시작했습니다. 치료사의 도움으로, 그들은 결혼 생활을 다시 세우는 작업을 시작했습니다.

나오미 키니와 폭식증을 앓고 있는 18세 딸은 식이장애 환자에 집중하는 것이 어떻게 삶의 공백을 메우는지 보여주는 또다른 사례입니다. 나오미는 지원 모임에서 딸 루스의 식사와 체중 문제를 루스의 몫으로 남겨두라는 권유를 받았습니다. 그것은 그녀에게 매우 힘든 일이었습니다. 모임에서 사람들은 그녀에게 친구와 더 많은 시간을 보내고 자신만의 취미 생활을 할 것을 권유했습니다. 얼마 안 가 알게 된 사실은 나오미에게 친구가 없고, 딸과 TV 시청 외에는 취미도 없다는 것이었습니다. 루스에게 관여하는 것은 나오미의 고립되고 외로운 삶 안에서 외부와 접촉하는 유일한 방식이었던 것입니다. 루스와 나오미 모두를 위해서, 나오미는 권유에 따라 관계에 대한 두려움을 다루기 위해 개인 상담을 받기 시작했습니다.

앞으로 나아가기

정확히 식이장애가 왜 생기는지는 아무도 모른다는 사실을 기억하는 것은 중요합니다. 모든 가족은 각자의 어려움과 도전할 과제를 가지고 있습니다. 모든 가족은 더 이상 가족 구성원의 필요에 맞지 않는 규칙을 가지고 있습니다. 그러나 이러한 상황이 항상 식이장애를 일으키는 것은 아닙니다. 우리가 말하려고 하는 것은 문제가 식이장애를 일으킨다는 것이 아니라, 식이장애는 문제를 들여다볼 수 있는 기회라는 것입니다. 그리고 가족의 문제가 다뤄졌을 때, 식이장애 환자는 자신의 삶을 책임지고 앞으로 나아갈 수 있는 더 나은 기회를 가질 수 있습니다.

식이장애 환자를 치료할 때, 우리는 묻습니다. "만일 당신이 지금 음식에 대해 생각하지 않는다면, 지금 무슨 생각을 하고 있을까요?" 가족에게 우리는 이렇게 묻습니다. "만일 지금 딸의 식이장애에 대해 생각하지 않는다면, 당신의 마음 속에는 어떤 걱정이 있을까요?"

만일 당신이 식이장애 환자의 가족이나 친구라면, 당신의 경험과 역할은 매우 다양할 것입니다. 당신은 전문가의 도움 아래 적극적으로 참여해서 아이를 다시 먹이는 역할을 하고 있을지도 모릅니다. 당신은 누군가를 치료에 데려가기 위해 애쓰고 있을지도 모릅니다. 당신은 치료를 받고 있는 사람에 대해 걱정하는 것을 멈추기 어려울 지도 모릅니다. 당신의 경험이 무엇이든 간에, 지금이 바로 당신 자신과 식이장애 환자에 대해 궁금해할 때입니다. 가족이 차를 가지고 있다면, 보통 1년에 한 번씩 차를 점검 받으러 갈 것입니다. 그러나 우리가 가족을 가지고 있을 때, 대부분 문제가 생기기 전까지는 점검을 받으러 가지 않습니다. 만일 가족 중 누군가에게 식이장애가 생겼다면, 지금이야말로 각 가족이 필요로 하는 것을 세밀하게 들여다보고 조정할 때입니다. 식이장애 이외에, 가족이 필요로 하는 것에는 무엇이 있을까요? 소통해야 할 것은 무엇일까요? 변화해야 할 것은 무엇일까요? 당신이 가족에 대해 더 이해하면 할수록, 식이장애 회복을 위한 준비를 더 잘 이루고 있을 가능성이 높습니다. 중요한 것은, 각 가족 구성원의 끊임없이 성장하는 요구를 맞추기 위해 조정하고 변화하기 시작하는 것입니다.

CHAPTER 9

건강한 관계로 나아가기

식이장애가 아닌, 사람 이해하기

도움이 되지 않는 개입을 멈추고 나면, 당신은 환자와 당신의 관계에 대해 좀 더 명료한 관점을 가질 수 있을 것입니다. 이제 과거는 뒤로 보내고, 관계 안의 좌절과 불평등을 해결하고 강점을 회복시키고 키워 나가야 할 때입니다.

소통 발전시키기

어떤 관계에서든 중요한 부분은 서로 정직하고 편안하게 이야기할 수 있는 것입니다. 이것은 노력을 필요로 합니다. 소통에 있어서 어려운 것 중 하나는 비판 없이 경청하는 것과 상대방으로 하여금 나에 대한 감정과 불만족감에 대해 이야기하게 하는 것입니다.

소통은 연습을 필요로 합니다. 특히 당신의 가족 규칙이 부정적인 감정은 참아야 한다거나, 괜찮은 척 하면 괜찮아진다는 것을 강조하고 있다면 더욱 그렇습니다.

캐서린과 필 마틴은 폭식증을 앓고 있는 16살 딸로 인해 힘들어 하고 있었습니다.

캐서린은 이렇게 말했습니다:

우리 가족은 "좋은 말이 아니면 하지를 말라."라는 오래된 격언을 따르고 있었어요. 켈리가 14살이 되었을 때, 모든 일에 대해 우리와 반대 의견을 내기 시작했어요. 켈리는 항상 목소리를 높였죠. 우리는 둘 다 너무나 화가 났지만, 어떻게 반응할지 몰라 무시했어요. 켈리는 더 격앙되어 우리의 이름을 부르거나, 문을 쾅 닫거나, 정말 화가 났을 때는 접시를 깨뜨리기도 했어요. 식이장애 때문에 웬만하면 그런 일에 주의를 기울이지 않으려고 노력했어요. 상황을 더 악화시키고 싶지 않았거든요.

필과 저는 어떻게 해야 할지 몰라서 치료사를 찾아갔어요. 치료사는 우리가 부모로서의 권리를 되찾아야 하지만, 켈리 역시 감정을 표현할 권리를 가져야 한다고 했어요. 문을 쾅 닫거나 기분 나쁜 말을 하는 것은 "감정을 표현하는 것"에 포함되지 않았어요. 켈리는 악마에 홀린 것처럼 행동하는 대신, 의견 차이에 대해 이야기해야 했어요. 대신 우리는 그녀의 불평에 귀기울이는 법을 배워야 했어요.

치료사는 우리가 함께 이야기할 수 있도록 1주일에 한 번씩

가족 모임을 가지라고 권했어요. 누군가 가족의 규칙이나 태도에 불만이 있다면, 그것에 대해 이야기할 기회였어요. 우리는 켈리에게 왜 화가 났는지 이야기할 수는 있지만, 우리의 이름을 부르거나 접시를 깨서는 안 된다고 이야기했어요. 그리고 그녀는 말을 하기 시작했어요! 그녀는 수많은 불평을 이야기했고, 어떤 것은 합리적인 것이었고, 어떤 것은 그렇게 합리적인 건 아니었어요. 필과 제게 있어서 어려운 부분은 그 모든 것을 경청하고 심각하게 받아들이는 것이었어요. 우리는 어쨌든 그 과정을 견뎌냈고, 켈리는 시간이 지남에 따라서 점점 더 합리적이 되었어요. 저는 아이가 마치 압력솥처럼 모든 걸 참고 있다가 한 번에 폭발시켰던 거라고 생각해요.

34세인 매튜는 폭식 문제를 가지고 있는 32세 아내 모니타와 소통하는 데 어려움을 겪고 있었습니다:

아내는 속상할 때마다 울고 혼자 먹기 시작해요. 결코 화를 내거나 왜 화가 나는지 제게 이야기하지 않아요. 이건 마치 맞추기 게임 같아요. 저는 아내와 살얼음판을 걷고 있는 기분이에요.

이 부부가 서로 대화하는 데 어려움을 겪는 이유는 많았지만, 모니카의 식행동과는 관계없는 것들이었습니다. 매튜는 모니카에게 왜 그러는지 이야기해 달라고 했지만, 모니카가 그를 비난하면 화를 내곤 했습니다. 모니카 역시 그에게 너무 부담이 되는 것에 대한 두려움을 가지고 있었습니다. 모니카는 너무 불평을 많이 하면 그가 떠날까봐 걱정스러웠습니다.

먼저 그들의 치료사는 1주일에 한 번, 아이들이 잠든 후 30분을 따로 마련해서 대화를 나눌 것을 제안했습니다. 처음 10분은 모니카가 이야기하고, 그 다음은 매튜의 차례였습니다. 모니카는 방해 받지 않고 남편에게 자신의 불만을 쭉 이야기해야 합니다. 매튜의 역할은 듣는 것이었고, 그는 끼어들 수 없습니다. 다음은 그녀가 한 말에 대해 매튜가 10분간 이야기했습니다. 만일 그의 마음이 상했다면, 모니카가 말하는 동안이 아니라 그 다음 10분이 그것에 대해 이야기할 시간이었습니다. 마지막 10분은 양측의 입장을 고려해서 앞으로 어떻게 할지에 대한 계획을 세우는 시간이었습니다. 만일 타협하기에는 둘 다 너무 격앙되었다면, 모니카와 매튜는 다음 3일간 같은 원칙에 따라 시간을 정해서 대화를 합니다. 이것은 모니카와 매튜 모두 결과에 만족할 때까지 몇 번이든 진행될 수 있습니다. 그 다음에는 매튜가 먼저 이야기하고 모니카가 반응을 합니다. 그들의 소통이 나아짐에 따라서, 그들은 정해진 시간을 늘려갈 수 있습니다.

"눈이 번쩍 뜨이는 경험이었어요." 매튜가 말했습니다.

> *저는 모니카가 많은 문제에 대해 그토록 불행하게 느끼는 줄 몰랐어요. 제가 그렇게 방어적인지도요. 저는 제가 경청을 잘한다고 생각했는데, 사실은 그렇지 않더군요. 저는 유일한 문제가 모니카가 마음을 열어주지 않는 것이라고 생각했어요. 그러나 저는 문제에 다른 면이 있다는 사실을 알게 됐*

어요. 제가 경청을 잘 하지 못하는 거죠. 그녀는 여전히 폭식을 하지만, 그것은 저를 속상하게 하지 않아요. 중요한 건, 우리가 예전에 비해 훨씬 대화를 많이 한다는 사실입니다.

소통을 배우는 것은 자신을 표현하는 법과 잘 경청하는 법을 모두 배우는 것을 의미합니다. 당신의 감정이 경청하는 것을 방해하도록 두지 마세요. 그리고 기억하세요. 식이장애에 집중하는 것은 소통과 경청을 모두 방해할 수 있습니다.

가이드라인

다음은 더 나은 소통을 위한 지침입니다.

- 다른 사람의 의도, 생각, 또는 감정을 가정하지 마세요.
- 다른 사람을 비난하거나 공격하지 마세요.
- "너는 항상" "너는 절대"라는 말을 하지 마세요.
- 그동안 관계 안에서 있었던 모든 문제들을 꺼내지 마세요. 지금 이야기하고 있는 주제에 집중하세요.
- 죄책감을 자극하지 마세요. 예를 들면, "당신이 ... 할 때 나는 죽을 것 같아."
- "나" 전달법을 사용하세요. (자세한 설명은 4장 참조)
- 소통의 균형을 맞추세요: 당신이 속상하게 느끼는 것만이 아니라, 당신이 좋아하는 것에 대해서도 이야기하세요. 칭찬을 아끼지 않되, 진

심을 담아서 해야 합니다.

- 필요하다면 열린 소통을 위해 가족 회의 시간을 정하세요. 가족 구성원이 분노에 찬 반응이나 보복을 두려워하지 않고 이야기할 수 있도록 규칙을 만드세요.
- 방어적이 되지 말고, 열린 마음으로 경청하세요.
- 다른 사람의 불평을 진지하게 듣고, 모두가 만족스러운 합의에 도달하기 위해 노력하세요. 당신이 다른 사람의 걱정거리를 진지하게 듣지 않았을 때를 떠올리고, 다른 사람이 한 말을 정말로 받아들였다면 당신이 어떻게 다르게 반응했을지 상상해 보세요.

책임 정하기

모든 결혼 생활에서는 친밀한 관계 형성을 위해, 또는 가사 일을 나누기 위해, 어떤 형태로든 책임을 배분하게 됩니다. 이렇게 나눠진 역할은 때로 공평하고 잘 기능하기도 하지만, 때로는 그렇지 않기도 합니다.

우리가 3장에서 이야기했던 것처럼, 식이장애 환자가 있는 가족에서는 가사 일에 있어서 책임을 나누는 데 불균형한 부분이 있을 수 있습니다. 많은 경우에 부모님은 한 쪽으로 치우치게 되는데, 아이들을 위해서 대신 너무 많은 일을 해주거나, 반대로 아이들의 능력을 넘어서는 과도한 책임을 지우기도 합니다. 심지어 더 복잡하게, 두 가지 상황이 동시에 벌어지기도 합니다. 예를 들면, 폭식증을 앓고 있는 10대 소녀에게 학업 면에서는 스스로 전부 알아서 하게 하면서도 (그녀의 학교 성적이 좋지 않음에도), 지나치게 이르고 완고한 통금 시간을 고수하는 것입니다.

식이장애를 가진 자녀에게 부과된 책임을 평가할 때에는, 그녀의 연령과 능력을 현실적으로 고려해야 합니다. 마치 장애를 가진 것처럼 식이장애를 중심으로 생각하지 마세요. 그것은 그녀의 자신감을 떨어뜨릴 뿐입니다. 누군가를 성장하도록 돕는 것은 자신의 삶에 대한 결정(즉 무엇을 입을지, 어떤 친구들을 사귈지, 어떤 활동에 참여할지)을 내리는 데 있어서 그 사람의 권리와 책임을 늘려가는 과정을 포함합니다.

로저 콘과 아내 패티는 가족치료를 시작하기 전에 이런 상황 속에서 16살 딸 신시아와 한창 싸우고 있었습니다. 신시아는 폭식증과 거식증을 오가고 있었습니다. 로저는 그들의 상황에 대해 이야기했습니다:

> *우리로서는 딸이 16살이라고 생각하기가 쉽지 않았어요. 딸은 항상 나이보다 어려 보였고 어리게 행동했어요. 딸은 우리에게 모든 일을 도와 달라고 했고, 우리는 기쁘게 딸을 도왔어요. 딸이 16살이 되었음에도 4살 때와 똑같은 일들을 하고 있었던 거죠. 우리는 돕지 않으면 싸우게 될 테고, 싸우는 게 의미가 없다고 생각했어요. 신시아는 심지어 자기 방조차 청소하지 않았어요. 우리가 했죠. 매일 아침 아내는 신시아의 침대를 정리하고 바닥에 떨어져 있는 옷들을 챙겼어요. 치료를 시작한 후, 우리는 상황을 다시 돌아보게 되었어요. 치료사는 패티와 제가 신시아가 성장할 수 있게 도와야 한다고 했어요.*
>
> *우리가 처음 정한 규칙은 신시아의 방은 신시아의 책임이라*

는 것이었어요. 딸이 방을 정돈하든 어지럽게 두든 딸의 마음이었어요. 만일 옷을 세탁하고 싶다면, 빨래 바구니에 넣어야 했어요. 우리는 딸의 방이 어질러져 있는 것을 보고 싶지 않았기 때문에, 외출할 때에는 방문을 닫아 달라고 했어요. 신시아는 때로 일부러 문을 열어둠으로써 우리를 자극하곤 했어요. 우리 부부는 정리 정돈을 좋아하기 때문에, 딸아이의 방을 내버려 두는 게 쉽지 않았어요. 우리는 집의 다른 부분들은 정리되어야 한다고 주장했어요. 공용 공간이니, 신시아도 협조해야 하는 거였죠.

처음으로, 우리는 신시아에게 용돈을 주었어요. 전에는 신시아가 무엇에 대해서든 돈을 달라고 하면, 돈을 쓰려는 용도에 대해 우리가 동의하는지 여부에 따라 돈을 주거나 주지 않거나 했어요. 이제 딸아이는 매주 25달러의 용돈을 받았고, 원하는 대로 쓸 수 있었어요. 용돈을 받는 대신, 딸아이는 쓰레기 버리기, 강아지 산책시키기, 그리고 매일 저녁 설거지를 돕기로 했어요.

그 다음으로 우리는 신시아가 온 집안에 물건을 두는 것을 다루기 시작했어요. 두번까지는 딸에게 치우도록 이야기를 했어요. 만일 우리가 세번째로 이야기해야 되면, 물건 하나당 1달러씩 용돈에서 깎았어요. 우리는 소리 지르지 않았어요. 우리는 호통을 치지도 않았어요. 그저 용돈을 줄일 뿐이었어요.

우리는 석 달째 이렇게 하고 있어요. 이제 규칙이 더욱 명료해졌고, 신시아는 더욱 책임감 있게 행동하고 있어요. 우리는 전보다 훨씬 덜 논쟁하고, 딸의 삶에서 벌어지는 일들, 예

를 들면 학교나 친구에 대해서 더 많이 대화해요. 저와 패티도 꽤 놀랐습니다. 신시아처럼 폭식에, 구토에, 절식에, 문제가 많은 아이도 정말로 책임감 있게 행동을 할 수 있다는 사실에 대해서요. 아이를 새로운 시각으로 볼 수 있게 된 것은 멋진 일이었습니다.

신시아에게 더 많은 책임을 지도록 함으로써, 콘 부부는 그녀가 스스로를 돌볼 수 있다고 생각한다는 메시지를 전달했습니다. 그것은 신시아가 스스로 유능하다고 느끼기 위해 중요한 부분이었습니다. 또한 그들은 그들과는 다른 욕구, 가치관, 그리고 선호를 가진 한 사람으로 신시아를 존중하고 있었습니다.

결혼 생활이나 친구 관계에서 한 사람이 식이장애를 가지고 있을 때, 책임이 공정하게 나눠지지 않기도 합니다. 이럴 경우, 책임을 어떻게 나눌지에 대해서 다시 논의하고 타협할 필요가 있습니다.

28세 저스틴의 남편인 30세 마크는 결혼 생활 안에서 책임을 나누는 것에 대해 이야기했습니다:

우리 부부의 경우, 늘 제가 주도하는 쪽이에요. 저는 주도하는 것을 좋아하고, 저스틴은 돌봄을 받는 느낌을 좋아해서 저를 따라오는 편이에요. 한 번도 그녀가 불행할 것이라는 생각을 해 본 적 없었어요. 저스틴이 거식증에 걸리기 전까지, 모든 일은 잘 돌아가고 있었어요.

저스틴이 먹지 않기 시작한 후, 저는 미칠 것 같았어요. 결혼 생활 안에서 제가 조절할 수 없는 일은 처음이었죠. 무엇

을 해도 그녀를 먹게 할 수 없었어요. 그녀가 다니기 시작한 지원 모임에서, 우리 관계에서 그녀가 더 많은 결정을 내려야 한다는 권유를 받았어요. 이제 그녀는 우리가 평등하도록 타협해야 한다고 이야기해요. 제가 모든 결정을 내리는 것이 아니고요. 저는 저스틴이 우리 둘은 고사하고, 자기 자신에 대한 결정을 내릴 수 있는지조차 확신이 서지 않아요. 그녀가 무엇을 먹을지도 결정할 수 없는데, 과연 제가 무엇을 해야 하는지 이야기할 수 있을까요?

마크와 저스틴은 누군가를 돌보고 싶은 마크의 욕구와 돌봄을 받고 싶은 저스틴의 욕구에 따라 결혼 생활을 하고 있었습니다. 아이러니하게도, 저스틴의 거식증은 자신의 방식으로 무엇인가를 하려는 시도였지만, 동시에 마크로 하여금 그녀는 무능하고 그의 도움이 필요하다고 확신하게 하는 것이기도 했습니다. 그러나 마크가 저스틴과 함께 가족 지원 모임에 참석했을 때, 한 남자가 그에게 저스틴을 단순히 환자로만 보지 말라고 이야기했습니다. 저스틴이 비록 거식증을 앓고 있다고 하더라도, 그녀가 책임을 지는 법을 배우는 것은 중요하다고요.

이제 저스틴과 마크는 평등에 기초하여 결혼 생활을 다시 논의해야 합니다. 만일 성공한다면, 그들은 관계 안에서 두 사람 모두 즐거움과 기쁨을 느낄 수 있는 기회를 가지게 될 것입니다. 어떤 관계에서든 변화를 위해서는 어떻게 결정이 내려지고 어떻게 책임이 분담되는지 평가하고 균형을 맞추려는 노력을 해야 합니다. 만일 양쪽 모두 변화를 만들기 원하지 않는다면, 결혼 생활은 그렇게 끝이 나거나, 만성적으로 문제를 안고 있을 것입니다.

가이드라인

다음은 관계 안에서 책임을 고르게 나누기 위한 몇 가지 지침들입니다.

- 만일 당신이 부모라면, 가족 안에서 책임을 어떻게 나누고 있는지 살펴 보세요. 가족 안에 어린이나 청소년이 있다면, 당신은 책임이 그들의 나이에 맞게 배분되도록 해야 합니다. 어떻게 해야 할지 확신이 서지 않는다면, 당신이 속한 사회에서 비슷한 연령대의 아이들에게 일반적으로 어떤 책임이 주어지는지 친구, 선생님 또는 지원 모임과 상의하세요.
- 만일 부모와 자녀 사이에 의견이 일치하지 않는다면, 결국에는 부모가 결정을 내려야 합니다. 그러나 반드시 아이들의 의견도 들어보세요. 확신이 서지 않는다면, 다른 부모나 전문가와 상의하세요.
- 어른들 사이의 문제라면, 책임이 구성원 모두에게 공평하고 적절하게 나눠지도록 하세요. 각자의 책임을 추측하거나 당연하게 여기지 않도록, 분명하게 이야기 되어야 합니다. 식이장애에 걸렸다고 해서 그 사람의 책임을 최소화하지 마세요.
- 의견이 일치하지 않는 부분이 있다면, 토의를 위해서 가족 회의 또는 대화를 위한 시간 약속을 정하세요. 모임을 진행할 때, 앞서 서술된 소통을 위한 가이드라인을 참고하세요.
- 어른들 사이에서, 책임 배분에 대해 의견이 다르다면 합의 하에 책임이 나눠질 때까지 열어놓고 협상해야 합니다. 도저히 타협할 수 없

다면, 전문가나 지원 모임으로부터 조언을 받는 것이 도움이 됩니다.

권리 존중하기

책임 배분과 관련된 불균형은 본질적으로 권리의 불균형을 초래합니다. 여기에는 나이에 적합한 자유, 사생활, 그리고 어린이의 경우 돌봄을 받을 권리가 포함될 수 있습니다.

우리가 3장에서 논의했던 것처럼, 식행동 문제에 초점을 맞추는 것은 이러한 권리를 희미하게 만들 가능성이 있습니다.

성장할 권리

우리가 흔하게 보는 문제 중 하나는 식이장애를 가진 아이들은 성장함에 따라 자연스럽게 가져야 할 자유를 경험하지 못한다는 것입니다. 앞서 사례에서, 우리는 신시아 콘에게 16살이라는 나이에 알맞은 책임을 지우지 않는 문제에 대해 이야기했습니다. 그녀가 나이에 적합한 대우를 받지 못한 것은 이뿐만이 아닙니다. 아버지는 그녀가 데이트를 하거나 밤에 친구들과 어울리는 것조차 걱정했습니다. 결과적으로, 신시아는 주말에도 10시까지 집에 돌아와야 했습니다. 부모님의 기준에서 이것은 괜찮은 합의였지만, 신시아는 훨씬 늦은 통금 시간을 가진 친구들 사이에서 아기가 된 것처럼 느꼈습니다.

콘 가족과 해야 할 작업은 책임 뿐 아니라, 가족 구성원의 권리와 자유를 재평가하는 것도 있었습니다. 콘 가족이 사는 지역에서 믿을 만한 16살 청소년에게 주말 10시 통금은 말도 안 되는 일이었습니다. 콘 가족은 16살 자녀를 둔 다른 부모들은 통금 시간을 언제로 정했는지 알아보라는 권유를 받았습니다. 그 후, 결국 신시아는 주말에 12시까지 들어오는 대신, 어디에서 시간을 보내는지 부모님에게 알리기로 합의했습니다. 그리고 미리 계획해서 친구 집에서 자는 날에는 친구 가족의 규칙에 따르기로 했습니다(그 가족은 12시 30분이 통금 시간이었습니다).

만일 신시아가 통금 시간과 규칙을 지키지 않았다면, 전화를 하지 않거나 15분 이상 늦었다면, 그 다음 주말 하루 동안 외출이 금지되었습니다. 그것은 협상의 여지가 없었습니다. 신시아가 불평할 수는 있지만, 규칙은 그대로 지켜져야 했습니다. 그 주에 참석할 수 없는 이벤트가 얼마나 중요한 것이든지, 늦었다면 그녀는 결과를 감당해야 했습니다.

콘 가족은 신시아의 권리를 식행동에 따라 평가하지 않도록 권고받았습니다. 그녀는 16세였고, 무엇을 어떻게 먹든지 간에 또래의 다른 청소년들이 즐기는 자유를 경험할 필요가 있었습니다. 그녀를 신뢰할 수 있는지 여부는 그녀가 이러한 자유를 어떻게 다루는지에 따라 결정되는 것이지, 식이장애에서 얼마나 잘 회복하는지에 따라 결정되는 것이 아닙니다.

돌봄을 받을 권리

성장하고 독립적이 될 권리 뿐 아니라, 너무 이른 성장을 하지 않도록 보호받을 권리도 있습니다. 어린이나 청소년은 부모에게 의지할 권리가 있습니다. 부탁하지 않아도 부모는 권위 있는 존재, 안전감을 주는 존재, 그리고 편안함을 주는 존재로 곁에 있어주어야 합니다.

라이언의 경우, 그녀와 어머니 수잔은 항상 매우 가까웠습니다. 수잔은 매우 따뜻한 어머니였고, 딸에게 좋은 양육 환경을 제공해 주기 위해 열심히 일했습니다. 라이언의 부모는 그녀가 세 살 때 이혼했고, 이후 아버지를 본 적이 없었습니다. 라이언은 이제 열 네 살입니다. 수잔은 싱글맘으로서 그녀가 할 수 있는 최선을 다했다고 생각했습니다. 라이언은 건강했고, 학업 성적도 우수했으며, 수잔이 좋아하고 존중하는 친구들과 매우 활발하게 어울렸습니다. 오직 라이언의 폭식증만이 무엇인가가 잘못되어가고 있다는 것을 알려주는 단서였습니다. 라이언이 식이장애 치료를 받기 시작했을 때, 수잔은 무엇을 도울 수 있는지 알기 위해 어머니들의 모임에 참여했습니다. 수잔은 모임에 참여한 결과에 대해 이렇게 말했습니다:

> *라이언과 저는 항상 친했어요. 딸은 제게 마음에 있는 것은 무엇이든 말할 수 있고, 저 역시 속상할 때면 항상 이야기할 수 있어요. 저는 늘 이게 좋은 것이라고 생각했는데, 모임에서 제가 어쩌면 부모보다는 친구였을지도 모른다는 생각을 하게 되었어요.*
> *모임은 제가 얼마나 라이언에게 의지하고 있는지 볼 수 있게*

도와줬어요. 저는 한 번도 이게 잘못된 것이라고 생각한 적 없었지만, 모임에서는 라이언에게 저를 책임져야 한다는 느낌을 주고 있을지 모른다고 했어요. 그들에 따르면, 제가 라이언에게 하지 말아야 할 이야기가 있었어요. 예를 들어 제가 남자와 섹스에 대해 어떻게 느끼는지, 제가 얼마나 외로운지, 그리고 라이언의 아버지가 얼마나 저를 실망시켰는지와 같은 것들이요. 제가 위선자가 되어야 한다는 뜻이 아니라, 단지 그것은 어른들의 문제고, 십대가 듣기에는 버거울 수 있다는 것이었어요. 분명한 건 라이언은 저의 절친이 되어있었고, 제가 이런 식으로 의존하는 한 딸에게 계속 짐이 될 거라는 사실이었어요.

수잔은 딸 대신 의지할 수 있도록 모임에 계속 머무르라는 권유를 받았습니다. 모임은 수잔이 라이언과 평소에 나눠왔던 몇 가지 주제에 대해 더 이상 이야기하지 않도록 도왔습니다. 특히 나누지 말아야 할 것은 섹스, 남자, 라이언의 아버지, 그리고 수잔의 외로움에 대한 것이었습니다. 수잔이 라이언 대신 동료들에게 의지할 수 있게 되면서, 그녀는 자신의 어깨를 짓누르던 짐이 사라지는 것을 느꼈습니다. 딸과의 친밀함을 즐기는 동안, 그녀는 사실은 두렵기도 했습니다. 14살 짜리에게 의지하는 것은 어른에게 안정감을 줄 수 없었던 것이었습니다. 모임에서 찾은 새로운 지지 체계와 그것이 주는 안정감을 경험한 후, 수잔은 딸과의 관계가 다른 방식으로 즐거워진 것을 느꼈습니다. 그녀는 더 이상 라이언에게 전처럼 많은 것을 기대하지 않았습니다. 라이언 역시 안도감을 느끼는 것처럼 보였습니다. 얼마 전부터 라이언은 어머니에게 더욱 많이 의지하면서 남자, 학교, 그리고 옷에 대한 질문을 하곤 했습니다. 처음으로 수잔은 14살 된 딸에게 동료가 아닌 엄마로서 자신감을 느꼈습니다.

수잔이 단지 식이장애를 변화시키려고 하지 않고 라이언의 폭식증을 계기로 도움을 구했기 때문에, 딸과의 관계에서 도울 수 있는 영역을 찾아 노력할 수 있었습니다.

라이언과 같은 아이들은 재빠르게 주어진 역할을 찾아서 해내기 때문에, 이런 아이들이 내적으로 얼마나 결핍되어 있는지 놓치기 쉽습니다. 부모에게도 그들의 역할이 매우 필요하고 중요한 것이겠지만, 그들 역시 아무도 보지 못하는 방임 때문에 힘들어할 수 있습니다. 때로는 이런 청소년들이 얼마나 부모의 시간과 돌봄을 필요로 하는지 놓치기 쉽습니다. 이런 경우, 어린이 또는 청소년으로서 그들의 권리는 간과되고 있는 것입니다.

다른 사례에서, 헨리 필립스는 아내 코니와 폭식증을 가진 13세 딸 엘레나와의 관계에 대해 이야기했습니다:

> *코니와 저는 모두 전문적인 일을 하고 있어요. 저는 방송 작가고, 코니는 내과 전문의예요. 우리는 늦게까지 일하고 일을 정말 좋아합니다.*
>
> *코니는 병원 회진 때문에 아침 일찍 집을 나가서 7시까지 일을 해요. 우리는 밤 9시나 10시쯤 되어서 같이 저녁을 먹어요. 엘레나가 저녁 식사를 마치고 한참 뒤인 시간이에요. 집에 있을 때, 저는 가끔 글을 써요.*
>
> *우리는 항상 집안일이 잘 돌아갈 수 있도록 입주 가사도우미*

에게 의지해 왔어요. 이제 17살이 된 첫째 아들 제레미는 아무런 문제가 없었어요. 제레미는 성적도 좋고, 친구도 많고, 여자아이들에게 인기도 많아요.

엘레나가 폭식증에 걸리기 전까지 모든 일은 잘 돌아가는 것 같았어요. 그것은 우리를 멈추게 했죠. 우리는 엘레나가 곧바로 치료사를 만나도록 했어요.

엘레나의 치료사는 우리 모두를 만나고 싶어했어요. 그렇지만 우리는 4명 모두 가능한 시간을 찾을 수가 없었어요. 저는 그 장면을 잊지 못할 거예요. 코니는 치료사와 통화를 하고 있었고, 우리는 모두 각자 스케쥴을 들여다 보고 있었어요. 엘레나는 전화기 근처 소파에 앉아서 대화를 듣고 있었어요. 치료사가 가능한 시간을 말할 때마다, 코니 또는 제가 말하곤 했어요. "안 돼요. 저는 그 시간은 힘들어요." 몇 분간 이런 대화가 오고간 끝에, 저는 엘레나가 울고 있는 것을 발견했어요.

치료사는 어떤 상황인지 눈치를 챈 것 같았어요. 그녀는 말했어요. "따님은 지금 심각한 상황에 있어요. 그러니 이것을 우선 순위에 두어야 합니다. 그렇지 않으면 상황은 더 악화될 거예요. 가능한 시간을 몇 개 드릴 테니, 가장 나은 시간을 정해서 오늘 내로 다시 전화 주세요."

코니가 전화를 끊자, 엘레나는 소리쳤어요. "엄마 아빠는 모두를 위한 시간은 있지만 저를 위한 시간은 없어요." 우리는 삶을 재정비하지 않으면 엘레나가 계속 고통받을 거라는 사실을 깨달았어요.

필립스 가족 안에서, 코니와 헨리는 독립적인 생활을 중요하게 여겼고 자녀에게도 그것을 격려하고 싶어 했습니다. 그들은 책임감 있는 부모가 되려고 노력했고, 엘레나를 위해 치료사를 찾아 예약했으니 그들이 할 수 있는 최선을 다했다고 생각했습니다. 그러나 치료만으로는 다 되지 않았습니다. 그들과 엘레나의 관계에는 관심이 필요했습니다. 그들은 부모로서 조금 더 시간을 내야 했습니다.

필립스 가족의 가족치료 안에서, 이것은 주된 초점이었습니다. 코니와 헨리는 스케쥴을 조정해서 가족이 함께 더 많은 시간을 보낼 수 있도록 했습니다. 가족이 함께 하는 저녁 식사를 늘렸습니다. 엘레나에게는 부모님과 함께 하면서 느끼는 안전감과 친밀감이 필요했고, 그것은 그녀의 회복에 도움이 되었습니다.

사생활을 가질 권리

필립스 가족 안에서, 부모의 독립과 사생활에 대한 욕구는 딸의 돌봄을 받을 권리를 방해했습니다. 그러나 그렇다고 해서 다른 쪽으로 치우치지 않는 것은 중요합니다. 어떤 가족 또는 관계에서, 모든 사람에게는 일정한 사생활을 가질 권리가 있습니다.

어떤 가족 안에서는, 시간을 어떻게 배분하는지가 다른 가족 구성원에게 기분이 상하는 이유가 되거나 무엇인가 잘못되었다는 신호로 받아들여지기도 합니다. 만일 가족의 일에 얼마나 참여하고 함께 얼만큼 시간을 보내는지가 애정의 척도라면, 당신은 당신 자신을 위해 얼마나 시간을 보내고 다른 사람과 얼마나 보내야 할지 고민하게 될 것입니다.

"저는 처음으로 우리가 밤에 방문을 닫기로 결정한 때를 기억해요." 학교 관리자로 일하고 있는 40대 여성 마를렌이 말했습니다.

우리는 딸들이 아기 때부터 방문을 열어두었고, 어떻게 해서 그렇게 되었는지 모르지만 그 규칙은 결코 바뀌지 않았어요. 이제 우리 딸들은 14살, 16살이에요. 첫째인 리디아는 방문 열어두기 규칙에 대해 계속 항의해 왔지만, 우리는 그것을 바꾸는 게 어렵다는 것을 깨달았어요. 방문을 열어두는 게 뭔가 더 안전하게 느껴졌거든요. 그렇지만 지원 모임에서는 리디아에게 사생활이 필요하다고 강력하게 이야기했어요. 몇 년간 거식증을 앓으면서 리디아는 더 성장했다고 느끼기 위해서 분투하고 있었고, 모임에서는 우리가 그것을 지지해 주어야 한다고 했어요. 처음에 저는 문을 닫도록 하는 게 리디아에게 안전하지 않다고 생각했어요. 리디아는 너무 야위어 있었어요. 만일 밤 사이에 딸에게 무슨 일이 생기면 어떻게 해요? 만일 딸이 밤에 일어났다가 쓰러지면, 저는 그 소리를 듣지 못할 거예요. 주치의는 그런 일은 없을 거라고 했지만, 저는 여전히 걱정스러웠어요. 모임에서는 제가 그녀를 나이에 맞게 대해야지, 제 불안에 따라 대하면 안 된다고 했어요.

우리는 시도해 보기로 했어요. 첫날 밤, 저는 조용한가운데 침대에 누워서 귀를 기울이고 있었어요. 이상하게도, 아이들이 저에게서 너무 멀리 있는 것처럼 느껴졌어요. 남편의 고른 숨소리는 저를 더욱 외롭게 만들 뿐이었지요. 저는 겨우 문을 닫았다는 사실 가지고 제가 그렇게 생각하는 게 말이

안 된다고 생각했어요. 저는 깨달았어요. 아이들이 각자의 삶을 살도록 놓아주는 일을 제가 힘들어하고 있다는 것을요.

문을 닫는 행위는 관계에서 사생활을 허용하는지 보여주는 중요한 척도입니다.

마를렌은 자신의 행동을 변화시키려는 의지가 있었습니다. 문을 닫고, 자신의 어려움에 대해 정직해지려고 했습니다. 마를렌의 자아 성찰은 리디아의 독립에 대한 욕구를 기꺼이 존중할 수 있도록 해주었습니다.

사생활이 필요한 사람은 식이장애 환자만이 아닙니다. 부모를 포함해서, 모든 사람에게는 사생활을 가질 권리가 있습니다.

증권 중개인으로 일하는 42세 페기는 18세 딸 제인이 폭식증과 싸우는 동안 일에 집중하려고 애쓰는 것에 대해 이야기했습니다:

제가 돌아설 때마다 제인에게서 전화가 오는 것 같았어요. 어떨 때 딸은 하루에 10번씩 전화를 했어요. 통화하지 않으면 죄책감을 느꼈지만, 한편으로는 수화기 끝에서 딸의 목소리를 듣는 순간 위장이 조여들면서 분노가 느껴졌어요. 전화 내용은 항상 속상한 것들이었지요. 통화가 끝나고 나서도, 한동안 일에 집중하기가 힘들었어요. 결국, 제 상사는 제가 두 가지를 다 할 수는 없다고 이야기했어요. 일을 하면서 그렇게 딸과 자주 전화를 할 수는 없다고요. 어떻게 해야 할지 제인의 치료사와 상의 하기로 결정했어요. 제인은 화를 냈지만, 치료사는 회기에 참석해서 제인의 전화를 어떻

게 다룰지 함께 이야기하자고 했어요. 우리는 다음과 같은 계획을 세웠어요.
저는 매일 직장 밖에서 제인과 대화할 시간을 마련하기로 했어요. 우리는 함께 살고 있으니 시간을 마련하기는 쉬웠어요. 저는 제인에게 만일 저와 대화하고 싶으면 매일 아침 7시 30분에 함께 아침식사를 하자고 했어요. 먹든 말든 상관없지만, 저는 딸이 저와 함께 앉아 있기를 바랬어요.
그 시간 동안 딸은 제게 속상한 일이 무엇이든 말할 수 있었어요. 그리고 제가 출근한 뒤에는 점심시간인 12시에서 12시 15분 사이에 한 번, 주식 시장이 마감된 뒤에 한 번 전화를 할 수 있었어요. 저녁에 저는 집에 있었어요. 만일 제인이 집에 있고 저와 대화하고 싶다면, 우리는 그 때도 대화하기로 했어요.
제인이 다른 시간에 제게 전화를 한다면, 저는 다음 정해진 시간에 통화할 수 있다고 이야기하고 전화를 끊기로 했어요. 제인이 아무리 많이 전화를 하더라도 그렇게 대응하기로 약속했어요. 이렇게 함으로써, 제인에게 시간을 내 줄 수 있지만 통제 당하지 않을 수 있었어요. 치료사는 제인에게 당장 통화할 수 없을 때에는 감정을 적어서 나중에 저와 대화해 보라고 권했어요. 또는 회기에 가져와서 같이 이야기해 볼 수도 있다고요. 그러면 제인은 거절 당했다고 느끼지 않을 테니까요.
우리는 계획한 것을 시도해 봤어요. 첫 이틀은 엉망이었어요. 제인은 아침 식사 시간에 일어나지 않았고, 정해진 시간에 결코 전화하지 않았으며, 아무 것도 적어두지 않았어요.

대신 다른 시간대에 전화를 하곤 했어요. 그러나 이틀간 정해진 시간에 전화해야 한다고 주장한 끝에, 딸은 천천히 스케쥴을 따르기 시작했어요. 이제 3주가 되었어요. 때로 제인은 정해진 시간 외에 전화를 하기도 하지만, 저는 정해진 스케쥴을 지키려고 노력해요. 이제는 제인이 전화를 하지 않는 날도 있어요.

스케쥴이 돌아가기 시작하니, 여전히 걱정하는 마음은 있지만 전처럼 항상 제인에 대해 화가 나 있지 않아요. 저희는 전보다 함께 보내는 시간을 더 즐기고 있어요. 딸은 제게 쇼핑이나 영화와 같은 것들을 더 많이 함께 하자고 해요. 저는 출근해서 죄책감 없이 일을 하고, 우리는 서로에 대해 덜 좌절감을 느끼고 있어요.

관계 안에서 사생활이 필요한 것은 개인만이 아닙니다. 부모도 부부로서 자녀로부터 독립된 자신들만의 시간을 보낼 필요가 있습니다. 그렇지 않으면, 부모도 자녀도 고통스러울 수 있습니다.

카신 부부는 오랫동안 이렇게 지내왔습니다. 린과 에릭 카신은 둘 다 43세로, 폭식증을 앓고 있는 15세 딸 알리시아의 치료의 일부로 부부 치료에 참석하고 있습니다. 카신 가족이 치료를 시작했을 때, 알리시아는 하루에 네다섯번 폭식 구토를 하거나 하루 종일 아무 것도 먹지 않곤 했습니다.

린와 에릭의 관계에서 가장 두드러진 부분은 자녀로부터 떨어져서 서로와 함께 하는 시간이 거의 없다는 사실이었습니다. 건축업자인 에릭은 늦게까지 일을 했고, 집에 돌아오면 그와 린은 대부분의 시간을 알리시아와 함께 보냈습니다.

린과 에릭의 치료사는 딸과 떨어져서 시간을 보내는 것에 대해 그들이 얼마나 죄책감을 느끼는지 알아챘습니다. 딸이 힘들어하는데 어떻게 즐거운 시간을 보낼 수 있을까요? 치료사는 린과 에릭에게 그들의 삶을 배제하고 딸과 문제에만 초점을 맞추는 것이 상황에 전혀 도움이 되지 않는다는 것을 상기시켰습니다. 따뜻하고 친밀하며 좋은 부모가 되고자 하는 린과 에릭의 규칙은 사실 알리시아가 성장하는 것을 방해하고 그들이 결혼 생활을 즐기는 것을 막고 있었습니다. 치료사는 린과 에릭에게 함께 주말에 여행을 떠날 것을 권유했습니다.

처음에 카신 부부는 이 제안에 대해 열광했고 그들끼리 여행을 가도 된다는 "허락"에 감사했습니다. 그들은 에릭의 어머니에게 알리시아와 두 동생들을 돌봐 달라고 부탁했고, 몇 주간 로맨틱한 주말 여행을 계획하며 보냈습니다.

계획한 주말이 되자, 그들이 떠나기 두 시간 전부터 알리시아는 울기 시작했고 그들이 가지 않았으면 좋겠다고 했습니다. 그녀는 할머니와 함께 있어야 한다면 주말 내내 전혀 먹지 않겠다고 협박했습니다. 그녀는 부모의 활동의 중심이 되는 것에 익숙해져 있었습니다.

다행히 에릭과 린의 치료사는 이런 일이 벌어질 것을 미리 예상했습니다. 알리시아는 부모와 떨어져 있는 것에 익숙하지 않았고, 계속해서 혼자 있는 것을 두려워했습니다. 예전이었다면 카신 부부가 여행을 취소했을 것이었습니다. 그리고 알리시아는 혼자 있을 수 없다고 믿었을 것입니다. 그렇지만 이번에는 달랐습니다.

에릭과 린은 이런 일이 벌어졌을 때 어떻게 할지 회기에서 계획한

대로 했습니다.

첫째, 그들은 함께 알리시아에게 그들이 여행을 갈 것이라고 말했습니다.

둘째, 그들은 그녀가 속상해 하고 먹지 않겠다고 말하는 것에 대해 안타깝게 느낀다고 했습니다. 만일 그들이 돌아온 월요일에 그녀가 아무 것도 먹지 않아 내과적으로 위험한 상태라고 여겨진다면, 치료사에게 연락해서 입원이 필요한지 평가 받겠다고 했습니다.

그 다음에 그들은 에릭의 어머니에게 늘 하던대로 식사를 만들고 차려 달라고 부탁했습니다. 알리시아가 먹기를 거부하면, 할머니는 설득하거나 다투지 않기로 했습니다. 에릭과 린이 돌아와서 상황을 정리할 거니까요.

마지막으로, 에릭과 린은 상황이 어떻게 돌아가는지 하루에 한 번은 전화하겠다고 했습니다.

에릭은 주말에 대해 이야기했습니다:

> *집에서 떠나는 건 정말 힘들었어요. 알리시아는 울고 있었고, 불쌍한 어머니는 알리시아만큼이나 속이 상해 있었죠. 두 동생들은 아무 일도 없는 것처럼 행동하려고 했어요. 그렇지만 우리는 결심이 확고했어요. 알리시아가 태어난 후로 우리끼리만 시간을 보낸 적이 없었고, 그 시간을 이제 가져야겠다고 생각했어요.*
> *우리는 아름다운 시골의 숙소를 골라 두었고, 때는 초봄이라 날씨가 무척 좋았어요. 가는 내내 알리시아가 걱정되었지만 이야기하지 않기로 맹세했어요. 숙소에 도착하자, 기분이 한*

걸 나아졌어요. 우리는 집에 전화하기 전에 저녁을 먹기로 했어요. 저녁은 아주 맛있었고, 우리는 멋진 와인을 나눠 마셨어요. 집에 전화했을 때, 알리시아는 아무 것도 먹지 않은 채였고 우리와 통화하기를 거부했어요. 토요일에 우리는 늦잠을 잤고, 풍성한 아침을 먹었으며, 오랫동안 산책을 하고, 쇼핑을 다녀왔어요. 그리고 우리는 숙소로 돌아와 방해받을 걱정 없이 관계를 가졌어요. 근사했죠.

집에 전화했을 때, 알리시아는 저녁을 먹었지만 여전히 우리와 통화는 하지 않겠다고 했어요. 우리에게 새로웠던 건, 알리시아가 금요일에 저녁을 먹지 않았음에도 우리가 토요일을 망치지 않았다는 거예요. 우리는 함께 있었고, 알리시아가 먹지 않으면 어떻게 할지 분명한 계획이 있었고, 둘 다 주말을 망치고 싶지 않았어요.

에릭과 린에게 있어서, 결혼 생활은 알리시아에 대한 걱정으로 점철되어 있었습니다. 그러느라 그들은 서로에게서 얻을 수 있는 행복을 잊고 있었습니다.

가이드라인

다음은 관계 안에서 모두의 권리가 존중되도록 하기 위한 몇 가지 지침들입니다.

- 만일 당신이 자녀를 위한 기본 원칙을 만들려는 부모라면, 자유는 나이에 적합하게 주어져야 합니다. 다른 부모들을 통해서 어느 정도의 통금 시간이 합리적이라고 여겨지는지, 얼만큼의 용돈이 적절한지, 기타 다른 권리와 자유는 어떻게 주어지는지 확인해 보세요.
- 자녀를 친구처럼 대하거나 자녀의 연령보다 높은 것처럼 대해서는 안 됩니다. 자녀에게 당신의 결혼이나 성과 관련된 고민을 이야기하지 마세요. 만일 그래왔다면, 당장 멈춰야 합니다. 이와 관련하여 궁금한 게 있다면, 자녀와 대화할 만한 적절한 영역들을 찾기 위해 당신의 또래로 구성된 지원 모임이 도움이 될 것입니다.
- 자녀들은 부모의 시간과 관련하여 각기 다른 요구를 가지고 있습니다. 만일 어린 자녀가 당신이 함께 충분한 시간을 보내지 않는다고 불평한다면, 조심스럽게 들으세요. 자녀의 말이 맞을 수도 있습니다. 지금이 자녀의 삶에서 당신과 더 많은 시간을 보낼 필요가 있는 때일 수 있습니다. 그렇다면, 자녀와 보낼 시간을 계획하세요.
- 가족 구성원은 사적인 시간을 가질 권리와 문을 닫을 권리를 가지고 있습니다.
- 다른 사람의 전화나 방문을 받을 수 없는 시간대나 영역을 분명하게 정하세요. 또한, 당신이 시간을 낼 수 있는 때도 정하세요. 예를 들어, 직장에 있는 시간은 통화할 수 없는 시간이라면, 저녁 식사 시간에는 집에 있기로 하거나 점심 시간에 전화를 받기로 정할 수 있습니다.
- 부부는 자녀, 친구, 친척으로부터 벗어나 둘만의 시간을 보낼 필요가 있습니다. 만일 당신과 배우자가 둘만의 시간을 보내고 있지 않다면, 함께 저녁 식사를 하거나 둘이서만 외출을 할 계획을 세우세요. 만일

당신이 그렇게 하는 데 어려움을 겪는다면, 지원 모임이나 전문가가 당신에게 맞는 계획을 세우는 것을 도와줄 것입니다.

식이장애를 앓고 있는 사람과의 관계 강화하기: 즐거운 시간 보내기

그리고 마지막으로, 웃음을 잊지 마세요.

누군가와 관계를 강화하는 가장 효과적인 방법은 같이 즐거운 시간을 보내는 것입니다. 가족이나 관계에 위기가 닥쳤을 때, 특히 누군가가 식이장애를 가지고 있을 때, 함께 하는 즐거운 시간이 가장 먼저 사라집니다. 그러나 식이장애를 포함한 어려움은 관계의 한 단면일 뿐입니다. 흥미, 감정, 생각, 그리고 즐거움을 나눌 수 있는 방법은 여전히 많습니다. 당신이 그 사람과 함께 즐길 수 있는 수많은 방법을 잊지 말고 계속 즐거운 시간을 함께 나누세요.

"결혼하기 전, 많은 것이 달랐어요." 33세 조제트는 폭식장애를 앓고 있는 남편 케빈(38세)에 대해 이야기했습니다:

모두가 케빈과 함께 있는 시간을 즐거워했어요. 특히 제가요. 그러나 우리가 결혼한 후, 제가 그것을 잊은 것 같아요. 남편은 항상 음식을 먹거나 음식에 대해 생각하고 있었고, 그게 저를 너무나 화나게 했어요. 저는 그가 건강하지 못한 음식을 너무 많이 먹는 것을 정말로 걱정하고 있었고, 우리는 항상 그것에 대해 논쟁하게 되었어요.

우리는 사이가 나빠졌어요. 결국 부부 치료사를 만났어요. 치료사는 제가 케빈에 대해 사랑을 느꼈던 것들을 떠올려 보도록 했어요. 그는 뛰어난 유머 감각을 가지고 있었고, 동물원, 놀이 공원, 경마장 등 온갖 재미있는 일을 하는 것을 좋아했어요. 치료사는 우리에게 그런 것을 다시 하도록 권했고, 케빈에게 그가 제안하곤 했던 약간 말이 안되거나 색다른 것을 해보라고 했어요.

그리고 저는 먹는 것에 대해서 말하지 않고, 우리가 계획한 것을 즐기기로 약속했어요.

음식에 대한 잔소리를 그만두는 것은 쉽지 않았어요. 저는 제가 항상 얼마나 걱정을 많이 하는지 깨달았어요. 지난 달 제가 케빈과 즐거운 시간을 보내는 것을 어떻게 그만두게 되었는지 알고 저는 충격을 받았어요. 우리는 조카들과 함께 놀이 공원에 있었고, 케빈이 정말로 즐겁게 아이들과 놀아주는 것을 보고 있었어요. 그는 무척 편안해 보였고 즐거운 웃음으로 가득 차 있었죠. 그리고 저는-저는 그가 핫도그와 솜사탕을 먹을 건지에 대한 걱정으로 가득 차 있었던 거예요.

그것은 제가 케빈의 식습관에 얼마나 매몰되어 있었는지 깨달은 첫 번째 순간이었어요. 케빈을 포함한 모든 사람이 즐거운 시간을 보내고 있었고, 아이처럼 신나 있었어요. 그런데 저는 걱정 뿐이었던 거죠. 케빈에 대해 걱정하기 시작할 때면, 저는 놀이공원에서의 그 날을 떠올리고, 그러면 잠깐이라도 걱정을 멈출 수 있어요.

지난 주말 케빈은 제가 더 이상 잔소리하지 않는다는 것을

알아챘고, 고맙게 생각한다고 말해줬어요. 저는 요즘 믿을 수 없을 정도로 케빈과 가까워졌다고 느끼고 있어요. 그런 감정이 과연 돌아올지 확신이 없었거든요. 제 생각에 저도 같이 있기 쉬운 사람이 아니라는 것을 깨닫게 된 것 같아요.

크리시 스몰이 13살에 거식증을 앓게 되었을 때, 모든 가족이 무너지는 것처럼 보였습니다. 3년 후, 어머니 매기는 어떻게 상황이 달라지기 시작했는지 이야기했습니다:

3년간 우리는 격동의 시간을 보냈어요. 우리의 삶은 크리시를 중심으로 돌고 있었고, 크리시가 입원을 할 무렵에는 더욱 그랬어요. 우리의 모든 대화는 어떻게 하면 우리 딸을 먹게 할 수 있을까에 대한 이야기였어요. 이 몇 년간은 흐릿하게 느껴져요. 문제 말고는 어떤 것도 기억에 남아 있지 않은 느낌이에요.
우스운 건, 6개월 전쯤 크리시는 퇴원해서 정상적으로 먹기 시작했는데, 우리의 삶은 별로 달라지지 않았다는 거예요. 우리는 여전히 크리시의 거식증과 경과에 대해서 주로 이야기를 하고 있었어요.
한 달 후, 크리시는 학교 연극반에서 뮤지컬 그리스의 역할을 하나 맡았어요. 딸은 대사를 외우는 것을 도와 달라고 했고, 우리는 매일 저녁 그녀를 도왔어요. 16살 아들도 참여했죠. 어느 날 저녁 저는 우리가 함께 웃고 있다는 사실을 깨달았어요. 저는 그 소리를 잊고 있었어요. 저는 크리시에게

재능이 있다는 사실도 잊고 있었어요. 그녀가 거식증을 앓는 동안, 그녀는 제게 있어서 살려야 하는 굶고 있는 딸일 뿐이었어요.

우리는 크리시의 뮤지컬 참여를 돕는 일이 너무 즐거웠던 나머지, 교회에서 기금 마련을 위한 연극을 계획한다고 했을 때 가족 모두 지원해서 역할을 맡았어요. 우리는 다시 즐거운 시간을 함께 하고 있었고, 정말 행복했어요.

관계 안에서 다시 즐거움을 얻는 것에 대해서는 한 가지 지침 밖에 없습니다. 그것은 다음과 같습니다.

- 식이장애가 있다 하더라도, 함께 즐거운 시간을 보내도 괜찮습니다.

서로 즐거운 시간을 보내는 것은 모두가 좋아하는 일이나 활동을 포함합니다. 둘만의 시간을 따로 내거나 또는 다른 친구들이나 가족 구성원과 어울려 식이장애가 생기기 전에 즐거웠던 활동을 함께 해 볼 수 있습니다. 즐거운 시간을 보내는 데 도움이 되는 분위기를 조성하거나, 시간이나 활동을 계획할 수는 있지만, 즐거움은 만들 수 있는 것이 아닙니다. 그것은 사람 사이에 장애물이 없을 때 자연스럽게 일어나는 것입니다. 식이장애에만 초점을 맞추는 것은 장애물이 될 수 있습니다. 만일 이것이 지금 당신의 관계 안에서 벌어지는 일이라면, 장애물을 제거하세요.

회복으로 가는 길: 그녀의 것, 그리고 당신의 것

식이장애 환자는 회복을 향한 긴 여정을 걷고 있습니다. 그 과정에서 그녀가 음식과 체중 문제를 어떻게 다루는지는 나아지기 위한 그녀만의 싸움일 것입니다. 당신이 할 수 있는 일은 당신과 그녀 모두를 위해서 변화를 만드는 것입니다. 기억하세요. 이것은 관계를 최적화할 수 있는 기회이며 모두가 성장하고 변화할 수 있는 강력한 기반을 만드는 일이기도 합니다.

당신은 치료 프로그램 안에서 식행동 문제에 좀 더 적극적으로 참여하라는 권유를 받았을 수도 있고, 음식과의 싸움에서 한 발 물러나라는 권유를 받았을 수도 있습니다. 당신이 어떤 역할을 맡았든, 음식과 체중 이외에도 당신이 도울 수 있는 많은 영역들이 있습니다.

더 풍성하고 충만한 관계를 이루면서, 증상을 유지할 필요가 없는 환경을 만들 수 있는 여러 방법이 있습니다. 우리는 이 책에 당신의 노력을 돕기 위한 여러 도구들을 담았습니다. 전문가와 지원 모임이 당신의 여정에 가이드로 함께 할 수 있습니다. 혼자 가지 마세요. 인내심을 가지세요. 환자가 자신의 식행동과 음식으로 인해 심각하게 갈등을 겪고 있다 하더라도, 당신과 그 사람이 서로 즐거운 시간을 함께 하고 관계를 확장할 수 있는 방법을 발견하려고 노력하세요.

이것은 결코 쉬운 일이 아닙니다. 하지만 당신이 노력을 계속한다면, 앞으로 더 큰 희망이 자리할 것입니다.

행운을 빕니다.

인용(Notes)

1. *New York Times*, sec. C, January 31, 1996.

2. "Psychological Treatment of Eating Disorders," *American Psychologist* 62, no. 3(2007): 199–216

3. L. L. Birch, K. K. Davison, and C. N. Markey, "A Longitudinal Examination of Patterns in Girls Weight Concerns and Body Dissatisfaction from Ages 5 to 9 Years," *International Journal of Eating Disorders* 33, no. 3(2003): 320–32.

4. I. Cherney, M. Henninger, and A. Rudersdorf, "The Barbie Diet: Children's Perceptions of Body Image," presented at the meeting of the Midwestern Psychological Association, Chicago, 2007.

5. *Diagnostic and Statistical Manual of Mental Disorders*, 4th ed., text rev. (Arlington, VA: American Psychiatric Association, 2000.

6. Ibid.

7. Ibid.

8. Ibid.

9. Ibid.

10. C. Steiner–Adair, "The Body Politic: Normal Female Adolescent Development and the Development of Eating Disorders," *Journal of the American Academy of Psychoanalysis* 14(1986): 95–114.

11. D. Mickley, "The Last Word," *Eating Disorders* 2, no. 2(1994): 188–92

12. K. Zerbe, *The Body Betrayed: A Deeper Understanding of Women, Eating Disorders, and Treatment*(Washington, DC: American Psychiatric Press, 1993).

13. Pediatrics 107, no. 1(January 2001): 54–60.

14. D. Le Grange and J. Lock, *Family Based Treatment of Adolescent Anorexia Nervosa: The Maudsley Approach*(Toronto: National Eating Disorder Information Centre, 2005).

15. I. Eisler, et al, "Family Therapy for Adolescent Anorexia Nervosa: The Results of a Controlled Comparison of Two Family Interventions," *Journal of Child Psychology and Psychiatry and Allied Disciplines* 41(2000): 727–36

16. B. Lask and R. Bryant–Waugh, *Childhood Onset Anorexia Nervosa and Related Eating Disorders*(East Sussex, UK: Psychology Press, 1993)

17. Mark A. Blais, et al, "Pregnancy: Outcome and Impact on Syptomatology in a Cohort of Eating–Disordered Women," *International Journal of Eating Disorders* 27, no. 1(January 2000): 140–49

18. R. J. Wurtman and J. J. Wurtman, "Brain Serotonin, Carbohydrate Craving, Obesity and Depression," *Obesity Research* 3(1995): 477S–80S

19. V. Vaido, "Cognitive Behavioral Therapy for Binge Eating Disorder," *Advanced Psy–chosomatic Medicine* 27(2006): 86–93

20. N. Berkman, K. Lohr, and C. Bulik. "Outcomes of Eating Disorders: A Systematic Review of the Literature," *International Journal of Eating Disorders* 40(2007): 293–309

21. L. K. Hsu et al., "Non–surgical Factors that Influence the Outcome of Bariatric Surgery" A Review," *Psychosomatic Medicine* 60 (1998): 338–46.

치료 자원(Resources)

미국의 기관들

다음 기관에서는 심리치료사, 의사, 외래 시설 및 병원의 이름을 제공합니다. 당신이 식이장애와 치료에 대한 정보를 얻을 수 있도록 기관의 목록을 여기 적었습니다.

섭식장애 연구소(Academy for Eating Disorders)

www.aedweb.org

섭식장애 연구소는 국제적인 전문가 단체로 연구, 치료 그리고 섭식장애 예방을 위한 다양한 활동을 합니다. AED는 교육, 훈련, 그리고 전문가들의 대화와 협력을 위한 학회를 진행합니다.

애커만 가족치료 연구소(Ackerman Institute for the Family)

www.ackerman.org

애커만 가족치료 연구소에서는 종합적인 가족치료를 제공합니다. 치료비는 유연하게 적용되며, 메디케이드와 관리 의료제도에 속하는 보험도 일부 사용할 수 있습니다.

섭식장애 치료자 소개 및 정보 센터
(Eating Disorder Referral and Information Center)

www.edreferral.com

EDReferral.com은 식이장애 치료와 예방에 많은 역할을 한 것으로 알려져 있습니다. 식이장애 전문 치료자를 찾는 사람들에게 자료를 제공하며, 매월

뉴스레터를 통해 다가오는 워크숍, 수련, 강의, 콘퍼런스, 책, 온라인 자료, 치료센터 소식, 지원 모임 등의 정보를 알리고 있습니다.

섭식장애 자원 센터(Eating Disorder Resource Center)

www.edrcnyc.org

EDRC는 식이장애 분야에서 초기에 수립된 단체 중 하나입니다. 1980년대부터 EDRC는 특화된 식이장애 치료 프로그램을 개발하고 제공해 왔습니다. 센터에서는 뉴욕 부근 지역에서 식행동 문제, 음식 강박, 그리고 체형 불만족 등의 증상에 전문적인 치료자들을 소개합니다. 이 책의 저자인 주디스 브리스만 박사는 센터의 공동 설립자이며 센터장입니다.

국제 섭식장애 전문가 협회
(International Association of Eating Disorders Professionals)

www.iaedp.com

국제 섭식장애 전문가협회에서는 최고의 교육과 높은 수준의 기준을 제시하고 다양한 스펙트럼의 식이 문제를 치료하는 전문가들을 돕습니다.

나의 식이장애 도우미(My ED Help)

www.myedhelp.com

나의 식이장애 도우미는 새로운 온라인 치료 및 회복 네트워크로, 전문가와 환자 모두에게 식이장애에 대한 정보를 제공합니다.

신경성 식욕부진증 및 관련 질환의 국제 연맹
(National Association of Anorexia Nervosa and Associated Disorders)

www.ANAD.org

ANAD는 신경성 식욕부진증과 신경성 폭식증으로 고통받는 환자와 가족들을 교육하고 지원하기 위해 미국에서 설립된 최초의 기관입니다. 기관에서는 미국 전역의 지원 모임, 콘퍼런스, 캠페인, 연구를 돕습니다. 게다가 여기에는 월-금 오전 9시부터 오후 5시까지 핫라인을 통해 위기에 처한 사람들을 돕습니다. (847-831-3438)

국제 섭식장애 연맹(National Eating Disorders Association)

www.nationaleatingdisorders.com

NEDA는 식이장애에 대해 사회에 알리고 환자들에게 치료의 접근을 수월하게 하며 교육, 지원, 연구를 통해 가족들을 돕습니다.

썸씽피쉬(Somethingfishy: Web Site on Eating Disorder)

www.something-fishy.org

썸씽피쉬는 식이장애에 대한 인식을 높이기 위해 만들어진 웹사이트입니다. 거식증, 폭식증, 폭식장애의 정의, 증상과 징후, 신체적 위험, 온라인 지원, 그 외 많은 것들에 대한 정보를 포함하고 있습니다. 썸씽피쉬는 식이장애가 단지 음식과 체중만의 문제가 아니라는 것을 강조합니다. 식이장애는 내면에서 일어나고 있는 더 깊은 무엇인가에서 비롯된 증상일 뿐입니다. 썸씽피쉬는 환자들에게 그들이 혼자가 아니며 완전한 회복이 가능하다는 것을 알리고자 합니다.

12단계 자조 모임 관련 단체

익명의 알코올 중독자들(Alcoholics Anonymous)

www.aa.org(미국)

www.aakorea.org(한국)

AA는 무료 12단계 자조 모임으로 알코올 관련 문제로 걱정하고 있는 누구나 참여할 수 있습니다. 약물 남용이나 도박과 같은 다른 문제에 대한 12단계 프로그램 역시 가능합니다. 알아넌(Al-Anon)과 알코올 중독자의 자녀들(Children of Alcoholics)은 알코올을 남용하는 가족으로 인해 영향을 받은 사람들을 위한 단체입니다. 지역의 단체를 온라인으로 확인해 보세요.

익명의 과식자들(Overeaters Anonymous Headquarters)

www.oa.org(미국)

www.oakorea.org(한국)

OA는 12단계 자조 모임으로 강박적 과식을 해결하고자 하는 사람이 참여합니다. 무료 지역 모임은 온라인에서 확인할 수 있습니다. 폭식증과 거식증을 위한 특화된 모임이 있는지 알아보세요.

참고 문헌

Bloom, Carol, Andrea Gitter, Susan Gutwill, Laura Kogel, and Lela Zaphiropoulos. *Eating Problems*: A Feminist Psychoanalytic Treatment Model. New York: Basic Books, 1994.

Brown, Sheila. *What Do Mothers Want? Developmental Perspectives, Clinical Challen-ges.* New York: Analytic Press, 2005.

Bruch, Hilde. *Eating Disorders: Obesity, Anorexia, and the Person Within.* New York: Basic Books, 1985.

Costic, Carolyn. *Your Dieting Daughter: Is She Dying for Attention?* New York: Brun-ner/Mazel, 1996.

Fairburn, C. G. *Cognitive Behavioral Therapy and Eating Disorders.* New York: Guilford Press, 2008.

Fairburn, C. G. *Overcoming Binge Eating.* New York: Guilford Press, 1995.

Fairburn, C. G., and K. D. Brownell, eds. *Eating Disorders and Obesity: A Comprehensive Handbook* (2nd ed.). New York: Guilford Press, 2002.

Fish, Donna. *Take the Fight Out of Food: How to Prevent and Solve Your Child's Eating Problems.* New York: Atria Books, 2005.

Garner, David M., and Paul E. Garfinkel. *Handbook of Psychotherapy for Anorexia Nervosa and Bulimia.* New York: Guilford Press, 1997.

Hall, Lindsey. *Full Lives.* Carlsbad, CA: Gürze Books, 1993.

Hall, Lindsey, and Leigh Cohn. *Bulimia: A Guide to Recovery. Carlsbad,* CA: Gürze Books, 1999.

Herrin, Marcia, and Nancy Matsumoto. *The Parent's Guide to Eating Disorders: Sup-porting Self-Esteem, Healthy Eating, and Positive Body Image at Home.* Carlsbad, CA: Gürze Books, 2007.

Hirschmann, Jane, and Carol Munter. When Women Stop Hating *Their Bodies.* New York: Fawcett, 1995.

Johnson, Craig, ed. *Psychodynamic Treatment of Anorexia Nervosa and Bulimia.* New York: Guilford Press, 1991.

Lask, B., and R. Bryant-Waugh, eds. *Anorexia Nervosa and Related Disorders in Chil-dhood and Adolescence* (2nd ed.). East Sussex, UK: Psychology Press, 2000.

Lock, James, and Daniel Le Grange. *Help You Teenager Beat an Eating Disorder.* New York: Guilford Press, 2005.

Maine, Margo. *Father Hunger: Fathers, Daughters, and Food.* Carlsbad, CA: Gürze Books, 1991.

Munter, Carol, and Hane R. Hirschmann. *Overcoming Overeating.* Reading, MA: Addi-son-Wesley, 1988.

Orbach, Susie. *Fat Is a Feminist Issue II.* New York: Berkeley Trade, 1991.

Rabinor, Judith R. *A Starving Madness: Tales of Hunger, Hope and Healing in Psycho-therapy.* Carlsbad, CA: Gürze Books, 2002.

Roth, Geneen. *Breaking Free from Compulsive Eating.* New York: Plume Books, 2003.

————. *When Food Is Love.* New York: Plume Books, 1991.

Stober, Michael, and Meg Schneider. *Just a Little Too Thin.* Cambridge, MA: Da Capo Press, 2006.

Treasure, J., G. Smith, and A. Crane. *Skills-based Learning for Caring for a Loved One with an Eating Disorder: The New Maudsley Method.* London and New York: Routledge, 2007.

Yalom, Irvin, and Joellen Werne. *Treating Eating Disorders*. San Francisco: Jossey-Bass, 1996.

Zerbe, Kathryn J. *The Body Betrayed: A Deeper Understanding of Women, Eating Dis-orders, and Treatment*. Washington, DC: American Psychiatric Press, 1993.

————. *Integrated Treatment of Eating Disorders: Beyond the Body Betrayed*. New York: Norton, 2008.

논문

Eating Disorders: The Journal of Treatment and Prevention (연 4회 발행).

International Journal of Eating Disorders (연 4회 발행).

관련 주제들

알코올 중독과 물질 남용

AA World Services. *The Big Book*. New York, 2001.

————. *Living Sober*. New York, 2004.

Brown, Stephanie. *A Place Called Self: Women, Sobriety and Radical Transformation*. Chicago: Hazelden, 2004.

Kinney, Jean. *Loosening the Grip: A Handbook of Alcohol Information*. New York: McGraw-Hill, 2005.

Levin, Jerome D. Alcoholism: *A Bio-Psycho-Social Approach*.

New York: Hemisphere, 1990.

Meyers, Robert J., and Brenda L. Wolfe. Get Your Loved One Sober: *Alternatives to Nagging, Pleading, and Threatening.* Chicago: Hazelden, 2003.

Vaillant, George E. *The Natural History of Alcoholism – Causes, Patterns, and Paths to Recovery.* Cambridge, MA: Harvard University Press, 1983.

Washton, Arnold M., and Donna Boundy. *Willpower's Not Enough: Understanding and Recovering from Addictions of Every Kind.* New York: HarperCollins, 1990.

Washton, Arnold M., and Joan E. Zwenben. *Treating Alcohol and Drug Problems in Psychotherapy Practice.* New York: Guilford Press, 2006.

알코올 중독자의 자녀들

Black, Claudia. *It Will Never Happen to Me!* Denver: MAC Printing and Publications Division, 2001.

Conyers, B. *Addict in the Family:* Stories of Loss, Hope, and Recovery. Chicago: Hazel-den, 2003.

Seixas, Judith S., and Geraldine Youcha. *Children of Alcoholism: A Survivor's Manual.* New York: Crown, 1986.

근친 상간

Bass, Ellen, and Laura Davis. *The Courage to Heal: A Guide for Women Survivors of Child Sexual Abuse.* New York: Collins, 2008.

Davies, Jodie Messier, and Mary Gail Frawley. *Treating the Adult Survivor of Childhood Sexual Abuse*. New York: Basic Books, 1994.

변화

Jordan, Judith, Alexandra Kaplan, Jean Baker Miller, Irene Stiver, and Janet Surrey. *Women's Growth in Connection: Writings from the Stone Center*. New York: Guilford Pre-ss, 1991.

Lerner, Harriet Goldhor. *The Dance of Anger: A Woman's Guide to Changing the Pat-terns of Intimate Relationships*. New York: Harper & Row, 1997.

Pipher, Mary. *Reviving Ophelia: Saving the Selves of Adolescent Girls*. New York: Put-nam, 1994.

자녀 양육

Cohen-Sandler, Roni, and Michelle Silver. *"I'm Not Mad, I just Hate You!" A New Understanding of Mother-Daughter Conflict: Surviving and Thriving during Your Daughter's Teenage Years*. New York: Penguin Putnam, 1999.

Mogel, Wendy. *The Blessing of a Skinned Knee: Using Jewish Teachings to Raise Self-Reliant Children*. New York: Penguin Compass, 2001.

Seigel, D., & M. Hartzell. *Parenting from the Inside Out: How a Deeper Self-Under-standing Can Help You Raise Children Who Thrive*. New York: Archer/Putnam, 2003.

Taffel, Ron. *Getting through to Difficult Kids and Parents: Unco-*

mmon Sense for Child Professionals. New York: Guilford Press, 2001.

Taffel, Ron. and Melinda Blau. *Parenting by Heart: How to Stay Connected to Your Child in a Disconnected World*. Cambridge, MA: Perseus Books, 2002.

찾아보기

(아)

(자)

(차)

(카)

(파)

(하)

저자 소개

| 미셸 시겔(Michele Siegel, Ph.D.)

이 책을 처음 구상했으며, 주디스 브리스만과 함께 섭식장애 자원 센터(Eating Disorder Resource Center)를 설립했다. 1993년에 사망했다.

| 주디스 브리스만(Judith Brisman, Ph.D.)

섭식장애 자원 센터(Eating Disorder Resource Center)의 센터장이며, 뉴욕에 있는 윌리엄 알란슨 와이트 정신분석 연구소(William Alanson White Institute)의 교수이고, 뉴욕에서 상담소를 운영하고 있다.

| 마르고트 와인셸(Margot Weinshel, M.S.W.)

애커만 가족치료 연구소(Ackerman Institute for the Family)의 교수이며, 뉴욕대학교 의과대학 (NYU Medical School) 정신과 임상 실습 강사이고, 뉴욕에서 상담소를 운영하고 있다.

역자 소개

| 송윤주(정신과 전문의)

연세대학교 의과대학을 졸업하고, 신촌 세브란스 병원에서 정신과 전공의 수련을 마치고 정신과 전문의가 되었다. 미국 뉴욕에서 식이장애/강박/중독 치료 과정과 LGBTQ 내담자의 치료(William Alanson White Institute), 그리고 가족치료 이론/임상 과정(Ackerman Intitute for the Family)을 수료했다. 전 마음과마음 식이장애 클리닉 원장이었으며, 현재 연세엘 식이장애 클리닉을 공동으로 운영하고 있다.

소중한 사람에게 식이장애가 있나요?

-제3판-

초 판 인 쇄 2020년 06월 25일
초 판 발 행 2020년 06월 30일

지 은 이 Michele Siegel, Ph.D., Judith Brisman, Ph.D., Margot Weinshel, M.S.W.
옮 긴 이 송 윤 주
펴 낸 이 소 정 영
펴 낸 곳 하나醫學社

출 판 신 고 제25100-2013-000061호(1988. 4. 1)
주 소 서울시 서대문구 거북골로 7-7(홍은동) 하나빌딩 1층

전 화 번 호 (02)730-2555, 2556
팩 스 (02)730-2557
홈 페 이 지 www.hanampc.co.kr
이 메 일 hanampc1@naver.com

가격 20,000원

ISBN 979-11-85696-87-4 93510